Accompagner les femmes à la maternité au Burkina Faso

Anthropologie et santé publique dans un projet d'amélioration des soins obstétricaux

Collection « Anthropologies & Médecines »

Dirigée par Alice Desclaux et Laurent Vidal

À l'ère de la mondialisation, les diverses formes de thérapie (ethnomédecines, biomédecine, médecines profanes et savantes, thérapies inspirées par le religieux, pharmacothérapies) sont traversées par des influences multiples, tout en parvenant à se constituer en systèmes de sens et en offres de soins. S'ajustant à l'avancée des techniques, elles attestent de nouvelles constructions sociales du corps et de la vie biologique, et s'affrontent aux évolutions épidémiologiques des sociétés.

La collection « Anthropologies & Médecines », propose des études monographiques et des analyses ethnologiques comparatives des dispositifs de traitement, de leurs conditions d'émergence, des pathologies et enjeux sanitaires auxquels ils répondent, et de leurs effets sociaux. Ancrée dans une approche anthropologique, elle s'intéresse aux processus locaux ou produits par la confrontation avec les institutions nationales ou transnationales de « santé globale », issus d'assemblages culturels, ou inspirés par des réactions contrastées à la marchandisation du corps et de la santé. Elle aborde également les systèmes de soins comme des complexes sociaux et accueille de nouvelles approches théoriques de la santé et de la maladie qui conjuguent ce que pensent et ce que font les individus comme les collectifs.

Ouvrages parus :

DESCLAUX A., EGROT M. (dir.), 2015. *Anthropologie du médicament au Sud. La pharmaceuticalisation à ses marges*, Paris, L'Harmattan, 275 p.

COHEN P., SARRADON-ECK A., ROSSI I., SCHMITZ O., LEGRAND E, 2016. *Cancer et pluralisme thérapeutique. Enquête auprès des malades et des institutions médicales en France, Belgique et Suisse*, Paris, L'Harmattan, 284 p.

BONNET D., DUCHESNE V. (dir.), 2016. *Procréation médicale et mondialisation. Expériences africaines*, Paris, L'Harmattan, 250 p.

Actualités de la collection :

http://www.editions-harmattan.fr/index.asp?navig=catalogue&obj=collection&no=1074

Sous la direction de
Fatoumata Ouattara, Marc-Éric Gruénais,
Fabienne Richard & Charlemagne Ouédraogo

Accompagner les femmes à la maternité au Burkina Faso

Anthropologie et santé publique dans un projet d'amélioration des soins obstétricaux

L'Harmattan

SÉLECTION D'OUVRAGES DES AUTEURS

HAGBERG S., OUATTARA F. (eds), 2012. « Engaging Anthropology for Development and Social Change », *Bulletin de l'APAD*, 34-36, LIT Verlag.

GRUÉNAIS M. E. (ed.), 2001. « Un système de santé en mutation : le cas du Cameroun », *Bulletin de l'APAD*, 21.

GRUÉNAIS M. E., POURTIER R. (eds), 2000. « La santé en Afrique. Anciens et nouveaux défis », *Afrique contemporaine*, 195, juillet-septembre.

RICHARD F., WITTER S., DE BROUWERE V. (eds), 2008. « Réduire les barrières financières aux soins obstétricaux dans les pays à faibles ressources », *Studies in Health Service Organisation & Policy*, volume 25, ITG Press, Antwerpen.

RIDDE V., OUATTARA F. (eds), 2015. *Des idées reçues en santé mondiale*, PUM, collection « Libre Accès ».

RIDDE V., OUATTARA F. (eds), 2015. *30 idées reçues en santé mondiale*, Presses de l'EHESP & PUM.

VERNAZZA-LICHT N., GRUÉNAIS M. E., BLEY D. (eds), 2010. *Sociétés, environnements, santé*, Marseille, IRD Éditions.

5-7, rue de l'École-Polytechnique : 75005 Paris

http://www.harmattan.fr
diffusion.harmattan@wanadoo.fr

ISBN : 978-2-343-10623-6
EAN : 9782343106236

Sommaire

Remerciements

Le programme de recherche-action dont les résultats sont présentés ici a été financé par le Ministère des affaires étrangères français (MAE). Pour l'élaboration de ce programme au Burkina Faso, l'équipe a également bénéficié du soutien de l'Institut de recherche pour le développement (IRD), de l'Institut de médecine tropicale d'Anvers (IMT), de l'ONG Équilibres & Populations (E&P) et du Ministère de la santé du Burkina Faso.

Nous tenons à remercier sincèrement Alba Balestri, Denise Bally et Annick Huighe-Mauro pour leur précieuse contribution à la mise en forme de cet ouvrage.

Et pour la préparation éditoriale, nous avons bénéficié des compétences de Marie-Christine Polge. Nous lui en sommes très reconnaissants.

PRÉSENTATION DE L'OUVRAGE

Fatoumata Ouattara*

Cet ouvrage rend compte d'une expérience de collaboration entre anthropologues et spécialistes de la santé publique dans la mise en place d'un projet d'intervention en santé maternelle au Burkina Faso, plus précisément pour l'amélioration de la qualité des soins obstétricaux d'urgence dans un district sanitaire de la région de Ouagadougou. Les divers chapitres traitent de l'offre et de l'accès à des soins de qualité. Comment l'organisation des soins peut-elle nuire à une offre efficiente ? Dans quelle mesure la mauvaise qualité des relations entre les soignants et les usagers peut avoir une incidence sur l'accès aux soins ? Comment s'organise le dialogue entre anthropologie sociale et santé publique dans le contexte d'un projet d'intervention ?

Avec la partie I, l'ouvrage s'ouvre sur un historique du programme global dans lequel s'insère le projet développé au Burkina Faso. Ce projet ne pouvait réussir sans un engagement des partenaires institutionnels : représentants du Ministère de la santé, mais aussi collectivités locales, agences de coopération et cliniciens. Dans ce premier chapitre, sont aussi présentées les caractéristiques du district sanitaire d'intervention du projet au Burkina Faso. D'emblée, le projet affichait la nécessité d'une collaboration entre santé publique et anthropologie sociale. Dans les faits, ce côtoiement de deux disciplines, de deux approches méthodologiques, voire de deux épistémologies, a supposé, au-delà de la volonté de mener un projet pluridisciplinaire, des apprentissages et des accommodations de part et d'autre : c'est ce dont les représentants des deux champs disciplinaires rendent compte dans le deuxième chapitre.

En partie II, les chapitres dressent un état des lieux des contextes de la prise en charge de la grossesse et de l'accouchement dans le district d'intervention. Le troisième chapitre s'attache à une description détaillée de ce que recouvre la notion de « personnels de santé », en soulignant l'hétérogénéité des statuts des personnels représentés dans les différentes structures de soins du district sanitaire. Cette hétérogénéité relève de plusieurs ordres : statuts des agents, statuts des formations sanitaires, types de gestion. La question posée ici renvoie à la difficulté de composer et d'organiser des équipes soignantes dans un tel contexte.

---

* Anthropologue, chargée de recherche, Aix-Marseille Université, IRD, LPED, Marseille, France.

En cas de grossesse, le premier contact avec les professionnels de santé a lieu dans le cadre de consultations prénatales, largement envisagées par les soignants, les autorités sanitaires et les spécialistes de santé publique comme un dispositif de prévention des risques de la morbidité, voire de la mortalité, maternelle et néonatale. Comment les usagers et les prestataires se perçoivent-ils mutuellement ? Quelle analyse peut-on faire du contenu des consultations prénatales ? Au-delà de la dimension médicale, les soignants et les usagers semblent négocier au quotidien des dispositions relatives à des valeurs normatives. Cette négociation des codes de la sociabilité locale est bien au cœur de la problématique de la qualité des soins. Ce sont précisément ces aspects qui sont appréhendés dans le quatrième chapitre.

Les consultations prénatales sont notamment le lieu du rappel de la nécessité d'accoucher dans une structure de santé, et cela face à la persistance de la pratique d'accouchements à domicile qui contribue à crisper les rapports entre les prestataires et les femmes. Il est régulièrement avancé par les personnels de santé que les accouchements à domicile sont liés à l'ignorance des risques associés à l'enfantement de la part des populations. Cette opinion est discutée au cinquième chapitre où il est démontré comment les accouchements à domicile résultent en fait de l'imbrication de facteurs sociaux, économiques, médicaux et politiques. Les difficultés d'accès géographique – dues à l'éloignement, à l'insécurité, au mauvais état des infrastructures routières ou encore aux difficultés de trouver un moyen de transport – et les barrières financières pour les ménages pauvres montrent que les accouchements à domicile sont loin de toujours relever d'un choix délibéré. Il faut encore y ajouter les dysfonctionnements constatés dans les structures de soins (mauvais accueil, négligence, etc.), associés aux incohérences de politiques nationales qui légitiment le recours aux accoucheuses villageoises pour leur proximité.

En cas de difficultés d'accouchement dans une maternité de proximité, les femmes doivent être référées et évacuées vers des structures de soins disposant d'un plateau technique plus important, et surtout de personnels de santé plus qualifiés. Dès lors, les évacuations sanitaires des parturientes à partir des structures de soins de premier contact sont un élément majeur de la lutte contre la morbidité et la mortalité maternelles et néonatales. Pour clore la partie II, le sixième chapitre décrit les logiques et les modalités qui sous-tendent les évacuations sanitaires et leurs perceptions par les usagers et les prestataires de soins. Il apparaît ainsi que les perceptions des acteurs, la question des compétences des agents de santé, comme la précarité économique des usagers, sont autant de conditions qui influencent la décision d'évacuation.

Dans la partie III de l'ouvrage, nous abordons diverses actions entreprises conjointement par les spécialistes de la santé publique et par des anthropologues pour permettre une amélioration de l'accès à des soins hospitaliers de qualité.

D'un point de vue médical, en cas de difficultés lors d'un accouchement, la pratique d'une césarienne est souvent la seule issue envisagée et envisageable pour sauver la vie de la mère et/ou de l'enfant. La possibilité de réalisation d'un tel acte chirurgical est un élément majeur pour l'amélioration de la qualité des soins obstétricaux d'urgence. Le septième chapitre rend compte d'une part des perceptions, d'autre part des implications sociales et économiques des césariennes pour les femmes et leur entourage. Si cet acte opératoire est déjà une épreuve sur le plan financier, il conduit également à un sentiment de culpabilité chez les femmes, à des interrogations sur les risques de récurrence de cette intervention pour les accouchements ultérieurs, et expose celles-ci à une vulnérabilité particulière dans la relation de couple.

Le huitième chapitre aborde les logiques pour comprendre les conduites et les discours élaborés lors de décès de nouveau-nés dans les maternités. On dépasse ici l'analyse de l'institution hospitalière comme lieu d'exercice de la violence, pour considérer de façon originale les logiques d'imputation de la faute, en prenant en compte les rapports entre les soignants et les usagers.

Des actions ont été mises en place par les anthropologues pour contribuer à modifier positivement la qualité des relations entre les personnels de santé et les utilisateurs. Le neuvième chapitre rapporte des rencontres entre soignants et usagers des structures de soins, une expérience qui avait pour but de permettre un meilleur dialogue sur les attentes réciproques de ces deux types d'acteurs. Par l'organisation de visites aux domiciles de femmes ayant subi une césarienne et de femmes décédées, les rencontres entre usagers et prestataires ont amené les personnels de la maternité à discuter de leurs pratiques directement avec les femmes et/ou leur entourage, hors du cadre protecteur de leur service. À partir de situations de prise en charge précises (accueil, accouchement, césarienne, évacuation), il s'agissait d'envisager comment développer des relations « de qualité » entre les usagers et les prestataires de soins.

Parmi d'autres approches pour améliorer la qualité d'un service, l'audit médical est considéré efficace pour promouvoir l'autocritique et la réflexivité chez les soignants, afin qu'ils s'entendent eux-mêmes sur les modalités d'amélioration de leurs pratiques. Cette activité, orientée sur le passage en revue des étapes de soins, permet d'identifier les problèmes à résoudre ultérieurement. C'était aussi un cadre propice pour l'investigation et l'intervention anthropologiques inscrites dans l'élaboration du projet AQUASOU[1]. Nous présentons dans le dixième chapitre la manière dont les audits ont été instaurés dans le site d'intervention du projet, l'apport de l'anthropologie dans cette activité somme toute médicale, et comment les audits ont été perçus par le personnel soignant.

1. Dénommé « Aquasou » dans la suite de l'ouvrage.

Le projet a été arrêté officiellement en mars 2006. Que restait-il des dynamiques d'amélioration de la qualité quelques années après la fin du projet ? C'est la question abordée au terme de l'ouvrage.

Partie I

L'anthropologie au service de la maternité

LES DÉBUTS DU PROGRAMME AQUASOU AU BURKINA FASO : DES RÉTICENCES INITIALES À L'ENGAGEMENT DES PARTENAIRES

Marc-Éric Gruénais* & Vincent De Brouwere**

LE PROJET INITIAL

À la fin des années 1990, le Ministère français des affaires étrangères (MAE) avait dressé le bilan d'un appui de la Coopération française aux systèmes de santé des « pays du champ », comme on disait à l'époque pour qualifier les pays d'Afrique subsaharienne issus de l'ancien « Empire colonial » français, et ce en particulier dans le domaine de la santé maternelle. Dans la dynamique de la « Première Conférence internationale pour une maternité sans risque » (Nairobi, 1987), et alors que la France avait financé plusieurs projets visant à diminuer directement ou indirectement la mortalité maternelle[1], il s'est agi dans un premier temps de regrouper, sous l'égide du MAE, un ensemble d'acteurs impliqués dans la mise en œuvre et l'évaluation de ces programmes – spécialistes de la santé publique, de la mobilisation sociale et politique, et des sciences sociales – dans un réseau « Santé de la Femme et Solidarité internationale ». La constitution de ce réseau était l'étape préliminaire pour rassembler les spécialistes français et belges de différentes disciplines, et qui ont été les maîtres d'œuvre du « Programme d'amélioration de la qualité et de l'accès aux soins obstétricaux d'urgence dans les pays en développement », désormais identifié par l'acronyme « Aquasou ».

---

* Anthropologue, professeur à l'Université de Bordeaux, Faculté d'anthropologie sociale-ethnologie, Bordeaux, France.

** Médecin, professeur de santé publique à l'Institut de médecine tropicale d'Anvers, Belgique.

1. À Niamey, projet d'appui à la Direction de la santé maternelle et infantile (SMI)/appui à la lutte contre la mortalité maternelle et infantile ; à Bamako, projet d'appui à l'École des sciences de la santé/formation des sages-femmes ; à Nouakchott, « Maternité sans risque » de la Wilaya de Nouakchott ; à Saint-Louis, formation des sages-femmes et matrones, et mise en place de maternités chirurgicales dans la région du fleuve ; ainsi qu'un projet de recherche multicentrique connu sous le nom de MOMA et qui désigne une étude d'épidémiologie de la morbidité maternelle sévère en Afrique de l'Ouest.

Reprenons certains passages des justifications avancées dans la « fiche de prise en considération »[2] de ce qui allait devenir le projet Aquasou. Un premier constat est celui d'un appui en personnels (assistants techniques), mais sans objectifs précis :

> *Le MAE/Coopération française a fourni à de nombreux pays du champ depuis les indépendances des assistants techniques gynéco-obstétriciens sans qu'ils soient systématiquement intégrés à des projets.*

Ont succédé une série de projets avec une forte composante axée sur la santé maternelle :

> *Au cours des 10 dernières années, plusieurs projets ont porté sur ce thème, « Appui à la santé de la mère et de l'enfant à Niamey » (Niger), projet « Santé maternelle et infantile (SMI) à Brazzaville », projet « Appui à la formation des sages-femmes au Mali », projet « Santé Abidjan », [...] projet « Réduction de la mortalité maternelle à Nouakchott ».*

Soit des projets par pays, avec appui en personnels et en équipements et réhabilitation de locaux, totalement à l'initiative de la Coopération française et dont il convenait encore, pour certains d'entre eux, de réaliser l'évaluation. Le document de projet précise alors :

> *Les projets cités [...] ont été les premiers à être focalisés ou à avoir une forte composante sur la mortalité maternelle et organisés en conséquence. Les leçons tirées se résument ainsi : (1) sans une volonté politique réelle de résoudre le problème, un projet ne peut être efficace ; (2) la mobilisation des acteurs nationaux, notamment gynéco-obstétriciens, est difficile à obtenir tant leurs conditions matérielles de travail (équipement, médicaments, banques de sang...) sont difficiles et tant leurs revenus sont bas ; (3) la qualité des soins obstétricaux est très défectueuse, notamment parce que les personnels qualifiés ne mettent pas en œuvre leurs compétences et parce que leur motivation est très faible ; (4) les femmes utilisent largement les services de santé lorsqu'ils sont accessibles bien que l'accueil soit mauvais et que la qualité des soins fasse défaut ; (5) le succès d'un projet et sa pérennisation ne peuvent être obtenus que s'il s'accompagne de la mise en place d'un système d'autofinancement basé en partie sur la solidarité communautaire. On se propose (avec le programme Aquasou) d'approfondir l'aspect qualité des soins qui semble primordial dans la lutte contre la mortalité maternelle.*

Sans que cela ne soit précisé par écrit, il ressortait des débats auxquels nous avons pu prendre part lors de réunions de préparation à la mise en place du

2. Une fiche de prise en considération (FPC) est le document technique initial soumis aux instances décisionnaires du Ministère des affaires étrangères en vue de l'élaboration d'un projet à financer. La FPC en question avait été préparée par Alain Prual et Michèle Ooms en juin 2001.

programme Aquasou, que le temps des projets avec fourniture d'équipements et de personnels sur des fonds en provenance du Ministère des affaires étrangères apparaissait désormais révolu, d'autant plus que nous étions alors dans une période de disparition du dispositif de l'assistance technique de la Coopération française. Il convenait désormais de mettre un terme à la substitution et d'accompagner, de renforcer et de soutenir des initiatives venant des appareils d'État africains, en privilégiant la dimension organisationnelle, la démarche par objectifs et résolution de problèmes, soit une « démarche projet » avec évaluation[3]. Ce changement de politique est important à souligner car il explique que le programme Aquasou, d'un montant global d'environ 2,3 millions d'euros, ne prévoyait pas d'équipement, ni de salaires pour des assistants techniques français, avec certaines conséquences qui seront évoquées par la suite. Environ un quart du budget total était destiné à un appui à la Société africaine de gynécologie obstétrique (SAGO) regroupant 17 pays, le reste étant réparti entre les sept autres opérateurs du projet. Une partie du budget était consacrée, de façon très schématique, au renforcement des bureaux nationaux des sociétés de gynécologie et d'obstétrique des 17 pays de la SAGO (équipement pour accéder à l'information en matière de soins obstétricaux d'urgence), à l'élaboration et l'appropriation (par des audits cliniques) de recommandations de pratique clinique (RPC), et également à l'animation et à la dissémination des acquis du projet (un peu plus de 400 000 euros). Une autre partie encore du budget était consacrée à des interventions ciblées dans un nombre plus limité de pays, au niveau de régions sanitaires, pour améliorer la qualité des soins. C'est dans le cadre de ce dernier aspect du projet (désigné dans le projet comme la « composante 2 ») que se situe l'intervention au Burkina Faso dont il sera question dans le présent ouvrage.

Le document de projet dont nous faisons état et donc le budget du programme Aquasou ont été adoptés par les instances du Ministère français des affaires étrangères le 17 décembre 2001 sans qu'ait été arrêtée la liste définitive des pays qui bénéficieraient de la « composante 2 ». Au départ, le Burkina Faso ne faisait pas partie des sites prioritaires :

> *[...] trois pays ont été retenus sous réserve de leur accord : Sénégal, Bénin, Cameroun. [...] Des missions de démarrage ont été organisées dans ces pays en coordination étroite avec les SCAC [Services de coopération et d'action culturelle auprès des ambassades de France], au mois de septembre ou octobre 2002. Le choix du quatrième pays devant bénéficier de la composante 2 n'a pu être fait. La participation du Mali et*

3. Pour employer un langage informatique qui a fait florès dans la démarche projet, il était temps désormais de remplacer une politique d'aide mettant l'accent sur le « *hard* » (constructions, réhabilitations, achats de gros équipements), par une démarche qui privilégie le « *soft* » (l'organisation du système).

celle du Burkina Faso restèrent en suspens dans l'attente de contacts et d'une mission exploratoire éventuelle.

(Programme Aquasou, compte rendu de la réunion du 7 juin 2002, Paris, Ministère des affaires étrangères.)

En fait, conformément à la nouvelle politique d'aide brièvement rappelée ci-dessus, et afin de ne rien imposer mais aussi de disposer de quelques garanties de réussite du projet dans les pays, il convenait que les ministères de la santé des différents pays se portent candidats pour bénéficier de la « composante 2 » et, au début de l'année 2002, seuls trois des 17 pays représentés à la SAGO s'étaient officiellement portés candidats[4]. Puis ce fut le tour du Mali et du Burkina Faso mais, étant donné la somme allouée[5], selon les initiateurs du programme il n'était pas possible d'envisager d'implanter la « composante 2 » dans plus de quatre pays. Il restait donc à choisir entre le Mali et le Burkina Faso.

Nous (c'est-à-dire notamment les représentants des deux opérateurs qu'étaient l'IRD et l'IMT d'Anvers et qui devaient intervenir prioritairement sur le quatrième site du projet) avons fait pencher la balance en faveur du Burkina Faso : pays d'intervention de longue date de l'IMT et de l'IRD pour des projets de recherche, nous connaissions bien par conséquent le contexte de son système de santé et de ses acteurs, et nous avions de plus la certitude d'obtenir l'affectation par l'IRD d'une anthropologue sur le terrain pendant toute la durée du projet (en l'occurrence, Fatoumata Ouattara).

Le projet dans son ensemble et notamment la « composante 2 », avec la justification du choix des quatre sites d'intervention, devaient être présentés en juillet 2002, à Gorée (Sénégal), à l'occasion d'une réunion des représentants de la Société africaine de gynécologie-obstétrique qui étaient pour l'essentiel des professeurs de centres hospitaliers universitaires (CHU). Nous avons le souvenir d'une réunion lors de laquelle les représentants de la SAGO s'étaient surtout mobilisés pour ce qui concernait la définition des indicateurs à retenir au niveau

---

4. La procédure était la suivante : le MAE envoyait un télégramme diplomatique aux SCAC des pays les informant du projet et de la nécessité de se porter candidat ; les SCAC devaient relayer l'information auprès du ministère de la santé du pays et faire remonter les candidatures au MAE. Nous ferions volontiers l'hypothèse que l'empressement plus ou moins important des représentations diplomatiques françaises dans les pays auprès de certains professeurs de CHU et les liens parfois privilégiés qui peuvent exister entre ces derniers et leurs homologues français ayant leurs entrées auprès du MAE sont significatifs des réponses (et des non-réponses). C'est ce qu'on appelle, en d'autres termes, du « lobbying » qui est souvent de mise dans ce type d'opération.
5. Somme relativement importante en chiffre absolu, mais au bout du compte relativement faible si l'on divise par le nombre de pays, d'opérations à mener et d'opérateurs. Précisons que, hormis pour le coordinateur du programme, le budget ne prévoyait pas de salaires pour les représentants des institutions françaises.

national, ainsi que des standards en matière de « bonnes pratiques cliniques », et enfin pour des événements morbides très spécifiques et dont la prise en charge ne pouvait relever que des meilleurs services de gynécologie obstétrique des pays[6]. Il y eut également un débat autour de la nécessité ou non de travailler auprès des services de gynécologie obstétrique privés[7] ; question qui n'est pas sans fondement mais qui a été évacuée au profit de l'exclusivité d'un travail dans le secteur public, le secteur privé ne recevant que les femmes issues des milieux les plus favorisés ; sans compter qu'il a été convenu que des fonds publics français ne pouvaient qu'être destinés à l'aide au service public des pays en développement. En revanche, lorsqu'il s'est agi d'évoquer la « composante 2 », qui concernait aussi, et surtout, des maternités périphériques, avec des préoccupations ayant moins trait à de l'obstétrique qu'à des questions de santé publique et d'organisation du système de santé, les représentants de la SAGO ont manifesté un bien moindre intérêt. Quant au choix final des pays et à celui des thèmes, ils n'ont fait que peu débat. En fait, cette attitude initiale des responsables nationaux de gynécologie obstétrique, spécialistes exerçant dans les maternités les mieux équipées avec les équipes les plus nombreuses[8], révèle qu'ils sont peu au fait des questions de financement, n'ont le plus souvent que de faibles connaissances en santé publique, et ne sont guère en relation avec les maternités périphériques. Précisons qu'il n'y a là rien de spécifique aux situations africaines et qu'il était sans doute naïf de notre part d'envisager que des initiatives de santé publique concernant des maternités périphériques fussent en mesure d'intéresser des professeurs de CHU. Aussi, tout au long du projet, si les représentants de la SAGO ne se sont jamais montrés hostiles à la « composante 2 », ils ne s'y sont guère intéressés.

MANIFESTATIONS DE NON-INTÉRÊT

Arrivons-en au Burkina Faso où une « mission exploratoire » d'information sur ce projet complexe et d'identification des sites d'intervention a été réalisée en septembre 2002. Il s'agissait d'un projet financé par le Ministère des affaires

---

6. À titre peut-être assez caricatural et anecdotique, mais révélateur de la teneur de certaines préoccupations, nous avons le souvenir d'un long débat autour du standard à appliquer, à propos de la quantité de sang perdu par une parturiente lors de son accouchement sur laquelle il convenait de s'entendre, pour pouvoir décréter et donc noter que le problème rencontré par la parturiente pouvait bien être qualifié comme « hémorragie sévère de la délivrance ».
7. Ajoutons que, en Afrique comme ailleurs, nombre de spécialistes des CHU ont aussi le plus souvent une activité dans le secteur privé.
8. Bien évidemment, cette affirmation est à relativiser, et les maternités de niveau de référence national de ces pays, comparées aux maternités de même niveau en Europe, apparaissent très sous-équipées avec un manque cruel de personnel.

étrangères et, dans la mesure où il concernait un secteur d'intervention relevant traditionnellement des Services de coopération et d'action culturelle (SCAC), nous nous sommes rapprochés de cet organisme auprès de l'Ambassade de France à Ouagadougou : de manière à rencontrer les premiers interlocuteurs susceptibles de nous donner une information sur le projet, mais aussi sur le choix de sites qui pouvait être cohérent avec les activités de la Coopération française au Burkina Faso, et pour obtenir un appui institutionnel. Dès la première rencontre, et pendant toute la durée du projet, nous avons été confrontés à l'indifférence tangible des services du SCAC. En fait, le projet arrivait à un moment de fin de démantèlement de l'assistance technique de la Coopération française, avec des suppressions de postes de techniciens français contractuels décidées par le Ministère des affaires étrangères à Paris. Nous étions les porteurs d'un projet décidé à Paris, dont le montage ne s'était pas fait en relation avec le SCAC du Burkina Faso, et qui ne prévoyait le recrutement d'aucun assistant technique français ; il s'agissait donc d'un projet parisien pour lequel le poste diplomatique du Burkina Faso n'avait dès lors pas à s'engager.

Les représentants d'autres agences de coopération intervenant dans le secteur de la santé ont également été contactés, notamment pour éventuellement coordonner nos actions avec les leurs et obtenir également leurs avis sur le choix des sites. Les réunions ont toujours été courtoises, nos interlocuteurs montrant un intérêt certain, mais sans suite, à l'exception de la Coopération italienne plus tard, pour des raisons qui apparaîtront très clairement ci-dessous. Nous avons notamment le souvenir d'un représentant d'une agence internationale qui nous expliquait qu'elle ne finançait plus de projets à proprement parler, mais procédait par appui budgétaire au pays à partir d'un cahier des charges défini préalablement et dont le respect absolu conditionnait le versement des tranches suivantes, et cela pour des secteurs et des activités définis par les ministères burkinabè. Face à ces modalités d'aide au développement, en tant que représentants et intervenants d'un projet financé par des fonds français et qui allaient entre autres à des organismes français, avec des interventions directes sur le terrain d'experts français et belges, nous apparaissions manifestement comme des représentants d'une manière de faire d'un autre âge.

Au bout du compte, le choix du site nous a entièrement incombé, d'autant que nous avions nombre d'exigences. En premier lieu, étant donné qu'il s'agissait de travailler sur l'amélioration du parcours de la femme enceinte, de la périphérie à un centre de référence, en cas de complication obstétricale, il y avait l'impérieuse nécessité de choisir un site avec une maternité de référence disposant d'un bloc chirurgical et des services d'au moins un gynécologue obstétricien. Or, ces derniers sont rares en Afrique subsaharienne francophone et, d'une manière générale, les spécialistes sont plutôt concentrés dans les centres hospitaliers universitaires des grandes villes, et beaucoup plus rarement dans des hôpitaux de second niveau. Partant de ce premier critère et de la réalité de la situation de cette spécialité médicale, nous avons envisagé en premier lieu de nous tourner vers les deux principaux hôpitaux du pays.

Un second critère allait encore limiter le choix. Étant donné que nous voulions intervenir sur l'ensemble d'un bassin de desserte de la maternité de référence, donc y compris auprès des maternités périphériques (des centres de santé) qui doivent adresser les parturientes à une maternité de référence, il convenait de pouvoir travailler sur une zone spécifique, limitée, et au sein de laquelle nous pourrions notamment documenter la situation de toutes les maternités périphériques censées adresser « leurs » parturientes à la maternité de référence que nous retiendrions. Ceci nous a conduits alors à éliminer le service de gynécologie obstétrique du CHU de Ouagadougou qui regroupe le plus grand nombre de gynécologues obstétriciens. Cet établissement effectue le plus grand nombre d'interventions chirurgicales précisément parce que son bassin de recrutement est national. Dans le rapport de la mission exploratoire d'identification des sites, daté du mois de septembre 2002, nous concluions :

> *La complexité de l'organisation de cet hôpital de référence national et l'ampleur de son bassin de desserte le rendent cependant peu approprié pour la composante 2 du projet mobilisateur.*

Autrement dit, il aurait été impossible d'envisager d'appuyer l'organisation des références obstétricales au niveau national.

L'alternative était alors le centre hospitalier régional de Bobo-Dioulasso, seconde formation sanitaire du pays, disposant aussi d'un service de gynécologie obstétrique, et avec un bassin de recrutement beaucoup plus limité que le CHU de Ouagadougou, donc *a priori* présentant une configuration plus « maîtrisable » pour le projet en ce qui concerne le réseau de maternités périphériques desservies par la maternité de référence. Mais encore fallait-il que les personnels de santé de la maternité de référence fussent intéressés par la démarche d'un projet d'amélioration de la qualité, projet complexe de santé publique, pluridisciplinaire, qui, rappelons-le, proposait surtout de travailler sur l'organisation et qui n'envisageait pas l'achat d'équipements lourds. À Bobo-Dioulasso, le sentiment d'un faible intérêt des spécialistes en gynécologie obstétrique pour un tel projet, que nous avions ressenti à l'occasion de la réunion de la SAGO au Sénégal (cf. ci-dessus), se vit confirmer sur le terrain. Dans le rapport de mission évoqué ci-dessus, voici ce que nous écrivions à propos de ce site :

> *À Bobo-Dioulasso, la visite à l'équipe de la maternité du centre hospitalier a laissé clairement comprendre qu'un projet de réduction de la mortalité et de la morbidité maternelles était avant tout du ressort des échelons qui réfèrent et de la population, et non du développement d'outils de gestion de la qualité à l'hôpital même. Sans un apport en équipement et la formation des équipes de première ligne, un projet de réduction de la morbidité et de la mortalité maternelles n'apparaissait*

pas pertinent pour les médecins rencontrés. D'autre part, la maternité occupe transitoirement (depuis près de trois ans) le premier étage du pavillon de pédiatrie dans des conditions qui ne permettent pas réellement le développement de la qualité. La préoccupation majeure de l'équipe de la maternité est le déménagement du service dans les locaux remis à neuf (mais qui ne sont pas encore fonctionnels), mais aucune échéance précise n'a été fixée. Nous avons retenu qu'il n'y avait pas de demande d'appui au développement de la qualité au niveau de la maternité du centre hospitalier de Bobo-Dioulasso.

Nous avions définitivement abandonné le choix du site de Bobo-Dioulasso lorsqu'un des responsables du service répondit à notre demande de rendez-vous, nous proposant de le rencontrer pour discuter du projet dans la clinique privée où il travaillait aussi. À notre entendement cela nous paraissait incompatible avec un projet financé sur des fonds publics français, destinés à l'amélioration de la qualité des prestations d'un établissement public du Burkina Faso, d'autant que notre demande de rendez-vous était assortie d'une demande de réunion de travail avec des membres de l'équipe de l'hôpital public, ce qui n'était pas envisageable dans une structure privée. On se rappellera aussi ici la demande qui avait été formulée par des gynécologues obstétriciens à l'occasion de la réunion de Gorée, de prendre aussi en compte le secteur privé dans le projet.

Le choix du « secteur 30 » de Ouagadougou

Finalement le choix s'est porté sur ce qu'il était convenu d'appeler alors le « secteur 30 », correspondant à un district sanitaire, regroupant près de 425 000 habitants en 2003 et composé d'un arrondissement de la commune de Ouagadougou (qui en comporte quatre), l'arrondissement de Bogodogo, et de trois départements ruraux de l'immédiate périphérie de Ouagadougou. Ce district sanitaire était desservi par un Centre médical d'arrondissement (CMA) avec une maternité de référence assurant au total le service de 24 centres de santé, soit des Centres de santé et de promotion sociale (CSPS) selon les appellations officielles. Le secteur 30 constituait donc une entité « maîtrisable » pour le projet.

Mais, au-delà des aspects techniques qui permettaient au projet de se déployer conformément aux termes de référence de la « composante 2 » du programme Aquasou, l'intérêt manifesté par les acteurs locaux (et non plus nationaux comme les précédents) fut déterminant. Reprenons là encore les termes du rapport de la mission exploratoire :

[...] le CMA du secteur 30 pourrait dans les mois qui viennent rassembler les conditions d'implantation de la composante 2 du projet. Trois éléments principaux fondent cet espoir. Le premier est la présence d'un gynécologue compétent et engagé qui souhaite vivement participer au développement de cette composante 2. Le deuxième élément est le soutien

de la Coopération italienne qui a financé l'équipement d'un nouveau bloc [chirurgical] et la volonté exprimée du Ministère de la santé qui a promis l'inauguration du bloc (avec affectation du personnel requis) avant la fin de l'année 2002. Enfin, et c'est un élément important, l'autorité municipale (Mme le Maire de l'arrondissement de Bogodogo) a montré son engagement dans le soutien de cette initiative, à la fois en faisant pression pour que le bloc s'ouvre avant la fin de l'année et en mobilisant les associations de femmes de la commune en vue de structurer le dialogue avec l'équipe du CMA.

FIGURE 1. CARTE DU DISTRICT SANITAIRE DU SECTEUR 30

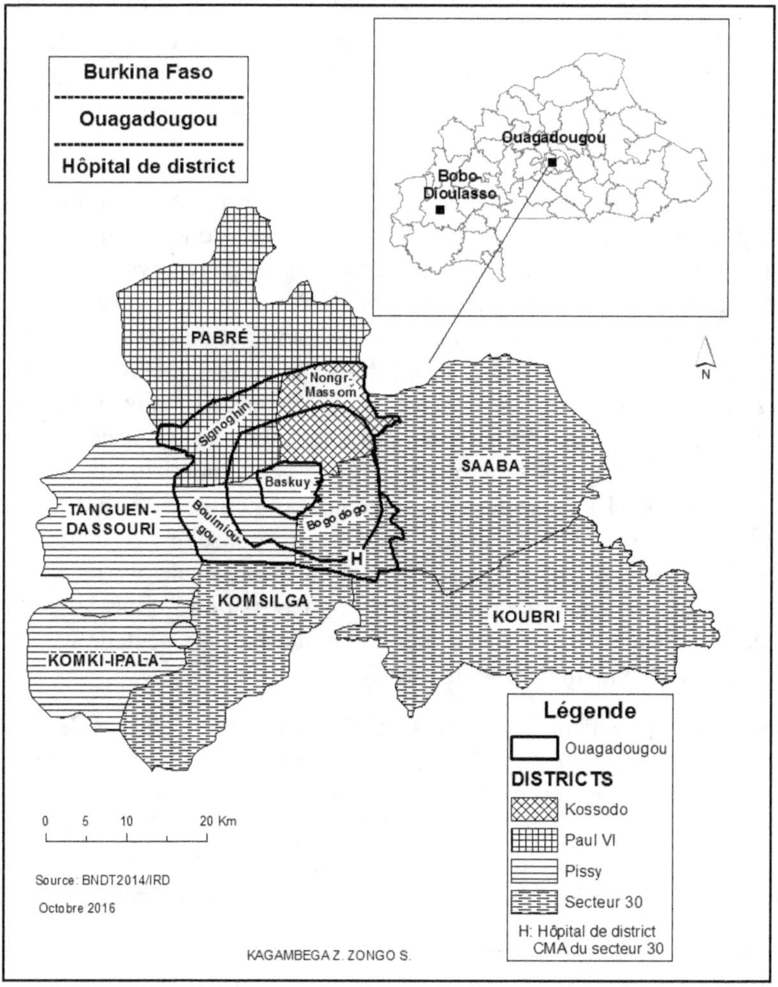

Le gynécologue obstétricien désireux de s'engager dans cette aventure était le spécialiste affecté à la maternité du secteur 30 et avait aussi été responsable de l'étude sur la mortalité maternelle en Afrique de l'Ouest (MOMA)[9] pour le Burkina Faso. Il était donc bien au fait des questions de santé publique relatives à la mortalité et à la morbidité maternelles et néonatales. L'équipe cadre du district sanitaire, avec tous ses techniciens, était également prête à s'engager dans le programme. Un facteur déterminant était aussi l'engagement politique du maire (par ailleurs ancienne sage-femme) de l'arrondissement où la maternité était implantée, ainsi que celui du maire de l'ensemble de la commune de Ouagadougou. Leurs engagements ne se sont jamais démentis tout au long du projet. Ajoutons également l'intérêt manifesté au début du projet par la Direction de la santé et de la famille du Ministère de la santé. Nous étions donc en présence d'acteurs qui étaient « demandeurs », une des conditions émises pour la réussite du projet.

Cette belle unanimité des intervenants locaux et régionaux burkinabè, tous préoccupés par les questions de population, et qui a donc conduit au choix du secteur 30, doit être cependant un peu tempérée par la réserve initiale – qui fut levée en cours de projet – de l'une des principales maternités (avec 8 000 accouchements par an) relevant du secteur confessionnel et ne disposant pas de bloc chirurgical ni d'un gynécologue. Étant donné la carte sanitaire, cette maternité confessionnelle, donc de fait maternité périphérique, était territorialement inscrite au sein du secteur 30 et devait dès lors référer ses urgences obstétricales à la maternité située à l'échelon immédiatement supérieur de la pyramide sanitaire, soit le CMA du secteur 30, devenu la maternité de référence avec son gynécologue et son bloc chirurgical. Or, les responsables de cette maternité avaient l'habitude d'évacuer leurs urgences obstétricales vers le CHU et émettaient initialement des doutes quant à la possibilité pour cette maternité publique secondaire, représentée par la maternité du secteur 30, de jouer réellement son rôle de maternité de référence.

Les réserves étaient recevables. D'une part, le CHU et le CMA du secteur 30 sont situés à égale distance de la maternité confessionnelle et, de ce fait, le temps de trajet en ambulance en cas d'évacuation est équivalent. Par ailleurs le CMA du secteur 30, fin 2002 et pendant tout le premier semestre 2003, ne pouvait pas encore jouer son rôle de maternité de référence. Dès lors, comment faire *a priori* confiance aux prestations d'une maternité toute nouvelle

---

9. Pour une présentation des résultats de l'enquête MOMA, on pourra se reporter à A. Prual, 1999, « Grossesse et accouchement en Afrique de l'Ouest. Une maternité à haut risque », *Santé publique*, 11, 2, 155-165.

et qui n'était pas encore en mesure de prendre en charge les urgences obstétricales ? D'autant que, même lorsque le gynécologue obstétricien aurait pu opérer, l'équipe de la maternité du secteur 30 n'était pas suffisante pour recevoir les urgences obstétricales 24h/24. En revanche, le service de gynécologie obstétrique du CHU pouvait recevoir des urgences obstétricales à toute heure de la journée et de la nuit. Dès lors, on comprend les réticences des responsables de la maternité confessionnelle à envisager, *a priori*, de référer leurs urgences obstétricales à une structure de soins qui n'était pas toujours en mesure de les recevoir, ce qui risquait encore de complexifier et de retarder la prise en charge des femmes au cas où le gynécologue unique du CMA et/ou son bloc chirurgical n'auraient pas été pas disponibles. Aux arguments techniques tout à fait recevables s'ajoutait aussi une certaine méfiance, au début du projet, des responsables de cette maternité confessionnelle ancienne et reconnue, envers un jeune gynécologue du secteur public qui exerçait dans une structure de soins nouvelle, et auquel il conviendrait désormais, dans une certaine mesure, de rendre des comptes.

Les réserves émises par les responsàbles de la maternité confessionnelle allaient néanmoins dans le même sens que nos interrogations quant à la pertinence du choix du CMA du secteur 30 comme site d'intervention du projet Aquasou. En effet, une autre conditionnalité figurant dans le texte du projet quant au choix du site était que la maternité de référence à partir de laquelle serait menée l'intervention devait disposer d'un « bloc fonctionnel » et être en mesure de réaliser notamment des césariennes 24h/24 en cas d'urgence obstétricale. De fait, il ne servait à rien d'envisager la mise en place d'activités afin d'améliorer la qualité de la prise en charge des urgences obstétricales pour lutter contre la mortalité et la morbidité maternelles et néonatales, si la structure de référence ne pouvait pas techniquement faire face à ces urgences. Cette conditionnalité n'étant pas remplie, notre rapport de mission exploratoire d'identification d'un site au Burkina Faso laissait alors planer un doute quant à la pertinence du choix du CMA du secteur 30 comme site d'intervention :

> *Le site le plus pertinent pour implanter la composante 2 est le secteur 30 de Ouagadougou (engagement de l'équipe et du gynécologue, engagement du maire de l'arrondissement, nouvel hôpital, potentiel de désengorger [le CHU], volonté politique apparente de créer un second pôle pour absorber les [soins obstétricaux d'urgence] de Ouagadougou). La condition « bloc fonctionnel » n'est actuellement pas remplie, même si nous avons reçu les assurances de tous les acteurs concernés que le bloc sera ouvert avant la fin de l'année. La décision du choix du Burkina Faso dépend de l'ouverture effective du bloc de la maternité du secteur 30.*

L'engagement des acteurs locaux burkinabè et l'assurance que nous avions d'obtenir un bloc chirurgical prochainement « fonctionnel » ont conduit à faire pencher le choix vers le secteur 30 pour mettre en place le projet. Celui-ci a donc débuté dans cette nouvelle maternité sans que toutes les conditions requises ne soient remplies. La première césarienne réalisée au CMA du secteur 30 eut lieu le 3 août 2003 pour une souffrance fœtale aiguë ; le bloc ne fut pleinement « fonctionnel » que le 1er octobre 2004, soit près d'un an et demi après le démarrage du programme Aquasou au Burkina Faso (qui a pris fin en 2006).

LES CONDITIONS DE LA RÉUSSITE D'UN PARI

L'engagement des acteurs locaux burkinabè liés au secteur 30, comme nous l'avons déjà précisé, fut déterminant pour le choix du site. Cet investissement fut total tout au long du projet ainsi que celui, clinique et technique, de l'ensemble de l'équipe cadre du district et du personnel soignant du CMA, pour prendre en charge les urgences obstétricales, documenter les preuves d'une amélioration, mettre en place le dispositif d'amélioration d'accessibilité financière, etc. Les personnels des centres de santé périphériques de l'ensemble du district, jusqu'à ceux de la maternité confessionnelle évoquée ci-dessus, se sont impliqués dans la bonne marche du projet. Les directions concernées du Ministère de la santé ne se sont jamais départies de leur engagement, comme en ont témoigné entre autres les décisions d'affectation de personnels au CMA pour que le bloc chirurgical puisse être « fonctionnel » 24h/24. L'appui et l'engagement politique des autorités locales furent également essentiels, du fait d'un apport financier au dispositif d'amélioration de l'accessibilité financière mis en place dans le cadre du projet (voir onzième chapitre), mais aussi, bien évidemment, pour conférer au projet toute sa légitimité politique auprès de l'ensemble des acteurs locaux de la société civile. Ajoutons que ce projet a également bénéficié de la très grande qualité des prestations d'intervenants qui lui étaient directement liés (en ce qu'ils étaient en partie ou en totalité rémunérés par celui-ci), notamment dans le domaine de la mobilisation sociale pour la sensibilisation des acteurs et des populations de l'ensemble du secteur 30. Mais il faut aussi reconnaître l'importance de l'apport de deux autres aspects du projet.

Outre les missions d'appui ponctuelles des experts non burkinabè du projet, le programme Aquasou a profité de la présence permanente à Ouagadougou, à temps plein, de deux membres de l'équipe non burkinabè du projet : une sage-femme également spécialiste en santé publique et une anthropologue, pendant la presque totalité de la durée du projet. Il y avait donc toujours deux experts du projet qui étaient associés au démarrage des activités, à leur suivi, à leur documentation. Sans aucunement remettre en cause la qualité des interventions de l'ensemble des collaborateurs burkinabè soulignée dans le paragraphe précédent, on conviendra que la présence constante de deux experts uniquement concentrés sur le déroulement d'un projet complexe et dont ils étaient totalement imprégnés n'a pu qu'être bénéfique au bon fonctionnement de celui-ci[10].

Nous avons par ailleurs précisé qu'une des réticences à l'acceptation du programme par certains de nos interlocuteurs initiaux était liée au fait qu'il ne prévoyait guère l'achat d'équipements importants pour les maternités[11] et se concentrait principalement sur des activités d'organisation et de sensibilisation pour une amélioration de la qualité des prestations. Nous avons également indiqué ci-dessus que parmi les conditionnalités figurait la nécessité de disposer d'un « bloc opératoire fonctionnel », que le bloc du CMA du secteur 30 ne l'était pas au démarrage du projet, et que nous avions obtenu l'assurance que celui-ci le deviendrait grâce à l'appui de la Coopération italienne. En fait, l'appui de cette dernière au CMA du secteur 30, aussi parfois appelé « l'hôpital des Italiens », s'est avéré considérable. Outre la construction et l'équipement du nouveau bloc opératoire, la Coopération italienne a également financé l'achat de deux ambulances tout terrain qui servirent au transport des femmes enceintes devant bénéficier d'une intervention chirurgicale. Il s'agit là de « gros équipements » bien évidemment nécessaires à toute intervention dans le domaine des soins obstétricaux d'urgence.

La dimension de l'engagement des collaborateurs burkinabè à tous les niveaux de la pyramide sanitaire et politique locale et régionale a été essentielle à la bonne marche du projet qui, en mettant l'accent sur l'amélioration de la qualité des soins au niveau périphérique, a eu toute sa pertinence et a instauré une réelle dynamique dans l'organisation locale de l'offre de soins maternels. Mais on ne saura jamais comment évaluer les apports comparés du projet lui-même et de l'engagement de l'ensemble des acteurs, d'une part, et de la présence en permanence de deux experts pendant la quasi-totalité de la durée de celui-ci, d'autre part, mais aussi du nécessaire appui en « équipements lourds » de l'agence d'aide italienne totalement étrangère au projet. C'est très certainement la synergie entre tous ces éléments qui a contribué aux bons résultats du programme Aquasou sur le site de Ouagadougou. Si nous évoquons ici les « bons résultats », ou encore la « réussite » du projet au Burkina Faso, c'est par

10. Parmi l'ensemble des sites du programme Aquasou, le Burkina Faso fut le seul pays bénéficiant ainsi de la présence permanente de deux experts étrangers se consacrant totalement au projet. La rémunération de l'un d'entre eux n'était pas à la charge du budget du projet et le second l'était à mi-temps.

11. Précisons tout de même que, étant donné la pénurie dans certains services, une partie du budget a été allouée à l'achat de boîtes d'accouchement, de tensiomètres, de matériel pour faire les césariennes et pour la réanimation, ainsi que d'un échographe et d'un cardiotocographe portable, soit un total de 45 000 euros pendant les trois années du projet. La distribution du matériel a été faite avec parcimonie pour que le stock dure plus longtemps. Aquasou n'a pas représenté un apport massif en ressources financières au district sanitaire du secteur 30, contrairement à la coopération italienne, l'apport en matériel par le projet a permis d'assurer un environnement adéquat pour travailler sur la qualité des soins.

comparaison avec les activités de celui-ci sur les autres sites ; c'est aussi parce que la très grande majorité des activités initialement prévues ont été réalisées, que les évaluations externes mentionnaient ces bons résultats, mais également parce que certaines activités ont perduré après la fin du programme. Il ne s'agit pas là d'une déclaration d'autosatisfaction d'une autoévaluation, mais surtout de souligner que, étant donné l'importance de l'ensemble des moyens mobilisés (y compris ceux de la Coopération italienne) et de l'engagement financier et politique des acteurs burkinabè, il aurait été particulièrement regrettable de ne pas obtenir quelques résultats positifs.

De l'anthropologie dans un projet de santé maternelle

Marc-Éric Gruénais[*] & Fatoumata Ouattara[**]

Introduction

Les dialogues entre anthropologie sociale et culturelle et santé publique sont toujours riches. Riches de promesses, mais aussi d'agacements réciproques. Pour reprendre la jolie expression de J. Peel à propos du dialogue entre missionnaires chrétiens et responsables d'un culte religieux traditionnel au Nigeria (Peel, 1990), on pourrait avancer qu'anthropologie sociale et santé publique sont « pré-adaptées à la rencontre ». Les deux champs disciplinaires mettent l'accent sur « le terrain ». Produire ses propres données, privilégier le recueil d'informations empiriques pour formuler et reformuler des hypothèses, pour réinterroger les certitudes, sont des préoccupations communes aux deux démarches. Anthropologie sociale et santé publique sont également à la recherche des systèmes de contraintes qui pèsent sur des acteurs (du patient et sa famille aux responsables politiques et autres représentants des agences internationales) engagés dans des actions en faveur d'une réponse à un problème de santé.

Mais les préoccupations communes de ce couple, à force de fréquentation, ne vont pas sans quelques frictions dans la pratique. Les anthropologues ont tôt fait de critiquer la légitimité supérieure accordée *a priori* à la santé publique (de la part des bailleurs de fonds, des « demandeurs », voire des médecins ou même d'anthropologues eux-mêmes), parce que le champ de la santé publique est dominé par le paradigme médical, avec ce que cela signifie d'engagement dans l'action en faveur de l'amélioration de l'état de santé de populations. L'anthropologue peut être perçu (voire se percevoir lui-même) comme d'autant moins légitime à travailler sur la santé qu'il n'est pas médecin, dans un espace

---

[*] Anthropologue, professeur à l'Université de Bordeaux, Faculté d'anthropologie sociale-ethnologie, Bordeaux, France.

[**] Anthropologue, chargée de recherche, Aix-Marseille Université, IRD, LPED, Marseille, France.

disciplinaire où nombre d'anthropologues médicaux patentés le sont. L'anthropologue se plaint régulièrement de l'incompréhension et/ou de la sous-estimation dans les faits (et non pas dans les déclarations figurant dans les textes de projet) de la richesse, de la rigueur, et de l'importance des approches dites « qualitatives » qu'il revendique volontiers comme sa marque de fabrique. L'anthropologue s'amuse parfois des modèles de la santé publique, avec ses cases et ses flèches, qui mettent en relation des variables aussi massives qu'imprécises et non définies, comme « environnement socioculturel », « ethnie », « niveau socio-économique », « facteurs psycho-sociaux », etc., avec des facteurs de risque d'une précision millimétrique (le taux d'insuline, la charge virale, etc.). Quant à l'administration de la preuve, l'anthropologue peut avoir l'impression que la santé publique utilise parfois « un marteau pilon pour écraser une mouche ». Il se demande de façon récurrente s'il est encore nécessaire, par exemple, de réaliser des enquêtes quantitatives à grande échelle, sur des échantillons représentatifs, avec le coût que représentent de telles études, pour prouver une fois de plus que le niveau socio-économique ou le niveau scolaire peuvent influer négativement sur l'accès aux soins. D'autant que l'anthropologue ajoutera toujours d'un ton assuré, l'antienne selon laquelle « c'est plus compliqué que cela ! »

Pour l'intervenant en santé publique, l'anthropologue est souvent considéré avec sympathie parce qu'il va rapporter des « petites histoires » qui égayeront parfois des réunions un peu austères, qui ajouteront un « supplément d'âme », des éléments de la « vraie vie », et qu'il restituera « le vécu » d'expériences individuelles. Les « anecdotes » (Campo, 2006) que rapportent les anthropologues peuvent avoir un intérêt pour contribuer à humaniser la pratique médicale. Mais l'approche anthropologique n'est pas considérée comme étant suffisamment « robuste ». En effet, en l'absence d'un recueil de données sur des échantillons représentatifs, il n'y a pas d'administration de la preuve et les données anthropologiques en restent à un niveau de validité individuel ; elles seraient d'autant plus sujettes à caution qu'elles se fondent sur des déclarations qui sont par définition subjectives. Si la santé publique émet une hypothèse, par exemple sur le recours aux soins, qu'il convient de documenter qualitativement, et que l'anthropologue ne trouve pas de cas illustrant l'hypothèse, la santé publique pourra toujours considérer que son hypothèse ne sera pas infirmée puisque, à défaut d'un travail sur un échantillon représentatif, l'anthropologue ne pourra jamais prouver qu'un cas conforme à l'hypothèse n'existe pas. Enfin, face à la santé publique engagée dans l'action, et donc à la recherche de solutions, l'anthropologue se contente de décrire tout ce qui va mal, soit ce qu'il est convenu d'appeler des « dysfonctionnements »[1], tout en s'abstenant de formuler des recommandations.

Les propos ci-dessus, pour caricaturaux qu'ils puissent paraître, n'en constituent pas moins un précipité de situations réelles. Certaines critiques des uns vis-à-vis des autres sont anecdotiques ; d'autres relèvent de débats épistémologiques particulièrement conséquents qu'il ne saurait être question d'aborder ici[2]. Mais, en dépit de ces récriminations, on constate toujours une attirance réciproque, comme dans les « vieux couples » pourrait-on dire. Les anthropologues siègent toujours dans des commissions et organisations qui s'occupent de santé publique. Ils continuent d'être sollicités par des spécialistes de ce secteur dans le montage de projets, et parfois sollicitent eux-mêmes des spécialistes de santé publique dans leurs projets. En dépit des critiques sur la robustesse des données qualitatives, les spécialistes de santé publique savent que leur propre approche ne permet pas de rendre compte de la complexité des situations. Lorsqu'on est un médecin préoccupé de soins davantage centrés sur les patients (Dujardin, 2003), on ne peut faire l'impasse sur cette complexité. Les anthropologues, quant à eux, voient aussi dans ces collaborations la possibilité d'être au cœur des processus de décision, d'accéder à des terrains (en l'occurrence les structures de soins) qu'ils auraient dû envisager différemment faute de la légitimité de l'approche « santé publique », et sans doute aussi d'être un tant soit peu engagés dans l'action alors même qu'ils sont confrontés à des situations de grande détresse des populations auxquelles ils s'intéressent.

ENJEUX POUR LA DISCIPLINE

Le « Programme d'amélioration de la qualité et de l'accès aux soins obstétricaux d'urgence dans les pays en développement » (Aquasou), dont le document de projet final est daté de décembre 2001[3], et à l'élaboration duquel les anthropologues étaient conviés, offrait l'opportunité de renouer ce lien entre anthropologie sociale et santé publique dans un projet d'intervention, et ce sur l'un des champs de recherche privilégié de l'ensemble d'une équipe d'anthropologues alors liés à l'Institut de recherche pour le développement (IRD)[4] : les personnels de santé en Afrique.

---

1. Pour un développement plus conséquent sur les difficiles relations entre anthropologie sociale et santé publique, on pourra se reporter à M.-É. Gruénais (2012).
2. On pourra se reporter à cet égard à J.-P. Dozon et D. Fassin (2001).
3. Projet Fonds de solidarité prioritaire 2001 - 149, Ministère des affaires étrangères, France.
4. Il s'agissait en l'occurrence de Y. Diallo, M.-É. Gruénais, Y. Jaffré, J.-P. Olivier de Sardan, F. Ouattara, L. Vidal, tous regroupés dans l'UR 02 « Acteurs et systèmes de santé en Afrique », alors dirigée par M.-É. Gruénais, et à laquelle était également rattaché le coordonnateur de l'ensemble du projet, le Dr A. Prual.

Que l'on nous permette ici une digression disciplinaire. Dans une approche plus culturelle que sociale, l'anthropologie médicale française, et notamment celle s'intéressant aux pays en développement, était encore largement orientée à la fin des années 1990 vers l'étude des représentations et des pratiques traditionnelles autour de la « quête thérapeutique » (Janzen, 1995). Rares étaient encore les anthropologues, africanistes en l'occurrence, qui entraient dans les structures de soins[5]. En revanche, depuis longtemps, la sociologie, notamment américaine, avait investi ce champ. Elle avait fait des structures hospitalières un objet empirique privilégié de la sociologie des organisations, et les métiers et professions de santé étaient un domaine d'étude important de la sociologie des professions. À cet égard, l'anthropologie française affichait un retard important. Il faut reconnaître ici l'impulsion décisive donnée par J.-P. Olivier de Sardan (1997) pour développer des recherches sur les questions de développement, et ses filiations revendiquées avec, d'une part, les travaux des anthropologues britanniques de l'École de Manchester (Evens & Handelman, 2006) mettant l'accent sur les conflits et le changement social et, d'autre part, les sociologues américains de l'École de Chicago (Chapoulie, 2001), l'approche interactionniste et la *grounded theory* (Charmaz, 2006 ; Strauss & Corbin, 1997). Dès lors, travailler sur l'amélioration de la qualité des soins était pour l'ensemble de l'équipe d'anthropologues associée au programme Aquasou, l'occasion de développer des travaux, conformément à une posture théorique revendiquée de l'anthropologie sociale, qui met l'accent sur les dynamiques sociales autant, sinon plus, que sur les dynamiques culturelles, et sur les interactions entre acteurs engagés dans « l'arène » de la santé maternelle.

L'autre enjeu était d'aller aussi au-delà du constat désormais bien établi des mauvaises relations entre les soignants des structures de soins en Afrique, les patients et leur entourage. E. Freidson (1984 : 318), dès les années 1970, pour les États-Unis, avait fait le constat que la relation thérapeutique est par essence conflictuelle. En Afrique subsaharienne, les mauvaises relations entre sages-femmes et femmes enceintes et parturientes ont notamment été documentées dans les années 1990 (Jewkes *et al.*, 1998 ; Jaffré & Prual, 1993), et une enquête systématique dans les structures de santé en Afrique de l'Ouest a confirmé le constat, s'agissant de l'offre de soins en général (Jaffré & Olivier de Sardan,

---

5. Soulignons tout de même à cet égard que l'intérêt anthropologique pour l'offre de soins médicale (et non plus seulement pour les offres « traditionnelles ») grandissait à cette période avec l'implication de plus en plus importante de jeunes anthropologues de l'époque pour le sida, avec ce que cela demandait de porter son attention sur les difficultés de l'offre médicale à répondre à l'émergence d'une nouvelle pathologie, définie par la médecine, et à propos de laquelle les représentations n'étaient pas encore fixées.

2003)[6]. Dans une perspective de recherche-action et d'intervention, concernant notamment les personnels de santé à impliquer dans un processus d'amélioration de la qualité de l'offre de soins, revenir sur ces constats, dressés essentiellement à partir des plaintes des usagers des structures de soins, s'avérait d'autant plus nécessaire que l'analyse des anthropologues, notamment dans l'étude citée dans *Une médecine inhospitalière*, a été considérée dans certains sites de l'étude comme une critique uniquement à charge des personnels de santé (Vidal, 2010 : 73).

LES ACTIVITÉS ATTENDUES

Le programme Aquasou, d'un montage particulièrement complexe, avec plusieurs niveaux d'intervention, prévoyait une composante centrée sur des sites particuliers : plus précisément sur des districts précis au sein desquels, schématiquement, il s'agissait d'organiser la référence vers un service de gynécologie obstétrique disposant d'un plateau technique susceptible d'intervenir (césarienne) en cas de besoin pour préserver la santé de la mère et de l'enfant en cas de complications obstétricales. Ici, le concept de « système de santé » est essentiel. Pour cette composante, en ce qui concerne le volet anthropologique, le document de projet prévoyait les activités suivantes :

> *Volet d'activités 2.4 Améliorer qualitativement l'offre de santé via les relations entre personnels soignants et usagers des services dans chaque zone géographique retenue.*
> *1- Améliorer la qualité des interactions entre soignants et populations dans les structures de santé, par une réflexion des personnels de santé sur leur pratique (utilisation de techniques collectives d'enquête anthropologique permettant d'identifier les divers groupes stratégiques professionnels, les usages et leurs regroupements ainsi que les autres acteurs sociaux impliqués, de comprendre les contraintes et les intérêts spécifiques des différents groupes concernés ainsi que leurs positionnements respectifs), ces enquêtes pouvant être réalisées directement par les personnels de santé.*
> *2- Organiser des groupes de discussion et de réflexion sur les aspects sociaux et déontologiques de « l'acte de soin ».*
> *3- Améliorer l'offre générale de santé par des pratiques de soins « centrées sur les patients ». Cette approche sera organisée via des « audits », l'instauration de « staffs » réguliers dans des services de santé avec discussion des données sociales et de réflexions déontologiques qui se déroulent régulièrement.*

---

6. Dans un compte rendu récent des travaux menés dans le cadre du projet Aquasou, essentiellement en Guinée et au Sénégal, sous la direction de Y. Jaffré (2009), les mêmes constats se vérifient.

4- Organisation de formations pratiques en anthropologie de la santé pour les cadres de la santé des différents pays.
5- Mise en place de sessions de cours en sciences sociales de la santé dans les formations initiales et permanentes des divers personnels de santé (élaboration d'un guide de formation, réalisé et utilisé par les personnels de santé).
6- [Organiser des] rencontres [des] personnels de santé.

Évacuons immédiatement les points 4 et 5 des activités prévues. « L'organisation de formations pratiques en anthropologie de la santé pour les cadres de santé des différents pays » s'est avérée impossible à réaliser et, avouons-le, procédait d'une certaine naïveté. En effet, une telle activité exigeait de s'insérer dans des cursus de formation existants et cela aurait exigé d'entrer dans les « maquettes » de formation des écoles et/ou des facultés de médecine, ce qui aurait également requis une approbation des ministères de tutelle de ces formations, etc. Pas plus en Afrique qu'en Europe, il n'est envisageable d'insérer dans un cursus de formation faisant l'objet d'accord contractuel avec des ministères (santé et éducation nationale) des modules de formation relevant uniquement de la temporalité propre à un projet spécifique[7].

L'implication des anthropologues dans le projet s'est faite selon deux modalités. L'une, habituelle, correspond à la documentation de certaines thématiques sur le site retenu : l'organisation du réseau des maternités du district retenu par le projet ; les statuts et les pratiques des personnels de santé (cf. troisième chapitre) ; les études spécifiques sur les accouchements à domicile (cf. cinquième chapitre) ; les parcours des parturientes évacuées (cf. sixième chapitre) ; le vécu des césariennes (cf. septième chapitre) ; le financement des évacuations (cf. onzième chapitre). L'autre modalité, qui correspond notamment au « volet d'activités 2.4 » rappelé ci-dessus, relève de l'intervention. En la matière, trois activités avaient été prévues : des rencontres des personnels de santé entre eux ; l'organisation de rencontres entre prestataires de soins et usagers (cf. neuvième chapitre) ; une participation à la conduite des « audits » (cf. dixième chapitre). Ces trois activités entraient dans un projet global de santé qui trouve ses origines dans les groupes Balint (1966) et se prolonge jusqu'à aujourd'hui avec la mise en place des audits obstétricaux (OMS, 2004) ; schématiquement, il procède de l'hypothèse selon laquelle la création d'un cadre permettant aux personnels de santé d'adopter une attitude réflexive sur leurs pratiques est un instrument d'amélioration de la qualité des soins, notamment

7. À Ouagadougou, nous avons néanmoins pu « négocier » avec l'École de formation des sages-femmes et des maïeuticiens d'État des interventions ponctuelles en sociologie et anthropologie de la santé : la première (février 2005) était destinée aux formateurs, et la seconde (juin 2005) aux élèves de troisième année ; cette activité a perduré après la fin du programme.

pour parvenir à des traitements davantage « centrés sur le patient ». Nous nous sommes attachés à organiser des rencontres entre usagers et prestataires et à nous investir dans l'organisation des audits. Sur le site du Burkina Faso, nous ne sommes pas parvenus à organiser des rencontres informelles entre personnels de santé de la maternité pour débattre des problèmes liés à leur pratique ; c'était en effet trop demander à ceux qui avaient déjà accepté de s'investir dans les deux autres activités[8].

Les deux modalités d'intervention des anthropologues sont indissociables ; plus exactement, il est évident que, pour envisager les interventions et tenter de contribuer à des relations apaisées entre personnels de santé et patientes du site du projet avec toute l'information nécessaire, il convenait d'avoir une connaissance suffisante du réseau des maternités et du fonctionnement du système de santé local. Par exemple, l'étude sur les accouchements à domicile a permis de montrer que les femmes accouchaient chez elles moins par choix que par contrainte liée aux questions d'accessibilité et de disponibilité des personnels. Cette étude était importante pour éviter d'engager la réflexion sur l'accès aux soins en mettant trop rapidement en avant les préférences des femmes à accoucher chez elle du fait de leur « ignorance » supposée.

Toutes les activités prévues n'ont pu être réalisées, ce qui est sans doute le lot de tous les projets mais demande tout de même réflexion. Tout d'abord, il y avait sans doute une certaine naïveté de la part des anthropologues à proposer un agenda trop chargé. Le programme Aquasou était un programme de santé publique qui s'adressait à des personnels de différents statuts (du gynécologue obstétricien à l'accoucheuse auxiliaire) habitués à prodiguer des soins. Ils attendaient parfois davantage d'équipements « lourds » (ambulances, blocs opératoires, échographes), des formations sur telle ou telle technique médicale ou sur un problème de santé particulier[9], mais ils n'avaient aucune attente à propos des contraintes sociales, économiques, culturelles liées à l'accès aux soins ou encore sur les « cultures organisationnelles » entourant l'accouchement. Dès lors, pour une partie des bénéficiaires du projet (les personnels de santé), l'apport d'une discipline par ailleurs inconnue n'avait pas été bien compris. La contribution sur le terrain des anthropologues ne pouvait qu'être au mieux secondaire. Dans cette mesure, associer les anthropologues à un trop grand

8. En revanche, sur le site du Sénégal par exemple, donc toujours dans le cadre du programme Aquasou, le seul cadre pour promouvoir la réflexivité des personnels de santé fut celui des rencontres entre personnels de santé, appelées par leur promoteur « rencontres miroirs » (Vidal, 2010).

9. Les contextes socioprofessionnels encouragent et justifient amplement les demandes et attentes de formations liées entre autres aux avantages financiers qu'elles procurent. Pour une réflexion sur la question des formations proposées aux personnels de santé en Afrique subsaharienne on pourra se reporter à M.-É. Gruénais (2005).

nombre d'activités n'était pas judicieux, preuve en a été le fait qu'au Burkina Faso (mais aussi dans une mesure plus importante dans les autres sites), toutes les activités envisagées n'ont pas pu être réalisées. En effet, elles demandaient aux personnels de santé trop d'investissement, non seulement dans un domaine très éloigné des préoccupations quotidiennes de la délivrance de soins, mais également en temps supplémentaire non rémunéré pour la réalisation de ces activités en plus du temps de travail ordinaire.

L'APPRENTISSAGE DE L'ANTHROPOLOGUE

Être impliqué dans un projet de développement et accompagner et/ou participer aux interventions qu'il prévoit, c'est à l'évidence faire son travail d'ethnographe, c'est-à-dire mettre en œuvre l'un des outils spécifiques de la démarche de la discipline anthropologique, à savoir l'observation participante. Observer les pratiques, se constituer un savoir spécifique sur des techniques (médicales, de santé publique, de développement), occuper une place légitime (autre que celle d'observateur extérieur) dans une structure de soins, c'est pouvoir accèder à des pratiques, des discours, autrement inaccessibles (présence en salle d'opération, lors des staffs, etc.) et qui plus est à une compréhension fine de ceux-ci. On ne peut alors que partager ce propos de J.-L. Amselle, pas spécifiquement connu pour son implication dans des projets de développement, qui, d'un ton presque émerveillé, affirme :

> *[...] parti des réquisits d'une recherche appliquée [...] j'ai découvert un continent du savoir, un objet intellectuel passionnant, qui exigeait, pour être élucidé, plusieurs années d'investigation intensive. Loin d'être un obstacle à l'épanouissement de la recherche fondamentale, la recherche appliquée me semble en être, au contraire, l'aiguillon [...].*
>
> *(Amselle, 2001 : 112)*

Tout comme pour l'étude des communautés villageoises et des petits groupes, l'ethnographe se doit d'apprendre la langue de « l'Autre », de mettre en rapport les discours, les mythes et les rites avec les pratiques, l'ethnographe impliqué dans un projet de développement sanitaire doit apprendre quelques rudiments du lexique, ici, de l'obstétrique et de la santé publique. Du fait de sa participation à un projet visant à améliorer la situation sanitaire, « instrumentalisant » en quelque sorte la situation créée par ses collègues médecins et de santé publique, il est *a priori* légitime (même si sa démarche n'est pas toujours comprise) dans tous les cercles concernés par le projet, du bloc opératoire aux réunions de concertation avec des cadres du Ministère de la santé et des autorités locales. L'implication dans un projet qui vise à la mise en œuvre d'interventions auxquelles participe aussi l'ethnographe, place celui-ci dans une position idéale d'observation pour mettre en rapport discours et pratiques et documenter les processus de décision.

L'acquisition d'un savoir spécifique dans un domaine, permet de dialoguer plus facilement avec les « informateurs » que sont les personnels de santé et notamment de faire « comme si » on était aussi « du métier ». Cela peut mettre parfois l'ethnographe dans une situation embarrassante lorsqu'un infirmier, par exemple, demande un conseil sur une donnée très technique, un traitement ou un geste médical. Mais le savoir, certes superficiel, ainsi acquis, permet aussi d'accroître la crédibilité de l'anthropologue pour un dialogue plus constructif avec d'autres disciplines, en particulier avec la santé publique.

En outre, une connaissance technique des outils du développement peut aussi permettre de mieux se positionner en tant qu'anthropologue. Prenons l'exemple du cadre logique, utilisé dans tous les projets de développement, y compris en santé, et qui est un outil utile de planification, de suivi et d'évaluation de l'ensemble des activités d'un projet[10]. Outre la déclinaison précise des activités et des indicateurs de mesure de l'accomplissement de ces activités, le cadre logique prévoit aussi, pour chaque type d'activité, ce que l'on nomme en français « hypothèses risques », et parfois de manière beaucoup plus imagée en anglais « *killing assumptions* ». Il s'agit schématiquement de tout ce qui peut freiner ou empêcher l'activité prévue et qui est extérieur au projet, sur lequel celui-ci n'a pas de prise. Par exemple, le refus d'associations féminines de s'engager comme partenaires d'un projet pour une activité qui prévoit la participation communautaire des femmes[11]. L'identification précise des hypothèses risques a notamment un intérêt très pratique : l'impossibilité de mettre en œuvre une activité prévue en raison de la réalisation d'une hypothèse risque n'incombera pas à la gestion et à la dynamique du projet en soi, mais à des éléments extérieurs qui seront mis en avant, notamment à destination des évaluateurs du projet. Or, dans une perspective d'anthropologie du développement et du changement social, partagée par les anthropologues participant au projet, il est important de porter son attention non seulement sur la dynamique du projet lui-même, mais aussi sur ce que l'on pourrait appeler les dynamiques contextuelles globales liées, engendrées, préexistantes, soit précisément ce qui relève des « *killing assumptions* ». Doit-on en conclure que l'intérêt des anthropologues vise en partie ce qui ne concerne pas la réalisation du projet en soi ?

10. Pour une critique de cet outil, on pourra se reporter à F. Giovalucchi et J.-P. Olivier de Sardan (2009).

11. Le document de projet du programme Aquasou prévoyait quelque chose de cet ordre lorsqu'on y lisait, parmi les hypothèses sous-jacentes importantes pour l'atteinte d'un sous-objectif, la situation suivante : « Acceptation politique des groupements féminins comme interlocuteurs privilégiés des personnels et des autorités ».

NAÏVETÉS MÉTHODOLOGIQUES

En tout état de cause, lorsque les projets laissent une large place à l'anthropologie et aux approches qualitatives comme dans le cas du programme Aquasou, envisager une articulation des démarches de cette discipline avec une ou des interventions impliquant ici les personnels de santé contribue à mettre en évidence la très grande spécificité de la discipline, notamment quant à ses modalités de compilation des données. Le recueil du discours des patients, de leur expérience de la maladie et de la fréquentation des structures de soins, dont l'utilité est reconnue par les spécialistes de santé publique, notamment pour la démarche clinique, n'a guère de valeur démonstrative face à la « robustesse » des enquêtes randomisées sur des échantillons représentatifs qui ont force de loi dans les études de santé publique pour établir l'évidence scientifique d'un phénomène[12].

Néanmoins, dès lors qu'il s'agit d'initier des personnels de santé à la prise en compte du discours et de l'expérience des patients par le recueil de leur discours – comme cela était prévu dans l'une des activités du programme –, l'ethnographe réalise de nouveau toute la difficulté et la technicité du recueil des « anecdotes ». Les personnels de santé sont habitués à être dans une situation hiérarchique, et donc en position de force, vis-à-vis des femmes (Jewkes *et al.*,1998) ; dès lors, se mettre à l'écoute des patientes, ne pas porter *a priori* de jugements de valeur, tenter de comprendre la rationalité des discours et des comportements des femmes, même s'il s'agit d'attitudes qui sont erronées médicalement parlant, tout cela requiert d'adopter une posture, évidente pour l'ethnographe, mais très difficile à acquérir pour des personnels de santé. Ces personnels, parfois habitués aux enquêtes, sont déroutés de ne pas avoir comme support de compilation d'informations, un questionnaire avec des cases à remplir. Même lorsqu'il leur est procuré un guide d'entretien précis et très directif, ils ont tôt fait de transformer les questions ouvertes en questions fermées, voire à ne pas poser les questions dont les réponses leur semblent « évidentes » parce qu'ils « savent ».

Par ailleurs, tout ethnographe ayant travaillé dans les structures de soins sait combien celles-ci sont des univers très contraignants[13], les patients pratiquant volontiers l'autocensure vis-à-vis de la qualité des prestations, quelquefois par

12. Ces jugements de valeur sur les enquêtes qualitatives et, partant, sur les informations restituées par les anthropologues, n'étaient pas la position des collègues de santé publique directement impliqués dans la réalisation du projet Aquasou. Néanmoins il s'agit là d'un type de discours très largement entendu dans nombre de cénacles sur la santé, au Nord comme au Sud.
13. Rappelons que E. Goffman (1968) qualifiait les hôpitaux « d'institutions totalitaires » dans son étude sur les institutions psychiatriques.

peur des réactions négatives des soignants à leur égard, ou plus simplement parce que chacun sait (patients, entourage du patient, personnels de santé) qu'il ne s'agit pas là du lieu où l'on s'exprime sur l'interaction soignants/soignés. De plus, les situations de stress plus ou moins prononcées, nécessairement liées à la fréquentation des structures de soins (du fait de la douleur, des questionnements sur la nature du mal, de la compréhension du traitement, des incertitudes sur les coûts, etc.), et souvent le désir des patients de quitter les lieux le plus vite possible, ne sont guère favorables à un entretien serein et approfondi. Pour l'obtention de l'information recherchée, mais aussi pour une meilleure appréhension du contexte de vie du patient, il convient de préférence de réaliser les entretiens au domicile des patients. Sans revenir sur la disposition d'esprit qu'une telle démarche requiert et que les personnels de santé n'embrassent pas *a priori*, faire réaliser par ceux-ci de tels entretiens à domicile vient soulever des questions d'organisation très pratiques : le temps consacré à de tels entretiens sera-t-il pris sur le temps de travail ? Si oui, cela signifiera que moins de temps sera consacré à l'offre de soins, activité pour laquelle les personnels de santé sont rémunérés en priorité. Sinon, il conviendra non seulement de rétribuer l'activité en heures complémentaires, mais encore de trouver un moment pour réaliser les entretiens sur les temps de récupération des personnels qui doivent en général effectuer un service de 8 heures, et parfois de nuit. Et qu'en sera-t-il de la couverture des personnels lors du déplacement au domicile du patient ? Il ne s'agit pas d'une activité privée puisqu'elle est à réaliser dans le cadre d'un projet, mais il ne s'agit pas non plus d'une activité liée à la profession qui n'est couverte que pendant le temps de présence dans la structure de soins où le personnel est affecté. Conviendra-t-il alors que le projet souscrive une assurance spécifique pour les personnels de santé qui vont se déplacer au domicile des patients pour réaliser des entretiens ? Et nous n'évoquons ici que les situations de recueil d'information et nullement le traitement de l'information collectée.

L'ethnographe est formé et rémunéré, notamment pour la collecte d'informations, aussi « anecdotiques » soient-elles, au domicile des patients. Se retrouver dans ces situations de terrain fait partie du « métier » de l'ethnographe qui, par la force de la pratique, en vient à oublier toute la complexité et la technicité de la démarche. Cette complexité du « métier » lui est rappelée dès lors qu'il s'agit d'initier ici, à cette démarche, des personnels de santé. Il n'a jamais été question de vouloir transformer des agents de santé en ethnographes. Cependant, dans ce programme d'amélioration de la qualité des soins, qui concernait donc aussi la qualité de l'interaction entre femmes et prestataires de soins, nous avions émis l'hypothèse que faire participer des personnels de santé au recueil d'informations qualitatives par entretien pouvait contribuer à aiguiser l'empathie de ceux-ci envers les femmes, par une perception mieux documentée sur les expériences de celles-ci. Cette hypothèse avait fait cependant l'impasse sur le fait que la démarche même, renvoyait à des spécificités du métier d'ethnographe (Gruénais *et al.*, 2012). Elle procédait aussi d'un *a priori* au sujet des personnels de santé dont on se serait attendu à ce qu'ils éprouvent une plus grande empathie à l'égard des femmes. Or, si l'on considère, notamment, les salaires particulièrement bas des personnels de santé au Burkina Faso, on peut comprendre que les soignants veuillent limiter très strictement leurs activités à leur présence dans la structure de soins et ne pas déroger à la routine (Walker & Gilson, 2004). D'autre part, même pour les personnels de santé qui étaient disposés à réaliser ces activités d'entretien, nous avions très largement sous-estimé les contraintes liées aux emplois du temps de ces personnels. Afin que l'activité prévue soit tout de même réalisée, nous sommes parvenus à une « cote mal taillée » en faisant réaliser les entretiens dans la structure de soins, ce qui, eu égard aux objectifs de santé publique fixés, a amené à de bons résultats (Béhague *et al.*, 2008).

La naïveté peut aussi émaner des concepteurs de projets qui, ayant l'intuition de l'intérêt des approches qualitatives et des limites du recours aux seuls questionnaires, retiennent la réalisation d'entrevues individuelles et de *focus groups*, soit des « entretiens collectifs » (Duchesne & Haegel, 2004), sans nécessairement envisager la participation de spécialistes de l'outil. Nous venons d'évoquer la question des entretiens individuels. La réalisation d'entretiens collectifs n'est pas plus facile, loin s'en faut. Nous ne reviendrons pas sur les présupposés discutables des *focus groups*, et nous considèrerons qu'ils peuvent constituer un outil de recueil d'informations. Nous voudrions surtout insister ici sur les difficultés d'organisation que nous avons expérimentées lors de réunions de femmes pour connaître leurs opinions sur l'offre de soins maternels de leur structure de proximité (cf. neuvième chapitre). Il s'agissait de réunir des femmes en âge de procréer, non enceintes, fréquentant une maternité périphérique. La « population cible » était donc bien définie, mais encore fallait-il trouver les modalités pour la réunir. Afin d'éviter que la réunion ne soit assimilée à une rencontre de sensibilisation sur un problème de santé particulier à des fins d'information, et habituellement organisée dans les structures de soins (autrement appelées « causeries »), nous devions trouver un lieu relativement neutre, extérieur au centre de santé, ce qui fut fait aisément. Le jour étant fixé, et grâce à l'entremise des personnels de santé des centres, des femmes fréquentant le centre de santé étaient informées du lieu et de la date de la réunion par les personnels. Les questions logistiques une fois résolues, elles se présentèrent effectivement aux jours et aux lieux dits. La plus grande difficulté résidait dans l'organisation de la discussion de groupe. Il faut en effet une animatrice crédible sachant distribuer la parole, et le talent de cette dernière y est pour beaucoup pour que chacune s'exprime ; un(e) assistant(e) s'occupe du magnétophone pour enregistrer, autant que faire se peut, les propos des femmes qui parlent leur langue d'origine. Mais les enregistrements dans ce contexte sont nécessairement de mauvaise qualité, eu égard au brouhaha, aux prises de parole simultanées, alors deux assistant(e)s ne sont pas de trop pour prendre des notes sur le contenu des échanges et sur les interactions. Quatre personnes sont donc nécessaires.

L'organisation de telles réunions est coûteuse en temps et en argent : il est nécessaire de trouver un lieu relativement neutre qui inhibera le moins possible la parole, composer un panel de femmes de telle sorte qu'elles aient un statut équivalent afin que toutes puissent s'exprimer (éviter de mélanger aînées multipares avec cadettes primipares au statut matrimonial parfois mal affirmé), s'assurer de leur participation, organiser matériellement la réunion, organiser la collation terminale, seule gratification envisagée pour la participation à la réunion, défrayer les femmes pour leur déplacement. Il faut également envisager la rémunération des quatre assistant(e)s qui animent et documentent la réunion. La complexité de l'exploitation des données (recoupements de l'enregistrement et des prises de note) est à la mesure de celle de l'organisation de telles rencontres.

De ces deux expériences (réalisation d'entretiens individuels avec des personnels de santé et réalisation d'entretiens collectifs), nous retirons la confirmation que l'on ne s'improvise pas collecteur de données qualitatives et que cela requiert une certaine technicité, une certaine habitude, un « savoir-faire » (Olivier de Sardan, 1995). Forts d'une telle expérience, on peut quelquefois sourire lorsque dans le protocole d'enquête d'une étude de santé publique, qui s'attache avec rigueur et précision à définir les stratégies de recueil de données quantitatives, est ajoutée la réalisation de quelques entretiens et quelques *focus groups* qu'il est parfois envisagé de faire réaliser par des non-professionnels (les professionnels des études qualitatives étant souvent considérés « trop chers »).

DES APPORTS POUR L'ANTHROPOLOGIE SOCIALE...

Le fait de participer à une recherche-action et à des interventions nous est apparu comme étant d'un apport non négligeable pour la discipline elle-même. Nous ne reviendrons pas sur la confirmation de la spécificité et de la technicité des outils de recueil de données de la discipline que nous venons d'évoquer. Une autre confirmation que nous avons pu avoir est celle de la validité de modèles d'interprétation issus de l'anthropologie sociale la plus classique. Quand nous parlons de « modèles », nous ne pensons pas aux modèles d'interprétation globalisants qui permettent d'approcher la structure des dynamiques sociales, voire de la « pensée sauvage » (Lévi-Strauss, 1962). Nous faisons plutôt allusion au niveau d'interprétation ethnologique – entre l'ethnographie et l'anthropologie pour reprendre le célèbre distinguo de C. Lévi-Strauss (1958) –, soit ce niveau d'interprétation minimale permettant d'organiser et de donner un sens aux données de différentes natures se rapportant à un même ordre de réalité, « de raconter une histoire » (Becker, 2002), voire de s'engager sur la voie du comparatisme[14]. L'anthropologie sociale britannique, lorsqu'elle était à la recherche de « structures » (Radcliffe-Brown, 1952), avait aussi, dans une certaine mesure, un projet analogue.

> *Nous élaborons donc une histoire sur le sujet qui nous intéresse, et cette histoire doit inclure tout ce que nous pensons qu'elle doit inclure (sinon, elle serait incomplète d'une manière rédhibitoire), et le mettre en forme d'une manière qui « fasse sens ». (Becker, 2002 : 47)*

L'analyse de ce que recouvrait l'accouchement en maternité à Ouagadougou, attitude hautement valorisée en milieu urbain, nous a ainsi permis de révéler les enjeux sociaux des rapports de sexe pour la femme, l'entourage de celle-ci, mais aussi pour les personnels de la maternité qui restent membres de leur société tout en étant des techniciens de la santé. Plus précisément, nous avons repris le « vieux » modèle du « prix de la fiancée », encore appelé « compensation matrimoniale » (Goody & Tambiah, 1973 ; Meillassoux, 1964), selon lequel, très schématiquement, la reconnaissance sociale de la parentalité est liée au versement continu de prestations de toutes natures du père de l'enfant et/ou de sa famille à la mère de l'enfant et/ou à sa famille. L'accouchement en maternité, avec toute la publicité attenante (présence décriée mais souvent tolérée par les personnels de santé d'accompagnants en nombre, démonstration ostensible du père de l'enfant qu'il s'acquitte à la caisse de la maternité des frais de l'accouchement, dévalorisation des femmes indépendantes qui accouchent seules), a pu être analysé à l'aune de ce modèle (descriptif) du « prix de la fiancée » (Ouattara *et al.*, 2009).

Être au cœur des équipes soignantes, du fait de l'implication dans ce type de projet, permet aussi d'éviter les généralisations hâtives, ou du moins la tendance à homogénéiser des catégories d'acteurs. Ainsi, par facilité, entre autres, nous parlons des personnels de santé en général, labellisation abusive dans la mesure où il conviendrait de faire la distinction entre les personnels médicaux et paramédicaux, entre les statutaires et non-statutaires (auxiliaires de santé, matrones), ce qui est généralement fait lorsque l'on entre dans le cœur de la description (Jaffré & Olivier de Sardan, 2003).

En revanche, ce qui nous est apparu particulièrement patent, à observer les discours et manières de faire de personnels de santé situés à un même niveau de qualification, en fréquentant des structures de soins aux statuts différents (structures publiques, confessionnelles, associatives), c'est la différence de culture professionnelle selon le moment et le lieu de formation de ces personnels. Un infirmier âgé formé sur le tas dans le cadre d'un programme

---

14. Dans une certaine mesure, c'est aussi la perspective décelable dans la « *grounded theory* » de la sociologie interactionniste nord-américaine (Charmaz, 2006).

spécifique, une jeune infirmière sortant d'une école publique, une infirmière ayant exercé dans une structure confessionnelle, n'auront pas la même « éthique du travail », accorderont plus ou moins d'importance à la technicité des gestes et/ou à la femme, auront un rapport différent à la « routine » et au « travail ». En d'autres termes, au sein des équipes soignantes, il convient de prendre en compte les relations de genre, les hiérarchies fondées sur l'âge et l'ancienneté, mais aussi les parcours de formation professionnelle de ces personnels.

Il est peut-être difficile, au niveau nécessairement macro de la santé publique, de prendre en compte ce niveau de détail, mais nous avons pu constater que des cultures professionnelles différentes, qui sont amenées à se côtoyer non seulement dans un même projet mais aussi parfois dans une même structure de soins, peuvent être à l'origine de conflits dans les équipes soignantes et, partant, de dysfonctionnements. Tout comme les agendas des patients diffèrent singulièrement en fonction du sexe, de l'âge, du statut socio-économique, l'agenda des soignants diffère selon leur culture professionnelle qui influe sur la nature de l'offre de soins (Gruénais & Ouattara, 2007). Aussi, opposer globalement soignants et soignés procède d'un raccourci dont la fréquentation assidue des équipes dans le cadre de ce projet a permis de montrer qu'il était très loin de recouvrir toute la complexité des situations.

Or, et c'est une autre leçon tirée de la participation à un tel projet sur l'amélioration de la qualité des soins, la réussite du projet ne relève pas, loin s'en faut, de la seule amélioration de l'interaction entre personnels de santé et femmes enceintes. L'anthropologie du développement et du changement social nous a appris combien tout projet de développement constituait une ressource (statutaire et financière) que les acteurs locaux s'attachaient à capter. Mais il peut aussi contribuer pour certains au tarissement de ressources qui procédaient de « petits arrangements ».

Plus précisément, en ce qui concerne le programme Aquasou, l'un des volets du projet consistait à la mise en place d'un dispositif permettant d'abaisser considérablement le fardeau financier qui pesait sur les ménages afin de pouvoir accéder à des soins obstétricaux d'urgence. Grâce à une subvention des comités de gestion des centres de santé, des mairies de l'arrondissement concerné par le projet et de la mairie de Ouagadougou, la prise en charge d'une césarienne – transport et opération compris (avec les consommables et les soins postopératoires) – ne coûtait plus à la famille dans un premier temps que 25 000 FCFA (environ 38 euros), puis 6 000 FCFA à partir du 1er octobre 2006 (environ 9 euros), au lieu des 75 000 FCFA (environ 114 euros) que coûtait réellement une telle opération (hors salaires) (Ouedraogo *et al.*, 2008)[15].

La mise en place de ce système de subvention s'accompagnait nécessairement d'un contrôle strict de l'ensemble des composantes entrant dans la prestation : transport, utilisation des consommables (kit d'accouchement, consommables divers requis par l'opération), facturation... Dès lors, les différents acteurs amenés à intervenir dans une urgence obstétricale étaient désormais « sous surveillance ». Des chauffeurs d'ambulance ont pu alors se montrer peu enclins à adhérer au nouveau dispositif, des responsables de dépôts pharmaceutiques ont manifesté à certains moments un empressement très relatif à servir et à renouveler les commandes de consommables pour les césariennes, et les caissiers ont parfois eu tendance à oublier les nouveaux droits des parturientes. Pour certains soignants, ce dispositif était perçu aussi comme une mesure de contrôle de leurs prescriptions afin de limiter les coûts et les détournements de médicaments dans les soins postopératoires. Mais globalement le confort des soignants augmentait, car ils avaient désormais moins besoin de se poser la question de savoir si la famille allait avoir les moyens de payer l'intervention avant de délivrer la prestation. Les réticences que nous avons alors relevées auprès des personnels n'ont finalement pas compromis fondamentalement la réussite de l'opération du partage des coûts.

Lorsque les possibilités de captation de la ressource ou les avantages qu'un projet peut procurer risquent de compromettre les petits arrangements, alors il peut être préférable de ne pas adhérer au projet dans l'espoir de revenir à une situation antérieure. Par « petits arrangements » nous entendons éventuellement des détournements, ou des distributions privilégiant les connaissances, ou encore le confort de la routine et du manque de performance. La mise en place d'un partage des coûts pour couvrir les frais liés aux urgences obstétricales et qui oblige à une supervision des actes de toutes les personnes impliquées dans le dispositif, vient contrarier l'autonomie des « *street level bureaucrats* » (Lipsky, 2010) qui peuvent alors préférer ne pas s'impliquer dans le projet, surtout si les avantages procurés ne les concernent pas directement. Aussi, les projets sont-ils loin d'être toujours considérés comme une manne, au niveau des personnels des structures périphériques.

---

15. À l'époque du projet Aquasou, ce « partage des coûts » pour couvrir financièrement la prise en charge des urgences obstétricales constituait une amélioration certaine par rapport à la situation qui prévalait alors et qui requérait des femmes et de leur entourage qu'ils s'acquittent de l'intégralité des coûts de l'intervention. À partir du 1er octobre 2006 et de l'instauration d'une subvention nationale qui couvre 80 % des coûts directs pour les césariennes, la césarienne coûtait officiellement pour toutes les femmes 11 000 FCFA. Avec le système de partage des coûts, le district du secteur 30 a pu baisser ce coût direct à 6 000 FCFA fin 2006 et 5 000 FCFA en 2009. Un système d'exonération totale est prévu pour les indigentes.

… AUX LIMITES DE LA PERTINENCE DE LA DISCIPLINE DANS LES PROJETS DE RECHERCHE-ACTION

Au cours du projet nous n'avons jamais fait état de cette information sur les réticences des personnels à l'égard du dispositif de partage des coûts. En effet, celui-ci, après beaucoup d'efforts, a fini par se mettre en place plusieurs mois après le début du projet. La mise en place de ce dispositif – qui avait nécessité un accord des représentants des comités de gestion, des médecins chefs de district, des personnels de la maternité qui auraient à recevoir les urgences obstétricales, des autorités locales, des représentants du Ministère de la santé, etc. – était considérée comme une des originalités et une des réussites du projet Aquasou au Burkina Faso. Dans cette mesure, les anthropologues n'avaient pas, pensions-nous, à faire état d'informations sur les réticences internes à la mise en place de cette initiative, qui auraient pu écorner l'opinion positive unanime à propos du projet et qui avait fini par prévaloir parmi les principaux acteurs de la place. Il valait mieux alors se taire, notamment pour éviter la critique récurrente à l'endroit des anthropologues de ne mettre en avant que ce qui ne va pas, et risquer de compromettre une opération « qui marche ».

L'anthropologie sociale a érigé depuis longtemps les conflits en révélateurs des dynamiques sociales (Gluckman, 1963). Cette tradition perdure jusqu'à aujourd'hui (Bierschenk & Olivier de Sardan, 1997). Les analyses des anthropologues se fondent largement sur des données empiriques qui attestent de « ce qui ne va pas ». Les interlocuteurs des anthropologues, ici par exemple les personnels de santé, les autorités locales, les représentants de directions du Ministère de la santé, voire les collègues de santé publique, ont donc tout à fait raison de leur reprocher de ne mettre en avant que les dysfonctionnements. Dans un projet collectif, plutôt considéré comme une réussite, les anthropologues doivent alors parfois renoncer à l'une des spécificités de la discipline, qui consiste à la déconstruction des catégories, pour éviter de donner des arguments aux détracteurs du projet. Il apparaît ainsi que l'anthropologie peut être applicable, mais jusqu'à un certain point (Gruénais, 2012).

L'apport relatif de l'anthropologie sociale dans un projet d'intervention comme Aquasou nous est surtout apparu très concrètement, à l'occasion de notre participation à des audits des complications obstétricales. Précisons très schématiquement que sont appelés « audits » notamment une revue de cas « à problèmes » (décès maternel, décès néonatal, ou moins dramatiquement dysfonctionnement dans la prise en charge d'une urgence mais sans conséquence létale ou morbide pour la parturiente), par les personnels de l'équipe de la maternité pour identifier très précisément les dysfonctionnements et y remédier. Il s'agit d'un exercice de réflexivité des personnels de santé sur leur pratique afin d'améliorer la qualité des soins (OMS, 2004). Notre rôle a alors consisté, parallèlement à la revue de cas sur les aspects strictement cliniques et organisationnels du service, à réaliser des études de cas auprès des parturientes sur leur itinéraire de soins et leur expérience de la prise en charge de leur complication obstétricale (Richard *et al.*, 2008). Parfois, la restitution de l'expérience des parturientes a permis de mettre en évidence d'autres types de dysfonctionnements que ceux révélés par la seule prise en compte des éléments cliniques et organisationnels, et qui pouvaient donner lieu à des solutions à trouver au sein de l'équipe soignante. En revanche, d'autres fois, la restitution des récits des femmes faisait intervenir des éléments ayant trait à leur statut socio-économique et/ou équivalait à une mise en cause des prestations des personnels soignants. Dans la première situation, les éléments apportés par le récit des femmes ne contribuaient pas à trouver des solutions relevant de l'équipe soignante. Dans la seconde, la restitution de leurs propos était particulièrement mal supportée par l'équipe soignante qui menaçait alors de ne plus assister à des séances où leurs compétences étaient aussi sévèrement critiquées. Dans tous les cas, les anthropologues étaient accusés de ne se ranger que du côté des femmes, sans prendre en compte la difficulté des conditions de travail des personnels de santé. L'intervention des anthropologues pouvait parfois constituer un frein au bon déroulement des séances d'audits, dont l'objectif était l'amélioration des prestations cliniques (Gruénais *et al.*, 2012). L'anthropologue, soucieux de s'impliquer dans un projet d'intervention et de recherche-action, doit aussi peut-être parfois apprendre à se taire pour éviter de contribuer à freiner la dynamique d'un projet.

CONCLUSION

L'intérêt pour les anthropologues d'une implication dans ce projet de recherche-action est apparu évident. Nous avons beaucoup appris sur le fonctionnement des structures de santé, et sur les équipes soignantes. Des observations réalisées au cours des enquêtes de terrain nous ont permis d'enrichir nos analyses en nous mettant sur des pistes que nous n'aurions eu que peu de chance d'emprunter en l'absence d'une telle immersion dans un projet. Les avantages disciplinaires furent également indéniables, rappelant la spécificité et la technicité des démarches de l'anthropologue, mais aussi la pertinence de ses analyses et de ses modèles y compris pour des réalités empiriques définies *a priori* par la médecine, comme les soins obstétricaux d'urgence. L'expérience nous a surtout beaucoup appris en termes de positionnement de la discipline dans le contexte d'un projet de développement. L'anthropologue ne doit apparaître ni comme un « donneur de leçons » à bon compte de par sa position d'observateur, ni comme un « naïf » ayant le sentiment que la discipline peut « servir à quelque chose ». Celle-ci peut parfois être utile, et parfois pas du tout. Cette expérience nous a permis de nous départir résolument d'un certain angélisme quant à l'apport de l'anthropologie mais aussi de certains modèles ou manières de faire de la santé publique.

L'apprentissage de la mesure et de l'humilité a incontestablement été l'une des leçons à tirer de notre collaboration à ce projet.

BIBLIOGRAPHIE DES SOURCES CITÉES

AMSELLE J.-L., 2001. *Branchements. Anthropologie de l'universalité des cultures*, Paris, Flammarion.

BALINT M., 1966. *Le médecin, son malade et la maladie*, Paris, Payot (1ère éd. anglaise 1957).

BECKER H., 2002. *Les ficelles du métier. Comment conduire sa recherche en sciences sociales*, Paris, La Découverte.

BÉHAGUE D., KANHONOU L. G., FILIPPI V., LÈGONOU S., RONSMANS C., 2008. « Pierre Bourdieu and transformative agency : a study of how patients in Benin negotiate blame and accountability in the context of severe obstetric events », *Sociology of Health & Illness*, 30, 4, 489-510

BIERSCHENK T., OLIVIER DE SARDAN J.-P., 1997. « ECRIS : Rapid collective inquiry for the identification of conflicts and strategic groups », *Human Organization*, 56, 2, 238-244

CAMPO R., 2006. « 'Anecdotal Evidence' : Why Narratives Matter to Medical Practice », *PLoS Medicine*, 3, 10. DOI: 10.1371/journal.pmed.0030423

CHAPOULIE J.M., 2001. *La tradition sociologique de Chicago (1892-1961)*, Paris, Seuil.

CHARMAZ K., 2006. *Constructing grounded theory. A practical guide through qualitative analysis*, Londres, Sage.

DESCLAUX A., LEVY J. J., 2003. « Cultures et médicaments. Ancien objet ou nouveau courant en anthropologie médicale ? », *Anthropologie et Sociétés*, 27, 5-21

DOZON J.-P., FASSIN D. (eds), 2001. *Critique de la santé publique. Une approche anthropologique*, Paris, Balland.

DUJARDIN B., 2003. *Politiques de santé et attentes des patients. Vers un nouveau dialogue*, Paris, Karthala, Éditions Charles Léopold Mayer.

DUCHESNE S., HAEGEL F. (eds), 2004. *L'entretien collectif*, Paris, Armand Colin.

EVENS T., HANDELMAN D. (eds), 2006. *The Manchester School. Practice and ethnographic praxis in anthropology*, New York & Oxford, Berghahn Books.

FREIDSON E., 1984. *La profession médicale*, Paris, Payot (1ère éd. anglaise 1972).

GIOVALUCCHI F., OLIVIER DE SARDAN J.-P., 2009. « Planification, gestion et politique dans l'aide au développement : le cadre logique, outil et miroir des développeurs », *Revue Tiers Monde*, 198, 383-406

GLUCKMAN M., 1963. *Order and Rebellion in Tribal Africa*, Londres, Cohen & West.

GOFFMAN E., 1968. *Asiles. Études sur la condition sociale des malades mentaux*, Paris, Éditions de Minuit.

GOODY J., TAMBIAH S. J., 1973. *Bridewealth and dowry*, Cambridge, Cambridge University Press.

GRUÉNAIS M.-É., 2005. « Les formations continues des personnels de santé en Afrique : un marché nécessaire ? ». In : S. MAPPA (ed.), *Le savoir occidental au défi des cultures africaines. Former pour changer ?* Paris, Karthala, p.325-350

GRUÉNAIS M.-É., 2012. « L'anthropologie sociale est-elle inapplicable ? L'exemple d'une 'socio-anthropologie' dans les programmes de santé publique ». In : S. HAGBERG, F. OUATTARA (eds), « Engager l'anthropologie pour le développement et le changement social », *Bulletin de l'APAD*, 34-36, 61-80

GRUÉNAIS M.-É., OUATTARA F., 2007. « Usages de la santé et des structures de soins ». In : T. BIERSCHENK, G. BLUNDO, Y. JAFFRÉ, M. TIDJANI ALOU (eds), *Une anthropologie entre rigueur et engagement. Essais autour de l'œuvre de Jean-Pierre Olivier de Sardan*, Paris, Karthala, p.379-396

GRUÉNAIS M.-É., OUATTARA F., RICHARD F., DE BROUWERE V., 2012. « Anthropological Insights about a Tool for Improving Quality of Obstetric Care. The Experience of Case Reviews Audits in Burkina Faso », *Anthropology in action*, 19, 2, 27-36

JAFFRÉ Y. (ed.), 2009. *La bataille des femmes. Analyse anthropologique de la mortalité maternelle dans quelques services d'obstétrique d'Afrique de l'Ouest*, Paris, Éditions Faustroll Descartes.

JAFFRÉ Y., OLIVIER DE SARDAN J.-P. (eds), 2003. *Une médecine inhospitalière. Les difficiles relations entre soignants et soignés dans cinq capitales d'Afrique de l'Ouest*, Paris, Karthala.

JAFFRÉ Y., PRUAL A., 1993. « Le corps des sages-femmes », *Sciences sociales et santé*, 11, 2, 63-80

JANZEN J.M., 1995. *La quête de la thérapie au Bas Zaïre*, Paris, Karthala.

JEWKES R., NAEEMAH A., MVO. Z., 1998. « Why do nurses abuse patients ? Reflections from south african obstetric services », *Social Science and Medicine*, 47, 11, 1781-1795

LÉVI-STRAUSS C., 1958. « Place de l'anthropologie dans les sciences sociales et problèmes posés par son enseignement », *Anthropologie structurale 1*, Paris, Plon, p.377-418

LÉVI-STRAUSS C., 1962. *La pensée sauvage*, Paris, Plon.

LIPSKY M., 2010. *Street-level bureaucracy. Dilemmas of the individual in public services*, New York, Russel Sage Foundation (1ère éd. 1980).

MEILLASSOUX C., 1964. *Anthropologie économique des Gouro de Côte d'Ivoire*, Paris-La Haye, Mouton.

OLIVIER DE SARDAN J.-P., 1995. « La politique du terrain. Sur la production des données en anthropologie », *Enquête*, 71-109

OLIVIER DE SARDAN J.-P., 1997. *Anthropologie et développement. Essai en socio-anthropologie du changement social*, Paris, APAD-Karthala.

OLIVIER DE SARDAN J.-P., 2006. « Anthropologie de la santé ». In :S. MESURE, P. SAVIDAN (eds), *Le dictionnaire des sciences humaines*, Paris, PUF, p.1039-1041

ORGANISATION MONDIALE DE LA SANTÉ, 2004. *Au-delà des Nombres. Examiner les morts maternelles et les complications pour réduire les risques liés à la grossesse.*

OUATTARA F., BATIONO B. F., GRUÉNAIS M.-É., 2009. « Pas de mère sans un 'mari'. La nécessité du mariage dans les structures de soins à Ouagadougou (Burkina Faso) », *Autrepart*, 52, 79-92

OUEDRAOGO C., RICHARD F., COMPAORE J., WISSOCQ C., POBEL D., OUATTARA F., GRUÉNAIS M.-É., DE BROUWERE V., 2008. « Cost sharing for obstetrical emergencies in Sector 30 health district, Ouagadougou, Burkina Faso ». In : F. RICHARD, S. WITTER, V. DE BROUWERE (eds), *Reducing financial barriers to obstetric care in low-income countries*, Anvers, ITG Press, p.49-82

PEEL J. Y. D., 1990. « The pastor and the babalawo : the interaction of religions in nineteenth-century Yorubaland », *Africa*, 60, 3, 338-369

RADCLIFFE-BROWN A. A., 1952. *Structure and function in primitive society*, Londres, Cohen & West.

RICHARD F., OUEDRAOGO C., ZONGO V., OUATTARA F., ZONGO S., GRUÉNAIS M.-É., DE BROUWERE V., 2008. « The difficulty of questioning clinical practice : experience of facility-based case reviews in Ouagadougou, Burkina Faso », *BJOG*, 116, 1, 38-44

STRAUSS A., CORBIN J. (eds), 1997. *Grounded theory in practice*, Londres, Sage Publications.

VIDAL L., 2010. *Faire de l'anthropologie. Santé, science et développement*, Paris, La Découverte.

WALKER L., GILSON L., 2004. « 'We are bitter but we are satisfied' : nurses as street-level bureaucrats in South Africa », *Social Science & Medicine*, 59, 1251-1261

WANDSHEER M., 2009. « L'anthropologie de la santé aide-t-elle à guérir ? », *Mestiza, Lettre semestrielle d'information d'Epi-Ethno Santé*, 6, 1, Lyon, Institut de Recherche-Action pour la santé des populations défavorisées.

Partie II
En amont de l'hôpital

TOUT LE MONDE FAIT TOUT… MAIS CHACUN POUR SOI ! DES PRESTATAIRES NON ORGANISÉS AU DÉBUT DE L'INTERVENTION

Marc-Éric Gruénais*, Fatoumata Ouattara** & Fernand Bationo***

INTRODUCTION

Un des objectifs du projet Aquasou a notamment porté sur la mise en réseau de l'ensemble des maternités des districts choisis et en l'occurrence, pour le Burkina Faso, du district sanitaire du secteur 30. « Mise en réseau » signifiait, entre autres, que les personnels de santé des maternités des centres de santé périphériques, en cas de menace de complication obstétricale, devaient adresser la parturiente au centre de santé de référence, soit le centre médical d'arrondissement du secteur 30, qui disposait du plateau technique (bloc opératoire) et du personnel qualifié (gynécologues et anesthésistes notamment) afin de pouvoir intervenir chirurgicalement en urgence si besoin, pour sauver la femme et/ou l'enfant. Les femmes du district avaient un droit à l'évacuation et à l'intervention chirurgicale dans la mesure où l'ensemble de la prise en charge des complications obstétricales était subventionné, en partie par le comité de gestion du centre de santé dont elles relevaient. Cela supposait que les personnels de santé aient été suffisamment formés pour référer à bon escient, et que tous ceux du district sanitaire aient été disponibles et prêts à faire bénéficier les femmes des avantages proposés dans le cadre du projet. En d'autres termes, il convenait d'instaurer une complémentarité entre les niveaux de soins et une volonté de coopération entre les équipes soignantes, mais aussi au sein de celles-ci. Or, les relations entre personnels soignants sont apparues souvent conflictuelles.

Nous ferons état dans ce chapitre de la situation au début du projet Aquasou. Précisons immédiatement que, à mesure que le projet avançait, certains pro-

---

* Anthropologue, professeur à l'Université de Bordeaux, Faculté d'anthropologie sociale-ethnologie, Bordeaux, France.

** Anthropologue, chargée de recherche, Aix-Marseille Université, IRD, LPED, Marseille, France.

*** Anthropologue, enseignant au département de sociologie de l'Université de Ouagadougou, Burkina Faso.

blèmes que nous évoquerons plus loin ont été résolus ou du moins apaisés. Néanmoins, les situations que nous allons décrire sont peu spécifiques et peuvent encore, peu ou prou, se retrouver aujourd'hui dans d'autres contextes. Elles sont illustratives des dynamiques et des tensions qui existent préalablement à un projet et qui peuvent parfois être exacerbées par la mise en place de celui-ci, du fait notamment des très grandes disparités de statut des personnels et des centres de santé au sein d'un même district sanitaire. Ces disparités dont nous ferons état permettent de revenir sur la notion « d'équipe soignante ».

STATUTS ET QUALIFICATIONS DES PERSONNELS CONTRIBUANT AUX ACCOUCHEMENTS ASSISTÉS

La composition des équipes soignantes des maternités varie en quantité mais aussi en qualité, si l'on peut dire. Sans surprise, c'est au sein de la structure de référence que le nombre et la diversité des personnels sont les plus importants : gynécologues obstétriciens, anesthésistes, médecins, sages-femmes, infirmiers, accoucheuses auxiliaires[1], mais aussi laborantins, pharmaciens, personnels administratifs et d'entretien. Les autres centres de santé du district ne sont pas médicalisés. Dans les structures du milieu rural, outre des infirmiers et des accoucheuses auxiliaires, on trouvait aussi parfois des agents itinérants de santé (AIS), soit des personnels ayant, à l'instar des accoucheuses auxiliaires, bénéficié d'une formation de deux ans, et qui sont dédiés prioritairement aux « stratégies avancées » de prévention (vaccination, sensibilisation, surveillance nutritionnelle, notamment). Il convient de ne pas oublier, parmi les personnels travaillant dans les structures de soins et bénéficiant d'une formation formelle, les stagiaires provenant des institutions de formation et souvent utilisés comme personnels d'appui pour les tâches subalternes.

Dans les maternités périphériques, exercent aussi parfois des « matrones », soit des femmes formées sur le tas qui aident aux accouchements, des « filles de salle », dont le rôle est censé se limiter à des travaux d'entretien, éventuellement d'aides-soignantes, théoriquement sans compétence aucune pour contribuer à des gestes médicaux, et souvent en milieu rural des « accoucheuses villageoises » (l'équivalent de ce que l'on appelle « accoucheuses traditionnelles » dans d'autres contextes), soit des femmes issues de la communauté, parfois non scolarisées. Certaines ont bénéficié d'une formation rudimentaire à des règles d'hygiène et à des gestes simples pour assister les parturientes en cas

1. Le terme « accoucheuses auxiliaires » désigne des personnels ayant suivi deux ans de formation spécifique pour la réalisation des accouchements « simples ». Il s'agit du niveau de qualification le moins élevé, en-deçà du statut d'infirmier, le recrutement pouvant s'effectuer à partir du niveau de fin de collège (3ème).

d'accouchement à domicile. Ces trois derniers « métiers » (fille de salle, matrone, accoucheuse villageoise), on l'aura compris, ne correspondent pas à des formations formelles dispensées dans des écoles, et si on les retrouve dans et/ou autour des maternités, ils correspondent à des personnes qui, la plupart du temps (toujours pour les matrones et les accoucheuses villageoises, le plus souvent pour les filles de salle) ne sont pas des agents de l'État.

Cette dernière remarque nous ouvre à une autre dimension des différences de statut des personnels dont l'hétérogénéité dépend des employeurs et/ou du statut des structures où ils travaillent. Dans le contexte du secteur 30, les personnels aux qualifications les plus élevées (infirmiers, sages-femmes, médecins, gynécologues obstétriciens, techniciens et administratifs) sont des agents de l'État. Les accoucheuses auxiliaires sont, selon les structures, soit des agents de l'État, soit des personnels communaux. Les filles de salle, elles aussi, peuvent avoir pour employeur la commune, ou parfois la structure de soins elle-même ou, pour être plus précis, le comité de gestion du centre de santé. Du fait de l'Initiative de Bamako, les structures périphériques publiques « gardent » une partie des recettes qu'elles génèrent, liées au paiement par les patients des consultations et, au début du projet Aquasou, au paiement des accouchements (soit des sommes forfaitaires relativement modiques), et surtout de la vente des médicaments. Ces recettes sont gérées par un comité de gestion attaché à chaque structure composé de ses personnels mais aussi de représentants de la communauté et servent, selon les cas, au réapprovisionnement de sa pharmacie, à l'achat de consommables (par exemple produits d'entretien), au versement de primes (appelées « ristournes » ou « motivations »), ou encore à la rémunération de personnels subalternes (filles de salle)[2]. Les matrones ne sont jamais des agents de l'État ou des communes, mais sont toujours rémunérées par les structures qui les emploient. Enfin, les prestations des accoucheuses villageoises ne sont pas tarifées mais, à l'instar des matrones, lorsqu'elles travaillent dans la structure même, elles reçoivent « quelque chose » du centre de santé.

Les structures de santé de base, elles-mêmes, peuvent avoir des statuts différents. La majorité d'entre elles sont publiques, certaines relèvent d'une gestion totalement privée mais à but non lucratif (centres de santé confessionnels).

---

2. Aujourd'hui largement remise en cause, l'Initiative de Bamako, lancée en 1987 conjointement par l'OMS et l'UNICEF et adoptée par l'ensemble des ministres de la santé africains, prévoyait un autofinancement communautaire partiel des soins de santé primaire avec diverses justifications : compenser le sous-financement de la santé par l'État, assurer le réapprovisionnement en médicaments du centre de santé, responsabiliser la communauté à l'égard des soins de santé, disposer d'une gestion financière autonome pour faire face à différents frais de fonctionnement du centre de santé, etc. Pour une présentation générale de cette Initiative et de ses limites, on pourra se reporter, par exemple, à Y.A. Flori et S. Tizio (1997).

Précisons ici que les centres de santé périphériques sont organisés en deux entités bien distinctes, aussi bien au niveau des locaux, que des personnels et des activités. Le dispensaire est dirigé par un infirmier chef de poste qui est aussi le responsable de l'ensemble du centre de santé, et qui s'occupe des consultations curatives et de la mise en œuvre des activités de la majorité des programmes de prévention du Ministère de la santé (vaccination, nutrition, etc.). La maternité est gérée par une sage-femme ou à défaut par une accoucheuse auxiliaire dont le supérieur hiérarchique immédiat est l'infirmier chef de poste, qui s'occupe bien évidemment des accouchements normaux, mais aussi de toutes les activités ayant trait à la santé reproductive (essentiellement planning familial et prévention de la transmission du VIH de la mère à l'enfant).

Les Centres de santé et de promotion sociale (CSPS), appellation officielle des centres de santé périphériques au Burkina Faso, avec leurs deux composantes, constituent les structures de santé de base, soit le premier niveau de la pyramide sanitaire et aussi le premier niveau de contact d'une offre de soins pour la population. Ils sont chargés de mettre en œuvre les soins de santé primaires. Dans certains cas, le dispensaire relève du Ministère de la santé, et la maternité, de la commune. Ce cas de figure introduit un élément de complexité dont nous verrons les conséquences ci-dessous. Un autre élément de complexité, toujours à ce même niveau des centres de santé de base, est représenté par le statut totalement privé de certains d'entre eux, en l'occurrence les structures de santé confessionnelles. Des agents de l'État sont fréquemment affectés dans ces structures de santé confessionnelles qui ont donc reçu une délégation de service public, avec droits et devoirs équivalents à ceux des structures étatiques, bénéficiant de certains avantages du fait notamment de l'appui parfois important de personnels de la fonction publique qui y sont affectés, mais qui ressortissent à une gestion autonome.

Nous avons évoqué ci-dessus une distinction entre milieu urbain et milieu rural, également importante à prendre en compte non seulement du fait d'une différence, là aussi en quantité et en qualité, des personnels composant les équipes, mais aussi, ce qui en découle, à une différence quant au volume d'activités. Les districts de santé de la région sanitaire du Centre (dont fait partie le district sanitaire du secteur 30) s'organisent géographiquement en territoires qui partent du centre de la ville de Ouagadougou et se prolongent en arcs de cercle incluant des localités totalement rurales situées jusqu'à une quarantaine de kilomètres de la structure de référence qu'est le Centre médical avec antenne chirurgicale (CMA) du secteur 30. Plus précisément, les deux bornes extrêmes sont représentées, d'une part par une maternité d'une structure confessionnelle placée au cœur de la capitale qui réalisait 8 000 accouchements par an[3], bénéficiait du service de 14 sages-femmes, deux accoucheuses auxiliaires et nombre de matrones, et d'autre part par une petite maternité rurale qui avait ouvert ses portes en février 2004. Celle-ci n'avait réalisé que 26 accouchements pendant la période allant jusqu'à fin août 2004, soit entre deux et quatre accouchements par mois, grâce alors à l'activité d'une seule accoucheuse auxiliaire. Entre ces deux extrêmes se répartit un gradient de maternités allant d'une activité de 200 à 250 accouchements par mois pour le milieu urbain avec des équipes relativement étoffées de sages-femmes et d'accoucheuses auxiliaires, à des maternités rurales qui réalisent de 20 à 30 accouchements par mois et où on trouve des équipes composées uniquement d'accoucheuses auxiliaires et d'accoucheuses villageoises.

L'organisation des systèmes de santé locaux de base peut donc s'avérer particulièrement complexe eu égard à la diversité des statuts, tant des personnels de santé que des centres de santé. Au sein d'une même maternité se côtoient des infirmiers, des sages-femmes, des accoucheuses auxiliaires, des matrones, des filles de salle, et parfois des accoucheuses villageoises. Tous ces personnels concourent à proposer des accouchements assistés (sous-entendu par du personnel qualifié) dans le cadre d'une stratégie globale de réduction de la mortalité et de la morbidité maternelles et néonatales. Les accoucheuses villageoises, habituellement appelées accoucheuses traditionnelles, sont supposées participer à cette stratégie alors même que leur contribution effective à la réduction de la mortalité et de la morbidité est très largement sujette à caution[4]. Que l'on nous permette une digression à ce sujet.

Le message régulièrement adressé aux accoucheuses villageoises par les autorités de santé burkinabè est de ne pas aider les femmes à accoucher à domicile mais de contribuer à les référer à des centres de santé, de telle sorte que l'enfantement soit assisté par du personnel réellement qualifié. Il n'empêche que, en pratique, il existe des accoucheuses villageoises qui ont bénéficié d'une formation rudimentaire, et qui sont bien identifiées, connues et reconnues par les systèmes de santé locaux. Celles-ci sont largement considérées en milieu rural comme des supplétifs du système de santé lorsque les femmes ne se sont pas rendues ou n'ont pas voulu se rendre dans un centre de santé pour accoucher.

---

3. En 2003, 5 438 accouchements ont été réalisés dans cette maternité. Un médecin italien qui s'occupait notamment de la maternité de cette structure de soins déclarait qu'elle réalisait entre 750 et 600 accouchements par mois.
4. En Malaisie, une étude réalisée en 1981 relevait que 18 à 20 % des morts maternelles concernaient des femmes dont les accouchements avaient été assistés par des accoucheuses traditionnelles (Sundari, 1992 : 514). Sur la question du difficile apport des accoucheuses traditionnelles à la réduction de la mortalité maternelle, on pourra se reporter notamment à S. Bergström et E. Goodburn (2001).

Les systèmes de santé locaux distinguent les accouchements « non assistés » à domicile de ceux « assistés » à domicile, ces derniers l'ayant été par des accoucheuses villageoises. Dans le cadre des accouchements « assistés » à domicile, l'accoucheuse villageoise aide la femme à accoucher chez elle, coupe ou non le cordon ombilical et l'accompagne dans une maternité périphérique pour que le personnel de santé termine les premiers soins à donner à la parturiente et au bébé. Ces accouchements « assistés » à domicile donc, qui se terminent dans une maternité, sont plutôt assimilés par les personnels de santé à des accouchements réalisés dans le cadre du système de santé, contrairement à ceux qui sont « non assistés » à domicile.

Précisons enfin que des accoucheuses villageoises sont parfois présentes au sein même des maternités. Sans vouloir ériger ici les accoucheuses villageoises en « personnels de santé », les situations observées nous amènent donc à les considérer comme des acteurs du dispositif de santé officiel, apportant leur contribution aux accouchements assistés par du « personnel qualifié », tout comme les filles de salle qui sont des agents non formés et destinées prioritairement à l'entretien.

En effet, à titre d'exemple, le relevé du planning des tours de garde dans une maternité périphérique de Ouagadougou attestait des configurations suivantes :

- une sage-femme et une accoucheuse auxiliaire ;
- deux accoucheuses auxiliaires ;
- une sage-femme et une fille de salle ;
- une accoucheuse auxiliaire et une fille de salle.

En théorie, lorsqu'il y a présence de sages-femmes dans les structures de soins, seules celles-ci sont censées être habilitées à réaliser les accouchements, avec l'aide d'un personnel moins qualifié. Dans les faits, eu égard à l'argument régulièrement avancé du manque de personnel, les accouchements dans ces structures où des sages-femmes sont présentes peuvent être entièrement confiés à des accoucheuses auxiliaires, mais également à des personnels non formés aux soins comme les filles de salle. Lorsque l'on interroge ces dernières sur leur rôle et leur qualification, elles précisent en général, d'une part, qu'elles ne participent pas directement à la délivrance et, d'autre part, que l'habitude d'assister aux accouchements a fini par leur donner certaines aptitudes.

Pour conclure sur ce point consacré aux statuts des professionnels de santé qui participent aux accouchements assistés, signalons que beaucoup ayant accédé au statut informel de « matrones », et qui ont pris part à la délivrance, sont d'anciennes filles de salle. Du gynécologue obstétricien à l'accoucheuse traditionnelle, c'est donc tout un ensemble d'agents aux qualifications et aux statuts pour le moins très variés qui contribuent aux accouchements assistés[5].

« TOUT LE MONDE FAIT TOUT ! »

Dans les maternités périphériques, une fois précisées la composition et l'organisation des équipes dédiées aux accouchements, à la question de savoir qui participe effectivement à ceux-ci, revient comme une antienne : « Tout le monde fait tout ! » Le manque de personnel, les situations d'urgence, notamment la nuit, justifient que, en théorie, du « maître des lieux » qu'est l'infirmer chef de poste – qui s'occupe plutôt du dispensaire et des relations avec la hiérarchie (district) – jusqu'aux filles de salle et aux accoucheuses villageoises, tous ceux gravitant autour du centre de santé sont susceptibles d'aider aux accouchements. En pratique, il n'y a là rien de très anormal ou de choquant puisque, dans la très grande majorité des cas, les délivrances se déroulent dans de bonnes conditions, y compris sans aucune assistance qualifiée comme l'atteste le très grand nombre d'accouchements à domicile de par le monde pour le plus grand bien de la mère et de l'enfant. Dans cette mesure, une assistance minimale, quelle qu'elle soit et quel que soit le niveau de qualification de la personne qui assiste, ne peut être que la bienvenue, à condition qu'aucune complication n'intervienne.

Certains personnels désormais affectés en milieu urbain n'hésitent d'ailleurs pas à valoriser la polyvalence dont ils devaient obligatoirement faire preuve lorsqu'ils étaient préalablement en poste en milieu rural. Les conditions de travail y étaient plus difficiles, les situations d'urgence davantage génératrices de stress, mais l'activité était présentée comme plus intéressante, du fait de la multiplicité et de la diversité des tâches à accomplir en raison des équipes réduites, de la pauvreté des populations, de la nécessité de devoir « se débrouiller avec les moyens du bord » et de faire face à des situations extrêmes. C'est ce qui donne tout son sens à l'activité soignante : le sentiment d'avoir réellement contribué à « sauver des vies ». Sans remettre en cause la sincérité de tels propos, on peut néanmoins se demander, à partir des observations faites, si ce type de discours qui souligne combien « c'était mieux avant » surtout « lorsque l'on avait tout à faire », ne relève pas aussi du discours convenu, notamment pour les personnels les plus qualifiés, soit les sages-femmes.

---

5. Nous n'avons pas documenté précisément la contribution des gardiens des centres de santé aux accouchements, mais ce cas de figure n'est pas nécessairement à exclure si l'on en juge par des visites que nous avions pu faire dans des centres de santé périphériques dotés de maternité où la seule personne présente était le gardien, et dont nous avions appris par ailleurs que, faute de présence des personnels de santé affectés dans le centre, il pouvait contribuer à donner quelques soins.

L'affectation en ville, et surtout dans la capitale, constitue bien souvent pour les personnels de santé de la fonction publique un aboutissement dans une carrière. Les conditions de vie en milieu rural sont souvent difficiles, en matière de logement, d'alimentation, et l'environnement humain composé en majorité de paysans analphabètes est jugé peu stimulant. On est loin des sphères de décision, des lieux de réunion et de formation. L'offre de biens de consommation est très réduite, et la population est trop pauvre pour envisager des rentrées financières annexes (liées à des activités commerciales en tout genre, voire à des activités soignantes « privées »), qui peuvent venir compléter sensiblement le salaire très bas de la fonction publique. Si les deux membres d'un couple ont une activité salariée ou rémunératrice, il est rare que l'homme et la femme puissent conjointement réaliser leurs activités en milieu rural. Par ailleurs, l'offre scolaire n'encourage pas à garder auprès de soi les enfants qui grandissent. Mais si le travail relativement isolé en milieu rural pouvait être plus intéressant que celui dans des équipes plus importantes du milieu urbain et dans des centres mieux équipés, la vie quotidienne y était beaucoup plus compliquée.

L'affectation en milieu urbain, après avoir passé nombre d'années difficiles en milieu rural et loin des siens, constitue bien un aboutissement, faisant souvent suite à des successions de demandes de changement d'affectation, en particulier pour regroupement familial en ce qui concerne les femmes[6].

Dès lors, lorsque on est sage-femme en milieu ou en fin de carrière, que l'on arrive à la capitale, après avoir fait ses preuves maintes fois en milieu rural puis dans des villes secondaires, la charge de travail attendue ne saurait être de même nature que celle des plus jeunes. Les plus gradées espèrent avoir moins d'astreintes, moins de gardes, et dans la mesure du possible moins d'exposition à des risques d'intervention en urgence. Ne plus être confrontées aux situations d'accouchement figure parfois parmi les attentes des sages-femmes qui finissent par arriver dans une maternité du milieu urbain, préférant de loin s'adonner aux consultations prénatales, voire à réaliser un travail administratif. En milieu urbain, les accoucheuses auxiliaires reprochent régulièrement aux sages-femmes de préférer l'administration et les consultations prénatales, pendant la journée, au travail en salle d'accouchement, notamment la nuit[7].

---

6. Précisons que ces situations n'ont rien de spécifique aux personnels des maternités du Burkina Faso.
7. Lorsqu'il a été décidé que la maternité de l'hôpital de district serait exclusivement dédiée à la prise en charge des références obstétricales, et donc d'abandonner les consultations prénatales, les réactions des sages-femmes de cette structure furent particulièrement négatives, puisque celles-ci étaient dès lors contraintes de renoncer au « confort » des consultations prénatales pour devoir se consacrer uniquement à la prise en charge des urgences et des opérées.

Les relations entre sages-femmes et accoucheuses auxiliaires sont souvent très tendues ; « elles sont comme des coépouses » entend-on régulièrement. Les secondes ont le sentiment de faire tout le travail et d'être traitées comme les domestiques des premières. Lorsqu'une parente ou une connaissance d'une accoucheuse auxiliaire vient dans la structure pour enfanter, rapportent des accoucheuses auxiliaires, les sages-femmes ne veulent pas s'en occuper, laissant la parturiente aux seuls soins de l'accoucheuse auxiliaire. Les relations se tendent encore davantage lorsque sages-femmes et accoucheuses auxiliaires n'ont pas le même employeur. Dans des structures confessionnelles qui ont des missions de service public, comme nous l'avons déjà signalé, des sages-femmes de la fonction publique peuvent côtoyer des accoucheuses auxiliaires ou des matrones employées par la structure. Pour les responsables de ces unités, les secondes sont plus faciles à diriger, et ils leur confient parfois des responsabilités qui sont jugées comme relevant des prérogatives des premières (par exemple, la responsabilité de la salle d'accouchement à certains moments de la journée, ou encore des suites de couches). Mais l'employeur n'est pas contraint par les conventions collectives de la fonction publique envers les secondes, et n'est donc pas tenu de leur verser les avantages (en particulier les primes) prévus par ces conventions, ce qui crée bien évidemment un sentiment d'injustice entre les deux catégories. Dans ce cas de figure, il apparaît bien que la gestion des personnels aiguise des tensions *a priori* déjà vives entre ces deux corps de métier.

En milieu rural, dans des centres de santé au personnel réduit, les collaborations ne sont pas nécessairement meilleures. La maternité, très souvent placée sous la responsabilité d'une accoucheuse auxiliaire, constitue une entité séparée du dispensaire au sein du même centre de santé, l'ensemble, comme on l'a vu, étant placé sous la direction d'un infirmier chef de poste. Celui-ci intervient peu dans les activités de la maternité et, en cas de problème, les personnels de celle-ci évitent de faire appel à l'infirmier plus qualifié, surtout si le souci survient pendant une garde ou un week-end et si l'infirmier est rentré chez lui à Ouagadougou : qui va payer la communication pour appeler le soignant ? Surtout au cas où il faudrait utiliser un téléphone portable personnel. Si l'infirmier doit se déplacer de chez lui au centre de santé où il est affecté en dehors de ses heures de service, qui va prendre en charge son déplacement ? Il y a également toujours le risque que la personne plus qualifiée se déplace pour rien, soit parce que l'accouchement aura déjà eu lieu, soit parce que la parturiente, lasse d'attendre, sera repartie (pour aller accoucher chez elle ou se rendre directement à une structure de référence). Faire appel à un personnel plus qualifié c'est aussi, éventuellement, souligner l'absence de ce personnel à son poste, c'est donc à terme s'exposer à des représailles de la part de la personne qui aura ainsi été identifiée comme n'ayant pas été à son poste. Mieux vaut donc ne pas faire appel à ce supérieur hiérarchique s'il n'est pas sur place.

Là aussi, la différence d'employeur, qui peut être liée à la différence de statut entre les unités (dispensaire et maternité) du centre de santé, peut contribuer à freiner les collaborations. Comme nous l'avons déjà signalé, au sein d'un même centre de santé, la maternité peut être communale, et le dispensaire relever du Ministère de la santé. L'infirmer chef de poste, responsable du dispensaire, pourra être d'autant moins enclin à intervenir dans les activités de la maternité en cas de besoin qu'il n'a guère de prise sur elle et sur ses employés.

Entre personnels de même statut, et notamment entre sages-femmes, une certaine complicité corporatiste peut se manifester, particulièrement dans leurs relations avec des supérieurs hiérarchiques (médecins, gynécologues obstétriciens, médecins chefs de district). Par exemple, lorsqu'une information médicale est mal ou n'est pas reportée dans le dossier, elles peuvent s'accorder autour du cas d'une parturiente qui a tardé à être prise en charge et qui a fini par accoucher seule dans la maternité, et déclarer qu'elle a accouché dans le taxi. Néanmoins, cette entente semble parfois de courte durée. S'il est rare qu'il y ait dénonciation entre pairs, un confrère peut laisser une sage-femme prendre, seule, la garde et venir motiver ultérieurement son absence par un certificat médical. Une dispute entre collègues ou encore le sentiment d'injustice lié à une nomination à la tête d'un service alors que l'on escomptait la place, peuvent se traduire par des retards systématiques pour relever l'équipe sortante de garde :

> *Par exemple aujourd'hui, une patiente attend pour une césarienne et les deux anesthésistes ne sont pas là. En fait, une des [anesthésistes] absentes voulait être la responsable de service parce qu'elle est la plus ancienne, mais on m'a choisie. Lors d'une réunion, le docteur a dit que l'ancienneté ne suffisait pas pour prétendre à la responsabilité. Il a dit devant tout le monde que [j'avais] dépensé mes unités [téléphoniques] pour le bloc, [que je m'étais] mobilisée pour aller chercher les fournisseurs...*
>
> *(Propos d'une infirmière anesthésiste.)*

Ceci manifestait donc l'engagement dans son travail qui méritait d'être récompensé.

D'une manière générale, dans toutes les structures, et entre toutes les catégories de personnels, les relations entre collègues sont plutôt présentées comme mauvaises, voire exécrables. « Nous sommes comme des œufs dans un même récipient ; on se touche sans se casser » nous disait un soignant pour caractériser les relations entre eux. « Tensions », « jalousies », « mesquineries », tels sont les termes qui reviennent régulièrement. De plus, une partie de la responsabilité de la mauvaise ambiance dans les équipes peut être imputée au responsable du service ou de la structure qui décide sans concertation, et que l'on soupçonne de fermer les yeux sur certains agissements des personnels les plus gradés.

En fait, pour minimiser les risques de conflit au sein des équipes, la meilleure stratégie mise en place est de limiter les contacts et la transmission d'informations surtout écrites. Quitter sa garde sans attendre l'équipe de relève ou du moins échanger le moins possible entre les deux équipes était une des manières de faire pour réduire les risques de friction. Une autre stratégie[8] consiste à consigner le minimum d'informations par écrit pour éviter de laisser des traces de son activité qui pourraient amener les uns à porter un jugement sur le travail des autres. En cas de nécessité, un rapport oral pourra toujours être fait à un supérieur hiérarchique.

Tout le monde fait tout, mais surtout les catégories les moins qualifiées semble-t-il, et pour autant qu'il y ait respect de la hiérarchie. Très classiquement, les personnels relevant des catégories les moins élevées ont l'impression de faire davantage que ceux des catégories les plus élevées (ce qui n'est pas toujours faux), en gagnant moins. Le décalage s'avère grand entre les formations et la répartition officielle des tâches selon les qualifications et les situations de terrain.

Nombre d'accouchements se font sans la supervision de sages-femmes, y compris dans les maternités urbaines qui en comptent parmi leur personnel. Les accoucheuses auxiliaires, voire les matrones et les filles de salle sont amenées à poser des actes médicaux : accouchement, prescriptions, voire épisiotomie et utilisation du Syntocinon pour accélérer le travail. Mais comment pourrait-il en être autrement pour une accoucheuse auxiliaire qui se retrouve, seule, responsable d'une maternité sans toujours pouvoir compter sur l'aide de l'infirmier responsable du centre de santé ? Le manque de prestataires de santé ou les absences de certains pendant les gardes, l'urgence, l'expérience acquise en milieu rural, sont mis en avant pour justifier ces situations.

RÉFÉRER

Un des objectifs du programme Aquasou, rappelons-le, en cas de complication obstétricale, était entre autres la mise en réseau des maternités par une meilleure organisation de la référence des parturientes d'une maternité périphérique (non médicalisée) vers une structure de référence (médicalisée avec possibilité d'intervention chirurgicale et notamment de réalisation des césariennes).

Le programme avait été mis en place avant la décision de l'État burkinabè de couvrir à 80 % les coûts directs des césariennes. Le programme avait alors

8. On pourra citer à cet égard la quasi impossibilité sur tous les sites du programme Aquasou d'obtenir de la part des équipes des maternités, le remplissage en temps réel des partogrammes, outil de suivi de l'accouchement mais qui peut aussi constituer la preuve écrite d'une mauvaise surveillance du travail, ou encore de décisions prises trop tard.

prévu un dispositif de prise en charge partielle des frais liés à la réalisation d'une césarienne (transport, kits chirurgicaux, médicaments, examens de laboratoire) pour réduire la barrière financière (Ouedraogo *et al.*, 2008).

Référer à bon escient

En théorie, une référence en urgence doit être faite à bon escient, c'est-à-dire lorsque l'équipe réalisant la prise en charge initiale de la parturiente est dans l'impossibilité de faire face au problème (du fait du manque de qualification de l'équipe et/ou de l'absence du plateau technique adéquat). L'équipe qui réfère doit préciser un certain nombre d'informations médicales sur le cas concerné, le diagnostic ou du moins le ou les problèmes identifiés qui ont motivé le transfert et qui seront utiles à l'équipe qui recevra la femme enceinte. Dès lors, le savoir et les connaissances de l'équipe qui réfère seront exposés à des membres de l'équipe qui recevront la référence et qui sont en général d'une qualification supérieure à la première. Comme on l'a vu, l'équipe des maternités du milieu rural, notamment, est souvent composée de personnels ayant une formation de base (accoucheuses auxiliaires) ou sans formation formelle (filles de salle, matrones) avec des connaissances techniques limitées (ce qui n'a pas nécessairement de rapport avec un véritable savoir-faire acquis par la pratique). Des informations imprécises ou maladroitement rapportées dans la fiche de référence permettent souvent, à l'équipe qui la recevra, de minimiser à bon compte le travail de celle qui réfère[9]. Pour cette dernière, limiter l'information écrite permet alors aussi de réduire les risques de jugement de valeur de la part de l'équipe qui reçoit la référence.

Les équipes qui reçoivent les références considèrent souvent que les maternités périphériques évacuent trop et donc à mauvais escient, considérant que certains problèmes auraient pu être pris en charge localement. Les transferts augmentent la charge de travail des équipes des centres de référence, ce qui contribue à les rendre parfois peu réceptives à la prise en charge de certains cas qui se terminent par des accouchements normaux et qui, de ce fait, sont envisagés comme des cas qui auraient pu être réglés au niveau périphérique. La crainte des personnels des structures périphériques d'être critiqués par les équipes des structures de référence (parce que l'information médicale accompagnant la femme référée est mal consignée, ou parce que la femme aurait pu accoucher sans l'intervention des secondes), la difficulté d'organiser le transport de la parturiente de la structure périphérique vers la structure de référence, la

9. Considérer que ce qui a été fait initialement par l'équipe d'une structure périphérique est nul et non avenu et qu'il convient de tout recommencer est une attitude récurrente parmi les équipes des services de référence, et que nous avons pu constater dans d'autres contextes, par exemple dans des hôpitaux au Maroc.

crainte de voir la femme mal reçue dans ce type de service au point qu'elle risque de retourner chez elle, ont amené certaines structures périphériques à limiter les évacuations.

Apprécier dans quelle mesure il y aurait trop de références est une question difficile à trancher. Ne vaut-il pas mieux « trop référer » et ne pas prendre de risque pour la femme et l'enfant par une prise en charge peu spécifique au niveau périphérique ? Améliorer la qualité des références a été l'un des objectifs du projet Aquasou par l'organisation de supervisions réalisées par des sages-femmes qui apportaient alors un soutien ciblé aux accoucheuses auxiliaires des maternités périphériques. En effet, il arrive que les supervisions des personnels des maternités soient effectuées par des équipes qui n'ont pas de compétences en obstétrique, et que les centres de santé éloignés et difficiles d'accès fassent très rarement l'objet de supervisions de la part de l'équipe cadre de district. Les personnels peu qualifiés et isolés sont alors livrés à eux-mêmes, ou encore les supervisions prennent l'aspect d'un contrôle à partir d'une liste préétablie en ne se préoccupant guère d'améliorer les connaissances de l'équipe[10].

Il convient cependant de préciser que les équipes des centres de santé périphériques n'ont parfois pas la possibilité, faute d'équipement, de documenter les paramètres minimaux nécessaires à un début de diagnostic et qui peuvent figurer parmi les critères pour une référence justifiée. Ainsi, on sait combien la surveillance de la tension artérielle est une donnée de base pour l'observation du bon déroulement de la grossesse et du travail, et qu'une hypertension peut avoir des conséquences très graves faute d'une prise en charge adaptée. Or, au début du programme Aquasou, la majorité des formations périphériques ne disposaient pas de tensiomètres ; l'achat de tensiomètres fut un des appuis en matériel du programme. Par ailleurs, qui dit référence suppose en retour une contre-référence, soit une rétro-information donnée à l'équipe du centre périphérique sur ce qui a été fait pour la femme. La contre-référence est un outil d'amélioration de la qualité : elle donne les informations sur les dispositions à prendre pour le suivi, mais informe aussi l'équipe qui a référé sur l'intervention qui a été pratiquée par le centre de référence et à ce titre permet l'amélioration des connaissances de l'équipe du centre périphérique. Or, si la fiche de référence contient des informations parfois insuffisantes et imprécises, la contre-référence est souvent inexistante. Un apport du programme Aquasou a aussi été d'organiser systématiquement la contre-référence, chaque formation sanitaire pouvant trouver dans son casier au siège du district sanitaire la fiche de contre-référence du cas qu'elle avait adressé à la structure de référence. Le programme Aquasou a également permis de standardiser les procédures de référence entre

10. Par exemple, nous avons pu assister à des supervisions qui s'attachaient notamment à vérifier que le seau destiné à recevoir les déchets était de la bonne couleur.

structures publiques et structures privées par l'utilisation de fiches de référence et de contre-référence uniques pour toutes les maternités du district sanitaire.

Nous tenions à évoquer ces éléments ; ils soulignent combien les jugements de valeur négatifs des personnels des structures de référence à l'endroit de la qualité et des informations sur la prise en charge effectuée en amont, sont formulés sans tenir compte des conditions de travail réelles des équipes des structures périphériques, ni de la responsabilité des niveaux hiérarchiques supérieurs quant à la faible amélioration des connaissances de ces équipes. Néanmoins, toujours s'agissant des références, les équipes des centres concernés ont beau jeu d'ironiser sur des cas de références reçues pour « manque de collaboration de la femme », soit le refus de la parturiente de se soumettre à toutes les injonctions des soignants des structures périphériques, formulées parfois de manière particulièrement véhémentes, voire violentes. Les personnels des maternités périphériques reconnaissent d'ailleurs eux-mêmes que parfois ils réfèrent sans réelle justification médicale, comme en témoignent par exemple ces propos d'une accoucheuse auxiliaire d'un centre de santé périurbain :

> *Les femmes viennent tard, il y a trop d'accompagnants, ils posent trop de questions ! Quand c'est comme ça, on évacue. Ils nous embêtent ! Donc, nous, on leur dit : « dans ce cas, allez devant, ils vont vous aider là-bas ! » [rendez-vous auprès d'une structure de référence] C'est des gens qui n'ont pas besoin d'être évacués, mais on évacue quand on ne peut pas être seuls avec nos femmes.*[11]

Organiser la référence

Organiser une référence et réaliser sa prise en charge adéquate (ce qui peut se traduire par une césarienne) requièrent des actes et des décisions relevant strictement des soignants, mais aussi de toute une logistique et d'une organisation spécifiques : organiser le transport, de préférence par ambulance, disposer des consommables pour l'opération, les examens de laboratoire, les suites de couches, etc. Cela suppose, bien évidemment, la disponibilité des équipes soignantes, et en particulier de celle qui devra réaliser en urgence l'intervention chirurgicale, parfois de nuit. Nous ne reviendrons pas sur ce dernier point qui a aussi été l'un des axes d'intervention du programme Aquasou et dont il sera question au sixième chapitre. Nous voudrions surtout dans cette

11. Des références sans raisons médicales ont été également relevées pour des femmes envoyées par un hôpital périphérique équipé et disposant du personnel pour prendre en charge des complications obstétricales vers le centre hospitalier universitaire, comme en témoignent certaines fiches d'évacuation rédigées par des personnels de l'hôpital périphérique où l'on a pu lire, par exemple, des motifs tels que : « médecin de garde fatigué », « médecin de garde non joignable par téléphone portable », « ambulancier n'ayant pas pu retrouver le domicile du médecin de garde dans la nuit », etc.

partie consacrée aux équipes, nous attarder sur les comportements des personnels non soignants, certaines attitudes ayant été révélées par la mise en place du dispositif de subvention à la prise en charge des urgences obstétricales. Celui-ci, rappelons-le, prévoyait la couverture de deux tiers des frais liés à l'ensemble de la prise en charge d'une urgence obstétricale : déplacement par ambulance, disponibilité des consommables, des réactifs et des médicaments. Cela supposait aussi une gestion financière rigoureuse des dépenses, des achats et de l'utilisation des produits, ainsi qu'un contrôle financier notamment pour le recouvrement des 25 000 CFA (un tiers des coûts directs) non pris en charge par le dispositif envisagé. Ces contrôles concernaient alors aussi des postes de personnels non soignants (chauffeurs, laborantins, pharmaciens notamment) dans des organisations souvent initialement peu enclines à une rigueur budgétaire[12].

La généralisation de l'information à propos de la mise en place d'un nouveau dispositif de financement qui limite les frais pour les patientes n'a pas été immédiate. Alors que tout le dispositif était en place, mais parce que toutes les parties prenantes déclaraient ne pas avoir été informées (notamment les femmes qui n'avaient pas toujours été instruites de leur nouveau droit), le coût de certaines évacuations au démarrage du processus continuait d'être entièrement à la charge des femmes et de leur entourage. Au début de l'initiative, certains chauffeurs d'ambulance déclaraient ne pas avoir compris que le coût du transport était inclus dans le forfait demandé à la famille pour la prise en charge d'une urgence obstétricale et réclamaient des « motivations financières », selon l'expression consacrée, avant de procéder à l'évacuation de la patiente. Certains personnels de santé se demandaient cependant si ces pratiques de certains chauffeurs étaient uniquement liées à un manque d'informations : « Est-ce une incompréhension ou des pratiques parallèles dans la profession ? », se demandait une sage-femme.

La compréhension du dispositif par l'ensemble des personnels n'a pas été immédiate et il fut difficile de mettre fin aux anciens « réflexes » : exiger un prépaiement de la patiente avant son intervention alors que le système de partage des coûts prévoit une prise en charge immédiate (un agent de recouvrement étant chargé dans les suites de couches de récupérer la part due par la famille), prescrire des produits (consommables et médicaments) pour un achat dans des officines privées alors que ceux-ci étaient disponibles dans la structure de soins, vendre illicitement des médicaments.

---

12. Par exemple, des situations de détournement de médicaments par les personnels de santé des structures de soins ont été bien documentées depuis de nombreuses années. À ce sujet, on pourra se reporter, par exemple à l'article de S. Van Der Geest (1982) sur le Cameroun.

Selon une sage-femme :

> *Il est difficile d'enrayer ces pratiques. On peut les réduire, par exemple, [en ce qui concerne] la vente de médicaments par certains agents en postopératoire. Mais le contrôle n'est pas toujours efficace puisque des pertes sont parfois enregistrées.*

Sous-entendu, tous les consommables et médicaments requis pour la prise en charge d'une urgence obstétricale ne sont pas toujours utilisés et le surplus est récupéré pour être revendu.

La mise en place du système de partage des coûts a pu contribuer à rigidifier des pratiques de gestion du fait des agents eux-mêmes. Ainsi, le dispositif n'était prévu que pour les femmes habitant dans le district de santé d'intervention ; celles venant de localités proches mais situées en dehors du district n'étaient pas éligibles. Il y avait bien évidemment des raisons « techniques » à limiter ainsi *a priori* le nombre de bénéficiaires éligibles : éviter un flux massif des femmes des autres districts et d'engorger ainsi la structure de référence, inciter les autres districts à commencer aussi le partage des coûts en n'appliquant pas le tarif pour « leurs femmes », éviter que les acteurs institutionnels du district contribuant financièrement au dispositif aient l'impression de devoir « payer pour les autres »[13]. Des personnes chargées du recouvrement du « ticket modérateur » vérifiaient alors avec beaucoup de précision si la parturiente habitait bien une des localités du district, afin d'éviter que certaines femmes « hors district » se fassent domicilier chez un parent ou une connaissance de la localité « du district » pour pouvoir bénéficier des avantages du système de partage des coûts. C'était aussi une manière de limiter le nombre des ayants droit et de conserver une population auprès de laquelle les « anciens réflexes » pouvaient toujours avoir cours.

Les laborantins, les gestionnaires des dépôts pharmaceutiques, en venaient à une gestion particulièrement rigoureuse des intrants et consommables destinés aux parturientes du district éligibles au dispositif. Il devenait hors de question de soustraire quel que produit que ce soit de la dotation destinée à la prise en charge des parturientes du district pour faire face à la prise en charge d'un autre type d'urgence, tout comme il devenait hors de propos de prendre sur la dotation générale du laboratoire pour suppléer au manque éventuel de certains produits requis pour la prise en charge des urgences obstétricales des femmes du district. L'instauration d'une étanchéité totale entre produits spécifiques destinés à l'intervention et ceux destinés au fonctionnement général des services concernés

---

13. La subvention nationale couvrant 80 % des coûts directs des accouchements et des césariennes a rendu moins pressant le besoin d'extension à d'autres districts du dispositif du partage des coûts mis en place dans le cadre du projet Aquasou.

permettait aussi de maintenir une certaine « marge de manœuvre » pour certains consommables tout en arguant du strict respect des règles de gestion émises pour le fonctionnement du dispositif[14].

La mise en place du dispositif demandait en fait un travail supplémentaire de la part de toute une série d'agents du système de santé local. Ce dispositif a été, de l'aveu des personnels soignants, des femmes et des associations locales concernées par le programme Aquasou, d'un apport considérable. Et même lorsque le forfait exigé aux parturientes s'élevait encore à 25 000 FCFA, ce qui représentait une somme encore très importante, la barrière financière limitant l'accès aux soins obstétricaux d'urgence semblait en partie levée, comme en témoigne un taux de recouvrement auprès des familles de 96 % dès les premiers moments de la mise en place du dispositif.

L'adhésion à ce mécanisme fut moins immédiate pour les personnels des centres de santé. Le programme Aquasou ne prévoyait aucune rémunération ou prime supplémentaires pour les agents impliqués dans sa mise en œuvre, améliorer la qualité d'une pratique étant considéré par les maîtres d'œuvre du projet dont nous faisions partie comme une attitude normale. Mais, d'une manière générale, tout nouveau programme de développement suscite l'attente d'incitations financières pour les personnels impliqués dans sa mise en œuvre, attente qu'ils justifient par le surtravail lié aux nouvelles tâches à accomplir dans ce cadre. Un projet sans incitation financière pour les personnels relève du domaine de l'impensable. Dès lors, déclarer qu'il n'y avait ni prime ni rémunération dans le cadre du projet a pu être à l'origine de suspicions de captation de la ressource et de redistribution inégalitaire à l'égard des personnels les plus directement impliqués dans le projet. Ceux-ci déclaraient ne rien percevoir, ce qui fut interprété comme une stratégie pour mieux cacher les gains supposés générés par le projet.

Par ailleurs, la prise de conscience que des mesures prises dans le cadre du projet risquaient d'endiguer certaines pratiques illicites, a pu conduire aussi à toutes les accusations. Par exemple, la personne chargée du recouvrement du « ticket modérateur » demandé à la parturiente, qui était aussi susceptible de mettre en évidence les petits rackets et autres détournements, fut abondamment critiquée par les personnels du système de santé local et par les familles. Elle était accusée de « travailler pour les Blancs » au détriment de ses « frères et sœurs » qui ne pouvaient plus s'enrichir du fait du contrôle qu'elle exerçait désormais.

L'absence de primes ou de rémunérations supplémentaires accordées à tous

---

14. C'est une des conséquences observables par ailleurs de la dotation par programme.

les agents des centres participant au projet, associée à un contrôle plus sévère limitant les opportunités de demander des sur-paiements aux patients ou de s'approprier des consommables du centre, constitue au bout du compte un manque à gagner pour les personnels. On comprend alors l'adhésion mesurée de certains au projet, surtout à ses débuts.

CONCLUSION

On nous reprochera sans doute, et pas forcément à tort, d'avoir mis l'accent principalement sur ce qui n'allait pas et ce, conformément au travers souvent reproché aux anthropologues. Cette critique pourra apparaître d'autant plus fondée que nous avons dressé dans ce chapitre un état des lieux sur les attitudes des personnels de santé au moment du démarrage du programme. Or, en particulier, la mise en place du dispositif financier dont nous avons fait état a été considérée à raison comme l'une des réussites du programme au Burkina Faso : il a, non seulement à l'époque, contribué très largement à améliorer sensiblement l'accès aux soins obstétricaux d'urgence et la qualité de ceux dispensés par les personnels de l'ensemble des maternités du district d'intervention. Au bout du compte, le projet Aquasou a bien favorisé la mise en réseau non seulement des personnels des maternités du district mais aussi d'un ensemble d'acteurs locaux (politiques, associatifs, membres de comité de gestion) qui se sont impliqués dans le champ de la santé reproductive. L'absence d'adhésion *a priori* de l'ensemble des acteurs à un projet et les difficultés de démarrage sont inhérentes à toute innovation. Mais l'assentiment de la majorité des acteurs semble avoir été effectif au terme du projet.

On pourra nous reprocher aussi d'avoir mis l'accent sur des petites contrariétés et animosités qui peuvent se développer parmi les personnels d'une organisation et qui, finalement, peuvent caractériser les relations ordinaires de n'importe quel personnel travaillant en équipe dans n'importe quelle organisation, au Nord comme au Sud. La critique serait d'autant plus fondée que nous avons souligné au début de ce chapitre que les conditions décrites n'ont rien de spécifiques. Or, et c'est ici la raison qui vient justifier ce chapitre : les positions retracées et qui font état de divergences d'attitudes importantes chez des personnels de centres de santé périphériques relèvent aussi de causes structurelles. Nous n'avions guère pris la mesure, au début du projet, d'une telle diversité de statuts parmi des agents qui dispensent souvent le même type de prestations mais avec des qualifications, des identités, et des intérêts totalement différents, y compris au sein d'équipes très réduites œuvrant au plus près de la population. Nous avons souvent procédé par simplification abusive lorsque nous évoquons « les soignants des centres de santé ». Chacun détient un territoire professionnel à défendre et mène des activités de routine liées entre elles. Chacun a son identité professionnelle forgée sur des qualifications et des savoir-faire particuliers – mais aussi en fonction d'employeurs distincts – et qui ne sont pas toujours compatibles. Les antagonismes, qu'il faut certes parfois relativiser, peuvent être aiguisés par les responsables des organisations. Les équipes soignantes peuvent alors apparaître comme une addition d'individualités aux particularités professionnelles spécifiques. Cette segmentation professionnelle extrême, y compris au premier niveau de la pyramide sanitaire, est peut-être une réalité insuffisamment prise en compte dans la mise en œuvre de projets, et qui explique en partie les adhésions différentielles des représentants de la « *street level bureaucracy* » (Lipsky, 2010) à un projet et au temps requis pour sa mise en œuvre effective. Le fait que « tout le monde fasse tout » au niveau périphérique (la polyvalence étant observable même chez des agents qui ne sont pas censés prodiguer de soins comme les filles de salle) ne vient en aucune manière gommer les identités professionnelles, et toutes les occasions semblent bonnes, notamment à l'occasion de la mise en œuvre d'un projet, pour rappeler l'existence des segmentations et des hiérarchies.

BIBLIOGRAPHIE DES SOURCES CITÉES

BERGSTRÖM S., GOODBURN E., 2001. « Les accoucheuses traditionnelles et la réduction de la mortalité maternelle ». In : V. DE BROUWERE, W. VAN LERBERGHE (eds), *Réduire les risques de la maternité : stratégies et évidence scientifique*, Anvers, ITG Press, 83-103

FLORI Y. A., TIZIO S., 1997. « L'initiative de Bamako : santé pour tous ou maladie pour chacun ? », *Revue Tiers Monde*, 152, 837-858

LIPSKY M., 2010. *Street-level bureaucracy. Dilemmas of the individual in public services*, New York, Russel Sage Foundation (1ère éd. 1980).

OUEDRAOGO C., RICHARD F., COMPAORE J., WISSOCQ C., POBEL D., OUATTARA F., GRUÉNAIS M.-É., DE BROUWERE V. 2008. « Cost sharing for obstetrical emergencies in Sector 30 health district, Ouagadougou, Burkina Faso ». In : F. RICHARD, S. WITTER, V. DE BROUWERE (eds), *Reducing financial barriers to obstetric care in low-income countries*, Anvers, ITG Press, 49-82

SUNDARI T. K., 1992. « The untold story : how health care systems in developing countries contribute to maternal mortality », *International Journal of Health Service*, 22, 3, 513-528

VAN DER GEEST S., 1982. « The efficiency of inefficiency. Medicine distribution in south Cameroon », *Social Science and Medicine*, 16, 2145-2153

La chaîne des consultations prénatales : ordres médicaux et sociaux négociés

Fatoumata Ouattara*, Fabienne Richard** & Bérénice Ouattara***

Introduction

Les consultations prénatales (CPN) sont souvent prônées par nombre de professionnels de santé et de décideurs politiques comme l'une des solutions pour l'amélioration de la santé de la mère et de l'enfant, notamment dans les pays en développement. D'une manière générale, les études sur les soins prénatals reflètent trois tendances.

En premier lieu, l'approche normative consiste à rendre compte de ce qui doit être fait dans le cadre des consultations prénatales pour agir sur la santé de la mère et de l'enfant. C. Rooney en 1992 a fait une revue critique de tous les actes posés pendant les consultations de ce type (examens cliniques, tests, traitements préventifs) pour mettre en évidence ce qui était plus du domaine du rituel sans preuve d'efficacité, et ce qui avait réellement un impact sur la santé de la mère et de l'enfant (Rooney, 1992). Cette étude systématique a permis de montrer qu'on savait peu de choses sur l'efficacité avérée des interventions prénatales et que la CPN relevait plus de la routine.

Une seconde perspective consiste à évaluer ces consultations par le taux de fréquentation. Tout se passe comme s'il suffisait de recourir aux taux de fréquentation des structures de santé pour expliquer le bien-fondé ou la réussite de ces soins. Dans une telle mesure, l'accent sera mis sur le nombre de CPN réalisées, ainsi que la date de la première CPN par une femme au cours de sa grossesse. Il existe une grande variation dans la fréquentation de la consultation prénatale en Afrique subsaharienne. La moitié des pays ont une couverture de

---

* Anthropologue, chargée de recherche, Aix-Marseille Université, IRD, LPED, Marseille, France.

** Sage-femme, MSc, PhD, Département de santé publique, Institut de médecine tropicale d'Anvers, Belgique.

*** Agent de communication à la représentation de l'IRD, Ouagadougou, Burkina Faso.

plus de 90 % (au moins une visite prénatale), mais certains pays comme le Tchad, le Niger ou l'Éthiopie ont des couvertures très basses avec moins de la moitié des femmes ayant bénéficié d'une CPN au cours de la grossesse. La recommandation actuelle de l'OMS est de quatre CPN (Wang *et al.*, 2011).

Une troisième approche consiste à étudier les obstacles à leur suivi. Les pratiques culturelles et religieuses sont ainsi présentées comme des critères justifiant la non-observance ou l'irrégularité des femmes dans le suivi des soins prénatals (Wangre, 2000). Dans une autre optique, la brièveté de la consultation a été identifiée comme étant une entrave à son efficacité. N. Murira *et al.* ont souligné la brièveté de la CPN limitée à trois minutes et autorisant de ce fait peu d'échanges entre les soignants et les femmes enceintes (Murira *et al.*, 1997).

Au début du projet Aquasou, il a donc semblé légitime de s'attacher à un décryptage et à une documentation des interactions qui ont cours entre les personnels de santé et les usagers à l'occasion des CNP. Quels enjeux se nouent autour des rapports entre les usagers et les prestataires de soins ?

Les observations des consultations prénatales ont été réalisées pendant deux mois consécutifs[1] au sein du Service de soins maternels et infantiles (SMI) de l'hôpital de référence du district. Au moment de l'enquête, les consultations prénatales (CPN) s'y déroulaient encore. Mais au cours du projet Aquasou, dans un souci d'efficience, il fut décidé par l'équipe de district que les CPN de routine seraient réalisées dans les centres de santé de premier échelon, et que seules les CPN de références (grossesses à risques élevés) seraient assurées par les gynécologues à l'hôpital. Cependant, certaines sages-femmes exerçant dans les structures de référence pouvaient recevoir à titre privé des femmes pour des suivis (de routine) de CPN. De tels suivis personnalisés étaient justifiés par les interconnaissances.

L'enquête a eu lieu en octobre et novembre 2003. Durant cette période, 108 consultations ont été observées. L'examen de ces séances consistait pour l'enquêtrice à être présente dans la salle de consultation où les soignants reçoivent individuellement les femmes enceintes. À l'occasion des consultations prénatales, les agents de santé organisent des séances dites « de causeries » à l'intention des femmes. Neuf « causeries » de groupes destinées à « sensibiliser » les patientes sur différentes questions de santé ont été étudiées. Les conduites et les discours des patientes et des prestataires de soins ont été explorés et enregistrés. Le choix de ces causeries (l'observation et la transcription fidèle des discours) a pris en compte la diversité des statuts des soignants qui animent ces séances.

1. Les observations des consultations et des séances de causeries à l'attention des femmes enceintes ont été faites par Bérénice Ouattara.

RESSOURCES ET ORGANISATION DES CPN

Les activités de CPN sont subdivisées en deux parties : une première partie concerne les causeries de groupe qui s'adressent aux femmes venues en consultation, soit des femmes enceintes, des mères avec leurs bébés venues pour les soins postnataux et des femmes qui attendent une consultation de planning familial. Les séances de causeries peuvent être conduites alternativement par un infirmier, une sage-femme ou une accoucheuse, en fonction d'un programme de roulement établi par le chef de service. La deuxième partie est la consultation prénatale en elle-même : l'examen clinique individuel. La femme est souvent examinée en présence de plusieurs personnels de santé ou stagiaires. À l'instar des actes dans la salle d'accouchement, les CPN impliquent divers corps de professionnels de la santé : sages-femmes, infirmiers diplômés, accoucheuses auxiliaires et filles de salle. Cependant, le nombre de soignants varie d'une séance à une autre. En outre, les responsabilités de chaque prestataire de soins ne sont guère explicites.

Les CPN reflètent la mauvaise coordination entre les unités de soins. Ainsi, les rendez-vous donnés aux patientes pour les vaccinations ne sont parfois pas honorés en raison d'un manque de vaccins. En plus de cela, il ne sera pas forcément noté dans le carnet de consultation la date d'un autre rendez-vous. En plus des problèmes d'organisation au sein du personnel, les situations observées mettent en évidence l'inégale répartition du matériel au sein des unités du service ou entre les personnels eux-mêmes. Alors qu'il n'y avait aucun spéculum à la disposition d'une sage-femme de l'unité des CPN, en revanche une autre aura disposé d'une importante quantité dans le service.

Les femmes qui viennent en consultation sont de tous les âges. Les statuts sociaux sont aussi variés : jeunes filles non mariées, épouses, femmes chefs de famille. Les CPN sont familièrement appelées « *pes-ugo* » en langue mooré[2]. Ce terme est dérivé de « pesée » qui rend compte de l'acte de prendre le poids des consultantes. La même allusion à la « pesée » est repérable dans les autres langues.

Les causeries et les thèmes de la sensibilisation collective

Les causeries éducatives sont tenues deux fois par semaine, elles ont lieu dans la matinée avant le début des consultations prénatales. Elles sont conduites par les soignants et sont réalisées en langue mooré. Par conséquent, seuls les prestataires de soins parlant mooré animent ces discussions de groupe. Aucune

---

2. Langue du groupe culturel numériquement majoritaire au Burkina Faso mais qui est loin d'être comprise et parlée par l'ensemble des Burkinabè.

traduction n'est faite à l'intention des femmes qui ne comprennent pas cette langue.

Les discours tenus pendant les causeries et/ou les consultations individuelles renvoient à divers registres. On observe des recommandations qui concernent la prise en charge de la grossesse, formulées comme des ordres que les femmes enceintes sont tenues de respecter : suivre les CPN, se faire vacciner, éviter d'accoucher à domicile, suivre les prescriptions médicales afin d'éviter les maladies sexuellement transmissibles. On relève aussi des conseils d'ordre alimentaire : boire davantage d'eau, éviter de consommer du bouillon Kub, éviter de faire le jeûne du ramadan.

Sensibilisation des femmes au suivi des CPN

L'incitation du recours aux structures de soins pour un suivi médical de la grossesse est rappelée régulièrement par les soignants.

Dans son analyse des accouchements à domicile dans les zones urbaines et rurales (Ouagadougou et Koubri, Burkina Faso), S. Zongo a mis en évidence un lien entre les accouchements à domicile et le non-suivi des consultations prénatales (Zongo, 2005 ; et cinquième chapitre). Dans cette étude, il est souligné que lorsque les femmes n'ont pas suivi les consultations prénatales, certaines choisissent d'accoucher à domicile pour éviter ainsi d'être réprimandées par les personnels de santé. La visite prénatale apparaît alors comme une conditionnalité de l'accouchement à la maternité.

Sensibilisation des femmes à poser des questions

Les soignants se plaignent du fait que les femmes ne posent pas de questions. Pendant les mots introductifs aux causeries de groupe, la majorité des soignants évoquent ce sujet et encouragent les femmes à sortir d'un certain mutisme quand elles vont dans une formation sanitaire pour suivre l'évolution de leur grossesse. Mais leur silence s'apparente surtout à une certaine crainte des agents de santé. Dans une perspective goffmannienne, on peut considérer que les causeries de groupe constituent un premier niveau « d'engagement » dans le face-à-face entre soignants et consultantes (Goffman, 1974). Les soignants savent que leurs pratiques font souvent l'objet de critiques de la part des usagers en dehors de la relation thérapeutique, et leurs discours durant les causeries attestent de postures défensives et justificatrices du manque de bienveillance à l'égard des femmes chez certains personnels.

> *Vous savez où se trouve le problème, mais vous ne voulez pas parler alors que nous voulons que vous parlez avec nous pour qu'on trouve un médicament à ce problème. […] Nous vous demandons de parler avec nous. […] Quand vous quittez la salle d'accouchement, nous vous donnons un rendez-vous, vrai ou faux ? Nous ne disons pas de revenir*

après 45 jours pour qu'on voit si ça va ou pas et choisir un moyen de contraception ? C'est pour que la grossesse ne vous surprenne pas. Il faut savoir que de nos jours, les femmes qui vont s'asseoir, se taire et ne viennent pas faire cette visite, ne viennent pas à l'hôpital, ont dans la tête l'ancienne façon de voir les choses : « mon enfant tète, mes règles ne viennent pas, je ne tomberai donc pas enceinte. Ou bien l'enfant que j'ai, tant qu'il ne marchera pas, je ne prendrai pas de grossesse. » [...] Les femmes enceintes ne parlent pas avec nous ; vous allez vous coucher, on mesure, on écoute, on prend le doigtier pour faire l'examen, vous descendez et personne ne va demander : « Madame vous avez regardé, vous avez vu quoi ? La position de mon enfant est-elle normale ? Respire-il ? Selon votre examen, la date d'accouchement est pour quand ? » Vous ne demandez rien même si vous venez à la pesée 6, 7 fois, personne ne va demander. [...] Même si nous vous donnons un papier qui vous conduit à débourser 10 000 FCFA ou 15 000 FCFA pour faire un examen, vous allez faire et revenir nous donner comme une muette ; nous prenons et regardons et l'on vous dit : « Madame, l'échographie est bonne. » Elle te dit : « Oh, c'est bon ? » Elle prend et empoche (rires des femmes) et repart. C'est fini. Ce n'est pas vrai ? Nous voulons que ce problème finisse. Pourquoi vous ne nous demandez pas ?

(Une sage-femme, causerie du 16 octobre 2003.)

Nous allons demander aux femmes enceintes ; si vous venez pour faire la pesée, faites, pardon, et posez les questions, nous ne voudrions pas que vous venez monter sur la table, on vous examine et vous vous levez pour partir. Quand vous allez à la maison, qu'est-ce que vous dites à vos maris ? Nous voudrions que vous parliez avec nous, c'est une question de vie. L'être humain n'est pas un papier. Si c'est du papier, je peux écrire, remplir et ensuite prendre, déchirer et jeter, mais c'est un être humain. Une femme avec une grossesse, qui devrait donner une vie qui finit par mourir ! Dans ces cas, les parents ne sont pas contents, l'agent de santé qui a fait les pesées ne sera pas content et ceux qui seront dans la salle d'accouchement ne seront pas contents. Si vous avez quelque chose à nous demander, faites, pardon, quand vous rentrez dans la salle, vous pouvez dire « Madame, on ne vous a pas parlé parce qu'il y avait ceci ou cela. » C'est vrai l'homme est 9 et pas 10.[3]

(Une sage-femme, causerie du 20 octobre 2003.)

Les arguments développés ici par les soignants s'apparentent à des précautions apaisantes pour la rencontre. Citons E. Goffman à cet égard :

Lorsque commence une rencontre, directe ou médiatisée, les participants entretiennent déjà un certain type de relations sociales, et s'attendent à garder entre eux à l'avenir des rapports déterminés. C'est là une des

3. L'expression « l'homme est 9 et pas 10 » signifie que l'être humain parfait n'existe pas.

façons dont les contacts sociaux s'engrènent sur la société qui les entoure. On peut alors concevoir une grande partie de l'activité interne à la rencontre comme étant un effort de la part des participants pour surmonter tous les événements imprévus qui risqueraient de les faire voir sous un jour fâcheux, sans pour autant rompre leurs relations.

(Goffman, 1974 : 38)

Dans la même perspective, Goffman souligne que les réactions de mise en « confiance et d'assurance » sont les implicites d'une interaction (Goffman, 1974 : 11).

Du côté des consultantes, ces invitations à parler finissent par avoir raison du silence lié à la honte, à la pudeur, mais aussi à la crainte de susciter la mauvaise humeur des soignants en posant certaines questions.

En tout cas, l'accueil de certains agents n'est pas du tout ça. C'est pour cela qu'on a peur par moment de poser des questions. Il y a d'autres agents en les voyant, tu as envie d'aller lui exposer ton problème ; de la manière dont tu le vois, cet agent ne ressemble pas aux autres. Il y a des agents, si tu arrives, ce sont des problèmes seulement. C'est pour cela que les femmes se réservent. Certaines ont un problème qui les tient à cœur pour exposer à l'agent, mais si tu n'as pas un agent que tu connais, un parent ou une connaissance. Ah ! Tu vas dire : « Je n'ai pas de parent agent de santé. Je vais aller exposer mon problème à quel agent, pour qu'il puisse m'écouter ? »

(Une femme, séance de causerie enregistrée le 27 octobre 2003.)

L'existence d'un « espace relationnel » est basée sur la « prévisibilité générale des conduites des soignants » (Giddens, 1994 : 111). Officiellement, les causeries sont des groupes de parole réunissant consultantes et soignants autour de questions ressortissant de l'ordre technico-médical. Ainsi, les moments consacrés à celles-ci apparaissent comme des lieux de légitimité du pouvoir médical. Cependant, avec les causeries de groupe, cette légitimité se déplace vers des questions non strictement médicales.

Les recommandations seront faites pour encourager les femmes à abandonner certaines pratiques sociales que les soignants jugent compromettantes pour l'équilibre du couple en contexte urbain. Par exemple, traditionnellement, la femme doit résider dans sa famille quelque temps après son accouchement. Cette prescription sociale a pour fonction d'éviter les grossesses trop rapprochées, honteuses parce qu'elles attestent de femmes incapables de contrôler leur sexualité, alors qu'elles sont censées l'être. À ce sujet, les agents de santé évoquent un autre risque d'ordre social : une séparation prolongée du couple pourrait être source d'infidélité de l'homme. Pire, dans un contexte de vie sociale où la polygamie est permise, l'homme pourrait prendre une seconde femme ; les exemples semblent ne pas manquer aux soignants pour illustrer ce risque. Gardons à l'esprit que les causeries éducatives sont faites par des agents de santé de sexe féminin qui participent des mêmes univers normatifs, culturels et sociaux que les consultantes. Entre deux risques sociaux (risque d'une grossesse rapprochée de la précédente et risque d'être victime d'infidélité ou d'avoir une coépouse), sages-femmes et accoucheuses auxiliaires optent pour le premier.

> *Les femmes, n'acceptez pas de rentrer ! Si vous pouvez vous asseoir (rester au domicile de l'homme), asseyez-vous ! Il y a les médicaments pour l'espacement des naissances pour vous aider. N'acceptez pas une telle chose, aller chez tes parents après l'accouchement ou aller dormir chez la belle-mère ; laissez la belle-mère tranquille ; l'essentiel est qu'elle cajole l'enfant et vous la laissez tranquille.*
>
> *(Une accoucheuse auxiliaire, séance de causerie enregistrée le 3 novembre 2003.)*

Les soignantes n'omettent pas d'insister sur le fait que le monde a changé et que les femmes doivent suivre en changeant aussi leurs conduites vis-à-vis des hommes après l'accouchement. La particularité de la sexualité masculine est rappelée. L'idée d'une passivité sexuelle féminine de laquelle serait absente toute entreprise de séduction chez la femme est réfutée.

> *[...] Nous savons que quand une femme accouche, avant le 45ème jour [après l'accouchement] [...] elle devient plus belle. Si tu arranges ça, en plus (rires des femmes), [...] Oui, le fait de devenir jolie fait que le propriétaire (le mari) va vouloir s'approcher, si tu dis : « non, non ». Nous voudrions que les femmes changent à ce niveau. Changer, cela ne veut pas dire que tu n'as pas froid aux yeux ou que tu es une pute ; non le monde a changé. Si tu dis que si ton enfant ne marche pas, l'homme ne te touchera pas, si tu ne fais pas attention, au moment de venir te toucher, peut-être qu'il apportera un problème du dehors[4], car tu le refusais, combien d'hommes peuvent s'abstenir et attendre ? Est-ce que vous pouvez nous dire le temps que les hommes peuvent s'abstenir dans le mois ? Celles qui sont dans leur foyer ? [...] Est-ce que ça peut attendre sept jours ? (rires des femmes) Non, c'est combien ? C'est vrai, nous n'avons pas été éduquées de cette façon. Toi aussi, tu ne chercheras pas à connaître ; donc, si tu dis que si ton enfant ne marche pas, [le mari] ne te touchera pas mais il ne te dira pas qu'il ira dehors. Avant que tu ne saches, il est avec les putes, tu regardes, toi qui dis de ne pas te toucher. Donc, tu ne peux pas faire des histoires. Tout ça fait partie de l'éducation des enfants. Donc, venez au 45ème jour pour qu'on vous consulte.*
>
> *(Une sage-femme, séance de causerie enregistrée le 6 novembre 2003.)*

Ces propos tenus de manière ludique tendent à attirer l'attention des femmes sur l'importance de la coquetterie pour le « bon » fonctionnement de leur vie de

---

4. La sage-femme fait allusion au VIH/sida.

couple. La coquetterie, l'adoption d'une méthode contraceptive ainsi que le non-refus des relations sexuelles en raison du risque de grossesse sont enseignés comme des moyens pour préserver la stabilité des relations au sein du couple.

LES CONSULTATIONS PRÉNATALES

Très vite, la plaisanterie laisse place à un face-à-face dans la salle de consultation, où les femmes sont examinées individuellement par les soignants. Le rapport de force numérique s'inverse : alors que dans la salle d'attente, il y a plus de consultantes que de professionnels de santé, dans les salles de consultation, la femme se retrouve en interaction avec plusieurs d'entre eux. La plaisanterie cède vite la place à la contrainte et à l'autorité dans les échanges. Après les prises de poids, de taille et de tension qui ont lieu sous le hangar, une patiente entre dans le bureau de consultation. Elle remet le carnet à la sage-femme et paye 700 FCFA (environ un euro)[5]. Puis, la sage-femme lui demande d'aller s'allonger sur la table. L'interrogatoire commence :

> *Sage-femme. — La date de tes dernières règles ?*
> *Patiente. — C'était au moment de Pâques. […]*
> *La patiente quitte la table d'examen et rejoint la sage-femme qui s'est installée à son bureau.*
> *Sage-femme. — Tu n'as pas de questions à poser ?*
> *(Silence)*
> *Sage-femme. — Tu ne cherches pas à savoir si l'enfant vit ou pas ?*
> *Une autre sage-femme qui assiste à la consultation lance. — Si on ne leur pose pas de questions, elles ne parlent pas. Elles sont têtues !*
> *Sage-femme. — Si vous venez ici, ne regardez pas nos visages, vous devez dire ce que vous avez. Il ne suffit pas de venir monter sur la table, descendre et partir.*

Les incompréhensions linguistiques ne manquent pas non plus dans la salle de consultation où les échanges se font la plupart du temps en français. Les questions de traduction et de compréhension linguistique ont toute leur importance dans les relations entre soignants et soignés en Afrique sub-saharienne. Car :

> *Si dans les pays du nord, que ce soit bon ou mauvais, les divers examens cliniques et para-cliniques permettent pratiquement de se passer de la parole du malade, celle-ci est au contraire essentielle dans les pays en voie de développement où l'anamnèse est souvent le seul élément du diagnostic dans la consultation.*
>
> *(Jaffré, 1990 ; 58)*

---

5. Un euro = 655 FCFA.

De l'espace réservé à l'animation de la causerie de groupe à la salle de consultation (où les échanges commencent spontanément en français), il s'opère un glissement linguistique. Si, dans le premier espace, les soignants s'expriment d'emblée en langue locale, dans la salle de consultation l'expression française est choisie de prime abord. Tout se passe comme si le choix de la langue procédait d'un marquage des frontières entre des zones de savoirs et une tentative de proximité/familiarité ou de distance/hiérarchie instaurée par les soignants à l'égard des femmes.

Sage-femme. — Donne 1 125 FCFA et va monter sur la table. [...]
Patiente. — Tout mon corps me fait mal.
Sage-femme. — Tout ton corps, tes yeux, tes cheveux te font mal ?
Patiente. — Non.
Stagiaire. — Le col est extérieur, le doigtier ramène du sang. (Elle le montre aux autres sages-femmes.) La patiente revient à la table des sages-femmes.
Sage-femme. — As-tu déjà accouché ?
Patiente. — Oui, j'ai un enfant.
Sage-femme. — Elle a un goitre et la taille n'est pas normale par rapport à la grossesse.
Une sage-femme. — Je vais reprendre sa taille ; viens. C'est ça. 1m48.
Sage-femme. — Tantie, dis à ton mari que ta grossesse est une grossesse à risque, tu as une petite taille ; il se pourrait que ça soit une opération. Il n'a qu'à préparer l'argent en cas d'opération. Que Dieu nous aide !

Un tel échange met en évidence les problèmes de compréhension linguistique et sémantique entre des catégories d'acteurs. Le premier niveau de compréhension a trait à l'expression des symptômes. La question pour le moins ironique de la soignante tente de cerner la douleur décrite par la femme enceinte. Ensuite, un second niveau d'échange s'articule sur la signification d'une expression médicale : grossesse à risque. Est-il évident que la patiente ait compris ce que recouvre l'expression « grossesse à risque » ? N'aurait-il pas été souhaitable que l'information sur le risque probable de son accouchement par césarienne soit délivrée également à son conjoint en milieu hospitalier ? En plus, le coût de l'acte représente-t-il l'unique point d'information sur une césarienne ? De façon globale, la rationalisation des conduites populaires que postule l'éducation pour la santé et les messages qu'elle véhicule sont difficilement atteignables. Y. Jaffré s'interroge à juste raison :

> *Ne serait-il pas alors plus légitime de repenser la question de l'éducation pour la santé à partir des déterminants sociaux et psychologiques des différentes conduites ayant une influence sur la santé plutôt que d'espérer une bien illusoire rationalisation des comportements ?*
>
> *(Jaffré, 1990 : 62)*

Dans le prolongement de ce questionnement, il devient pertinent de décrypter les contenus non strictement médicaux des discours des soignants.

DES PROPOS MORALISATEURS EN TEMPS DE CPN

La sensibilisation relative aux questions d'ordre social constitue l'un des registres relationnels des soignants.

L'accompagnante d'une jeune fille aux allures timides et hésitantes s'approche d'une sage-femme et dit. — C'est A qui nous envoie chez vous.
La sage-femme prend le carnet, regarde et dit. — C'est ce que je n'aime pas.
L'accoucheuse s'adresse à la jeune fille. — Va monter sur la table. Votre grossesse a combien de mois ?
(Silence)
L'accoucheuse s'adressant à la sage-femme. — Je trouve quatre mois et demi. Hauteur utérine 18.
Sage-femme. — Ça bouge ?
Accoucheuse auxiliaire. — Non. C'est une IVG [interruption volontaire de grossesse]. Descends !
La jeune fille descend et vient s'installer en face des sages-femmes. L'accompagnante. — C'est une orpheline.
Sage-femme. — Qu'est-ce que tu as pris pour faire l'avortement ?
(Silence)
L'accompagnante. — Dis-leur ce que tu as pris.
La jeune fille. — C'est du miel.
Sage-femme. — Ce n'est pas du miel seulement, tu as mis quelque chose dans le vagin car ça sent !
(Silence)
L'accompagnante. — Il faut parler pour qu'on puisse t'aider. Tu as mis quelque chose.
Sage-femme. — Le monsieur ne veut pas la grossesse ?
La jeune fille. — Oui.
Sage-femme. — Même s'il ne veut pas la grossesse, ce n'est pas pour autant que tu vas faire ça ; est-ce que tu sais que tu pouvais mourir ? [...] Tu sais qu'il y a le sida ; en plus, tu peux mourir en faisant l'avortement, il y a le sida que tu peux avoir alors qu'on n'a pas encore trouvé de médicament.

Autre situation : en face d'une soignante, une patiente explique que son conjoint n'est pas prêt à payer les ordonnances médicales. La soignante lui répond :

La femme enceinte est fragile, c'est toi-même qui arriveras à résoudre ce problème ; l'extérieur ne peut pas t'aider.

Les professionnelles de santé s'improvisent souvent conseillères dans les relations de couple. Les conjoints ont une place dans cette relation de pouvoir au sein de l'univers des soins. Ils sont souvent convoqués dans la salle de consultation pour y recevoir notamment les recommandations relatives à l'achat des produits prescrits.

Nous voulons que vous arriviez à dompter vos maris pour qu'ils vous suivent. Vous avez entendu ?

(Une sage-femme pendant une séance de causerie enregistrée le 27 octobre 2003.)

De fait, cette critique tend à se légitimer dans un contexte où les échanges entre les soignants et les usagers de soins dans le cadre des CPN sont empreints de domination des uns sur les autres. En effet, les femmes sont considérées par les personnels de santé comme des personnes qu'il faut « éduquer », « sensibiliser ».

À l'instar de nombreux services de soins en Afrique, le cadre des consultations prénatales rime souvent avec une mauvaise qualité de l'accueil. Mais qu'est-ce qui détermine ce mauvais accueil ? Certaines patientes font plus les frais de ce mauvais accueil que d'autres. Une première CPN tardive est le signe d'une défaillance de la sensibilisation pour les soignants : « Ça vaut huit mois et c'est ta première pesée! Tu es restée à la maison pour faire quoi ? » Les grandes multipares sont « grondées », « moralisées » et savent qu'elles ne seront pas ménagées par les personnels de santé pendant les « pesées » ou dans la salle d'accouchement. La consultation de madame A portant sa septième grossesse à 35 ans s'est terminée par la tenue de propos moralisateurs à son égard.

Sage-femme. — Tu as fait combien d'accouchements ?
Patiente. — C'est la septième grossesse.
Sage-femme. — Qu'est-ce que tu fais comme travail ?
Patiente. — Rien.
Sage-femme. — Et ton mari ?
Patiente. — Rien.
Sage-femme. — As-tu quel âge ?
Patiente. — 35 ans.
Sage-femme. — À 35 ans avec sept grossesses, c'est quand même trop pour vous, c'est Dieu qui va s'occuper des enfants ; Dieu a beaucoup de dossiers à gérer. Même si ce n'est pas ça, pour ta propre vie. Si tu meurs, après le 40ème jour, on donnera une autre femme à ton mari. Ce n'est pas vrai ; dis à ton mari de venir me voir. Lève-toi, je vais t'accompagner chez le docteur.

Voyons le cas d'une autre multipare :

La sage-femme regarde le carnet et lance à ses collègues. — 13ème geste ! (puis continue) Si tu constates bien, ce sont les femmes musulmanes.
(Puis, elle se retourne vers la patiente.)
Sage-femme. — Tu as quel âge ?
Patiente. — 33 ans.
Sage-femme. — 13 grossesses, tu sais que tu vas te tuer. Qu'est-ce qu'il y a ?
Patiente. — Il y a en qui sont décédés.
Sage-femme. — Même s'il reste quatre, pourquoi en faire d'autres ?
Patiente. — Il y a comme un génie qui me suit. Lorsque je dors la nuit,

il y a un homme qui vient faire des rapports sexuels avec moi, alors que ce n'est pas mon mari. J'ai même dit à ma sœur de m'aider.
Sage-femme. — Il faut faire attention ; tu dois dire tes problèmes à ton mari, mais pas à tes parents. Tu as des coépouses ?
Patiente. — Oui, deux.
Sage-femme. — Elles n'ont pas fait de contraception ?
Patiente. — Oui, mon mari m'a dit que c'est parce qu'il leur a fait mettre le stérilet qu'elles sont chaque fois malades et qu'il ne va pas me le faire mettre.
La sage-femme s'adressant à ses collègues. — Celle-là est bien en psychiatrie. Si tu accouches, reviens nous voir. Qu'est-ce que tu fais ?
Patiente. — Rien, je ne peux pas garder de l'argent sur moi. Même si vous me donnez 500 F tout de suite, je ne saurai pas ce qu'est devenu l'argent. Ce sont les génies là.
L'accoucheuse auxiliaire. — Donne 700 FCFA et va te coucher.
(L'accoucheuse l'examine et proclame à ses collègues : bon état général, pas de vergetures, pas de varices, pas d'œdèmes. HU 30 cm. Il est postérieur, court ramolli, leucorrhées jaunâtres.)
(La patiente revient s'asseoir au bureau où sont installées les autres sages-femmes.)
Sage-femme. — Il faut sortir et aller prendre la tension. Dis à ton mari que madame fait des histoires. [...] Il faut prendre la Nivaquine jusqu'à l'accouchement. Je te donne une ordonnance, ton mari pourra l'acheter ?
Patiente. — Écrivez.
Une sage-femme. — Il y a des médicaments qu'on peut lui donner.
L'accoucheuse. — C'est pour moi et je ne vais pas lui donner ; ma grande sœur qui a fait 12 accouchements soit disant qu'elle cherche un garçon, j'ai refusé de lui donner mes vieux habits. On ne peut pas les encourager à faire beaucoup d'enfants.
Sage-femme. — Reviens demain prendre des médicaments.

Dans ces échanges, il y a une mise en scène des conceptions d'ordre culturel. Par exemple, dans de nombreuses sociétés burkinabè, les représentations populaires établissent que chaque individu dispose d'un partenaire génie de sexe opposé qui assure sa protection. Cependant, il est admis que cette dualité puisse devenir pathologique quand ce « couple » (homme/génie) entretient des rapports sexuels. D'où l'évocation des génies par cette femme pour justifier ses multiples grossesses. Par ailleurs, en dépit des actions de planification familiale, nombreuses sont encore les personnes qui pensent que les méthodes de prévention des grossesses peuvent être la cause d'une stérilité ou de maladies chez les femmes. L'exercice du pouvoir des soignants sur les femmes pendant les CPN tend aussi à concerner les conjoints bien que ceux-ci soient souvent absents des consultations.

Quant aux relations avec les jeunes primipares, elles seront caractérisées par des remontrances à l'instar de celles qu'on fait à des enfants. La question n'est pas de savoir si de tels propos ont leur place dans le cadre d'un échange médicalisé, le fait est qu'ils finissent par apparaître comme le seul registre d'échange entre soignants et soignées. Face à une jeune fille qui porte sa première grossesse et qui hésite manifestement à dévoiler son intimité dans la salle de soins, la sage-femme lui lance : « Tu as honte de quoi ? Moi aussi, j'ai des seins. » À l'instar de divers espaces sociaux, la notion de honte occupe une place importante dans les interactions entre usagers et prestataires de soins. L'accès aux corps et aux discours sur les plaintes des patientes peut être problématique en raison des sentiments associés à la pudeur, pudeur que l'on traduit couramment par « honte ». À cet effet, les non-dits renvoient aux maladies sexuelles ou à des prescriptions médicales pour ces pathologies : « Le médicament [prescrit] est aussi pour votre mari ». Les personnels de santé ont volontiers recours au registre de la honte pour faire passer des messages médicaux, notamment ceux relatifs au domaine de la prévention.

Les agents de santé qui viennent à une consultation ne sont pas traités différemment. Là encore, l'évocation de la honte est l'argument pour culpabiliser celle qui n'a pas respecté la régularité des CPN.

La sage-femme prend le carnet. — Mme T fait quoi ?
Patiente. — Fille de salle.
Sage-femme. — Où ?
Patiente. — À Yalgado.
Sage-femme. — Tu n'as même pas honte, c'est maintenant que tu viens à la pesée ? Tu es de la santé ! Elle l'examine et dit : bon état général, pas d'œdèmes, pas de vergetures, pas de varices, hauteur utérine 29 cm [...].
Sage-femme. — Le col est postérieur court, ramolli, le doigtier RAS, plus à gauche. Je ne suis pas contente, ça ne colle pas à un agent de santé. Prends ton carnet, je ne vais pas te parler. À l'hôpital, tu pouvais même aller faire la pesée pourquoi ? Il ne faut plus aller au travail. Il ne faut plus faire ça.
(La fille de salle ne dira pas un mot.)

À l'égard d'une connaissance, le contenu de la prise en charge n'est pas forcément différent de ce qui se passe habituellement.

La sage-femme s'adresse à une élève stagiaire. — Va l'examiner, c'est la femme de l'ami de mon père.
La stagiaire. — Elle est colorée, la dentition est complète, HU 12, pas d'œdèmes, pas de varices, le col est postérieur, ramolli, long, leucorrhées blanchâtres.
Une deuxième sage-femme. — Tu dois me remettre 1 125 FCFA. C'est C. ton nom de famille ?
Patiente. — Oui.
La deuxième sage-femme. — Tu vas acheter ces médicaments et revenir le jeudi avec l'ancien carnet du dernier enfant.
Patiente. — Je suis constipée.
Première sage-femme. — Qu'est-ce tu prends ?
Patiente. — On m'avait prescrit du Forlax.

(Elle lui montre un lot de médicaments.)
Première sage-femme. — As-tu des hémorroïdes ?
Patiente. — Oui.
Première sage-femme. — Tu peux partir et revenir le jeudi.

DES RAPPORTS MARCHANDS

À l'observation des espaces des CPN, un paradoxe apparaît à propos de l'argent dépensé par les consultantes. D'une part, les discours officiels s'attardent sur la gratuité des CPN, d'autre part les frais déboursés en CPN semblent jouer un rôle important aussi bien pour les femmes que pour les personnels de santé. En dépit de la circulaire ministérielle de 2001 sur la gratuité des CPN, la quasi-totalité des échanges commencent et se terminent par un paiement de la patiente[6]. Les femmes en CPN ne dépensent pas les mêmes sommes d'argent. Les sommes réclamées par les soignants diffèrent selon les actes : carnet, examens biologiques, seringue…

Sage-femme. — La date probable d'accouchement est en mars 2004. Tu as mal quelque part ?
Patiente. — Non. [...]
Sage-femme. — Tu dois nous donner 1 125 FCFA.
Patiente. — Je n'ai pas l'argent avec moi.
Sage-femme. — Va chercher l'argent avant qu'on ne t'examine.

Lors d'une autre consultation, on note les propos suivants :

Patiente. — Mon argent n'est pas arrivé.
Sage-femme. — Tu as combien ?
Patiente. — 800 FCFA
Accoucheuse auxiliaire. — Il faut aller chercher l'argent chez une autre femme !
(La patiente revient quelques instants plus tard avec 1 000 FCFA.)
Sage-femme. — Mais il reste 125 FCFA.
Accoucheuse auxiliaire. — Donne ! On ne va pas remettre la seringue qui coûte 125 FCFA.

Puis l'accoucheuse auxiliaire procède à l'examen de la femme.

La réclamation des sommes par les soignants aux femmes en CPN est accompagnée de peu de justifications. Cependant, lorsque de rares patientes

---

6. Normalement les consommables et les médicaments pour la CPN sont fournis gratuitement par le Ministère de la santé afin de garantir la gratuité de la CPN pour les femmes (Fer, acide folique, gants…) : mais selon les sages-femmes, il y a toujours des choses qui manquent et elles doivent faire payer les femmes, ce qui crée des tensions entre les femmes, leur famille et les prestataires de soins.

osent demander la raison des sommes qu'elles ont payées, les personnels de santé perçoivent cela comme une accusation de détournement.

Sage-femme. — Donne 700 FCFA et entre t'allonger.
Patiente. — Pourquoi la consultation est 700 FCFA ?
Sage-femme. — Attends que je t'explique, les femmes là, pensent qu'on détourne leur argent. 400 FCFA pour les gants, 100 FCFA pour les doigtiers et 200 FCFA pour les urines.
Patiente. — C'est pour pouvoir expliquer à mon mari, parce qu'il me demande...

D'une manière générale, ce sont les hommes qui payent les frais relatifs à la santé, à la grossesse et l'accouchement (Gruénais & Ouattara, 2007 ; Ouattara, Bationo & Gruénais, 2009).

En pratique, cette norme sociale est également une stratégie pour les femmes enceintes pour réclamer de l'argent à leurs conjoints ou partenaires sous le prétexte des visites de CPN. Les hommes ne sont pas dupes. En outre, peu de femmes sont accompagnées de leurs conjoints ou partenaires aux CPN. Les rencontres de groupe organisées pendant le programme Aquasou et auxquelles des hommes ont été conviés, leur ont donné l'occasion de soulever le fait qu'ils remettent de l'argent à leurs femmes qui ne se rendent pas aux CPN. L'argent destiné aux CPN s'inscrit dans les relations de couple et dans les relations avec les soignants. La probabilité pour qu'un homme donne à sa femme l'argent destiné au suivi médical de la grossesse dépend certes de sa solvabilité économique mais aussi de la nature du lien avec la femme. Se procurer de l'argent pour les CPN dépend aussi de la capacité de négociation des femmes auprès des hommes.

Sage-femme. — Pour vous, c'est quoi ?
Patiente. — J'ai mal au bas-ventre.
Sage-femme. — Donnez 400 FCFA et allez pour qu'on vous examine.
Patiente. — Franchement, dit madame, je n'ai que 25 FCFA.
Sage-femme. — Si vous avez 125 FCFA, vous allez acheter les gants et amener.
Une autre sage-femme. — Elle te dit qu'elle n'a que 25 FCFA.
Sage-femme. — Il faut repartir à la maison chercher 125 FCFA, acheter les gants à la pharmacie et les amener.
(La patiente revient au bout d'une demi-heure avec les gants.)
Sage-femme. — Qu'est-ce que je vous avais dit, le Peul ne dit jamais la vérité.
L'autre sage-femme. — Elle avait l'argent sur elle. [...]
Sage-femme. — Et ton mari ?
Patiente. — Il est là.
Sage-femme. — Dis-lui de venir me voir.
Puis la sage-femme s'adressant à ses collègues. — Si je ne lui dis pas comme ça, elle va amener l'ordonnance, il ne va pas payer et elle ira ailleurs.

Les personnels de santé ont parfois recours à une typologie des usagers en fonction de leurs groupes d'appartenance (Ouattara, 2001). En situation de CPN, les soignants généralement de sexe féminin usent de conseils afin que les hommes s'acquittent des sommes réclamées.

À l'observation, les visites prénatales se caractérisent dans la forme par un enchaînement mécanique. Le français et le mooré sont les deux langues qui dominent les échanges discursifs. La question récurrente posée aux femmes consiste à leur demander l'âge de leur grossesse. Les accouchements à domicile ne seraient-ils pas souvent la conséquence de ce genre d'inadéquations ?

CONCLUSION

Les espaces dédiés aux CPN apparaissent donc comme des lieux de confrontations des référents pour les acteurs qui s'y retrouvent (Freidson, 1960). L'objectif ici consistait moins à évaluer l'efficacité des CPN qu'à documenter et décrypter le contenu des interactions qui ont cours pendant leur processus. D'ailleurs des interrogations subsistent sur leur éventuelle utilité (Prual, De Bernis & Ould El Joud, 2002).

Les consultations prénatales telles qu'elles sont pratiquées dénotent plus un automatisme chez les soignants et une pure formalité pour les usagers de soins qu'une pratique médicale qui aurait pour but d'identifier les possibles problèmes au cours d'une grossesse. Une pléthore de soignants interviennent, tant et si bien qu'il est difficile d'avoir une idée précise sur les rôles de chacun et *in fine* sur les responsabilités des uns et des autres. Difficile donc au terme d'un « regard anthropologique » sur les CPN de ne pas recommander des consultations plus centrées sur chaque patiente : « à chaque femme, une approche ciblée pour le suivi de la grossesse ». Cette assertion ne peut être valable que dans une configuration où les femmes sont installées dans une relation de confiance pour pouvoir :

> *[...] exprimer leurs angoisses et recevoir l'écoute nécessaire tant des professionnels de santé que des autres parturientes. Elle (la consultation prénatale) donne simultanément l'occasion au personnel de santé de créer une relation de confiance qui leur donnera le poids nécessaire lors d'une décision de référence vers l'hôpital de premier recours.*
>
> *(De Brouwere & Richard, 1999 : 10)*

De fait, il y a une différenciation sociale entre les unes et les autres qui est établie par le « pouvoir de soigner ». La dichotomie instaurée par les identités sociales et professionnelles est difficilement contestable (Jaffré & Prual, 1993). Mais il y a autre chose : les soignantes et les usagers semblent négocier au quotidien l'accord autour de valeurs normatives. Cette négociation est bien au cœur de la problématique de la qualité des soins. Il est nécessaire d'appréhender de manière approfondie ces valeurs normatives pour pouvoir envisager une « approche centrée sur le patient », approche définie comme un paradigme tenant compte des interactions entre soignants et usagers, notamment des aspects culturels et des choix des acteurs sociaux existants pour une meilleure qualité des soins (Fourn *et al.*, 2005 ; Mead & Bower, 2000).

BIBLIOGRAPHIE DES SOURCES CITÉES

DE BROUWERE V., RICHARD F., 1999. *La Consultation Prénatale : qu'y a-t-il de démontré ?*, multrigr.

FOURN L., OUENDO M., ADE G., KASSA F., 2005. « Qualité des soins : Approche centrée sur le malade », *Médecine d'Afrique Noire*, 52, 2, 91-96

FREIDSON E., 1960. « Client Control and Medical Practice », *American Journal of Sociology*, 65, 4, 374-382

GIDDENS A., 1994. *La constitution de la société*, Paris, PUF.

GOFFMAN E., 1974. *Les rites d'interaction*, Paris, Éditions de minuit.

GRUÉNAIS M.-É., OUATTARA F., 2007. « Usages de la santé et des structures de soins ». In : T. BIERSCHENK, G. BLUNDO, Y. JAFFRÉ, M. TIDJANI ALOU (eds), *Une anthropologie entre rigueur et engagement*, Leiden/Paris, APAD-Karthala, p.379-396

JAFFRÉ Y., 1990. « Éducation et Santé ». In : D. FASSIN, Y. JAFFRÉ (eds), *Sociétés, Développement et Santé*, Paris, Ellipses/AUPELF, Collection Médecine Tropicale, 50-66

JAFFRÉ Y., PRUAL A., 1993. « Le corps des sages-femmes, entre identités professionnelle et sociale », *Sciences Sociales et Santé*, 11, 2, 63-80

MEAD N., BOWER P., 2000. « Patient-centredness : a Conceptual Framework and Review of the Empirical Literature », *Social Science and Medicine*, 51, 1087-1110

MURIRA N., MUNJANJA S. P., NYSTROM L., LINDMARK G., 1997. « Effect of a New Antenatal Care Programme on the Attitudes of Pregnant Women and Midwives Towards Antenatal Care in Harare », *Central African Journal of Medicine*, 43, 5, 131-135

OUATTARA F., 2001. « Conscience professionnelle, clientélisme et corruption : pratiques et justifications des personnels de santé du centre médical d'Orodara (Burkina Faso) », *Bulletin du réseau anthropologie de la santé en Afrique*, 2, 63-95

OUATTARA F., BATIONO F., GRUÉNAIS M.-É., 2009. « Pas de mère sans un "mari". La nécessité du mariage dans les structures de soins à Ouagadougou (Burkina Faso) », *Autrepart*, 52, 79-92

PRUAL A., DE BERNIS L., OULD EL JOUD D., 2002. « Santé maternelle en Afrique francophone. Rôle potentiel de la consultation prénatale dans la lutte contre la mortalité maternelle et la mortalité néonatale en Afrique sub-saharienne », *Journal de Gynécologie Obstétrique et de Biologie Reproductive*, 31, 1, 90-99

ROONEY C., 1992. *Antenatal care and maternal health. How effective is it ? A review of the evidence*, Maternal Health and Safemotherhood Programme, Division of Family Health, World Health Organization, Geneva.

WANG W., ALVA S., WANG S., FORT A., 2011. *Trends Levels and Trends in the Use of Maternal Health Services in Developing Countries*, ICF Macro Calverton, Maryland, USA.

WANGRE P., 2000. *Santé maternelle et infantile. Une analyse sociologique des déterminants liés à l'irrégularité des consultations prénatales : le cas des femmes de Koupéla*, Mémoire de maîtrise de sociologie, Université de Ouagadougou, Burkina Faso.

ZONGO S., 2005. *Approche anthropologique des accouchements à domicile dans le district sanitaire du secteur 30 de Ouagadougou*, Mémoire de maîtrise de sociologie, Université de Ouagadougou.

Les accouchements à domicile : un choix ou une contrainte ?

Sylvie Zongo*

Introduction

La situation sanitaire des femmes dans les pays en développement et particulièrement en Afrique est préoccupante[1]. Nombreuses sont celles qui n'ont pas accès aux soins de santé appropriés durant la grossesse et l'accouchement, période au cours de laquelle la femme est vulnérable. Chaque année, environ 350 000 femmes meurent dans le monde des suites de complications liées à la grossesse et à l'accouchement[2] ; 99 % de ces décès interviennent dans les pays en développement, décès qui sont liés en majorité à des causes évitables (Bergström & Goodburn, 2001).

Il semble y avoir un consensus sur le fait que la réduction de la mortalité maternelle passe par une amélioration de la qualité des soins et l'accès aux services de santé pendant la grossesse, l'accouchement et le post-partum[3]. La proportion de femmes dont l'accouchement s'est déroulé en établissement de santé était de seulement 38 % en 2003[4]. Cette situation contraste avec l'utilisation des services de santé pendant la grossesse. Des inadéquations sont en effet constatées entre le taux de consultations prénatales jugé élevé et le taux d'accouchements assistés jugé bas. Ces différences s'expliquent par le fait que beaucoup de femmes accouchent encore hors des centres de santé, notamment à domicile, et le plus souvent sans assistance qualifiée.

---

* Anthropologue, Institut des sciences des sociétés (INSS), Centre national de la recherche scientifique et technologique (CNRST), Ouagadougou, Burkina Faso.

1. Ce chapitre est inspiré d'un travail réalisé par l'auteure (Zongo, 2004).
2. Les dernières estimations du niveau de mortalité maternelle dans le monde, 358 000 décès maternels pour l'année 2008, montrent une diminution de la mortalité maternelle de 34 % par rapport à l'année 1990 (OMS/UNICEF/UNFPA/World Bank, 2010).
3. Conférence de Nairobi en 1987, la CIPD au Caire en 1994 et à Niamey en 1998.
4. Selon l'*Enquête démographique et de santé*, Burkina Faso (INSD, 2003). Une autre étude *EDS* qui a été publiée montre qu'en 2010, 66 % des femmes avaient accouché dans une structure de santé (*EDS Burkina Faso*, INSD, 2010-2011), donc une nette amélioration.

Il a été révélé l'existence de plusieurs facteurs qui font que les populations ne recourent pas aux services de soins obstétricaux pour l'accouchement (Diallo *et al.*, 1991). Une grande part des analyses a cependant été accordée aux facteurs socioculturels et économiques. L'ignorance des risques liés à la grossesse et à l'accouchement ainsi que la précarité économique des populations (des femmes en particulier) sont parfois présentées comme les principaux facteurs explicatifs du non-recours aux centres de santé pour l'accouchement.

Une telle approche du phénomène conduit à incriminer les populations et, partant, à déresponsabiliser le système de soins. L'organisation de ce système, la qualité des prestations assurées dans les services de santé et les pratiques des soignants sont peu considérées (Fassin, 2001 ; Fassin & Defossez, 1992).

Notre propos s'inscrit dans une perspective anthropologique. Il va au-delà de l'incrimination des causes dites socioculturelles pour analyser les déterminants, les vécus et les perceptions de ce que l'on appelle « les accouchements à domicile », dans une approche qui intègre à la fois le système de soins, les personnels de santé et les usagers ; notre hypothèse étant que les contraintes sociales et économiques des populations et surtout leur supposée ignorance des risques liés à l'accouchement, ne sauraient à elles seules justifier les accouchements en dehors des services de santé. L'organisation du système de soins et le fonctionnement des services de santé méritent d'être considérés.

L'enquête sur les accouchements à domicile s'est déroulée de la mi-octobre 2003 à la mi-avril 2004. Elle a concerné une aire de santé urbaine et une aire de santé semi-urbaine située à une vingtaine de kilomètres de Ouagadougou. Elle est intervenue à la suite d'une analyse situationnelle qui a révélé l'importance des accouchements à domicile dans le district sanitaire du secteur 30 :

- avec seulement 2,25 % des accouchements en 2001 et 5,33 % en 2003 ayant eu lieu à la maternité de référence ;
- et avec 5,55 % des accouchements en 2002 et 4,18 % en 2003 ayant eu lieu à la maternité de la structure périphérique semi-urbaine.

Apparaît donc la nécessité de les documenter pour en saisir les déterminants dans une aire de santé où 84 % de la population vit dans un rayon de 5 km d'un service de santé.

Les données sont issues d'observations menées au sein desdits centres, et d'entretiens que nous avons réalisés avec des femmes qui ont accouché à domicile et des membres de leur entourage, du personnel de santé ainsi que des accoucheuses villageoises.

Les femmes (14 pour le milieu urbain et 10 pour le milieu rural) ont été identifiées dans les centres de santé avec l'aide des soignants, et dans la communauté grâce aux accoucheuses villageoises[5]. Elles avaient un âge compris entre 16 et 40 ans. Trois d'entre elles étaient des primipares et 21 des multipares.

Des données issues de discussions de groupe réalisées dans le cadre des activités du programme Aquasou, avec des femmes qui fréquentent d'autres services de santé maternelle du district sanitaire, ont également été prises en compte dans notre analyse.

LES ACCOUCHEMENTS À DOMICILE : UNE NOTION PLURIELLE

L'expression « accouchements à domicile » renvoie habituellement à l'ensemble de ceux qui se déroulent hors des structures de santé. Toutefois, une telle définition paraît réductrice si l'on tient compte des discours des personnels de santé. Il y aurait en effet une certaine classification des accouchements qui se passent hors des structures et qui varie d'une aire de santé à une autre et à l'intérieur d'une même zone. Ainsi, selon que l'on se situe en milieu urbain ou en milieu rural, un type particulier de qualificatif est utilisé et renvoie à une catégorie bien définie.

Pour l'essentiel, les professionnels distinguent deux catégories d'accouchements à domicile.

La première catégorie concerne les accouchements à domicile dits « assistés ». Il s'agit là de cas d'accouchements qui se passent hors des structures de santé, mais avec l'assistance d'une personne formée aux techniques obstétricales et reconnue par lesdites structures. On y retrouve en général les accouchements à domicile qui ont lieu en milieu semi-urbain et en

5. Au CMA du secteur 30, c'est notre participation aux réunions quotidiennes (staff) du personnel de santé qui nous a permis de prendre connaissance des cas d'accouchements à domicile. Pendant les staffs, nous relevions les cas qui ont été enregistrés au cours de la garde ou de la permanence et, avec l'aide d'un membre de l'équipe de garde ou de la responsable des suites de couches, nous rentrions en contact avec les parturientes. À Koubri, en milieu rural, la rareté des cas enregistrés au sein de la maternité nous a conduits à développer une autre stratégie pour identifier les parturientes. Ainsi, à partir de rencontres avec le service de l'action sociale, d'échanges informels avec les personnes que nous rencontrions, de la participation à des causeries entre jeunes femmes et de la collaboration des accoucheuses villageoises, nous avons pu obtenir des témoignages et identifier des femmes qui ont accouché à domicile.

milieu rural du fait de la présence des accoucheuses villageoises (AV)[6].

La deuxième catégorie renvoie aux accouchements à domicile dits « non assistés ». Il est question ici de ceux qui se font hors des structures de santé et sans l'assistance d'une personne dite qualifiée et reconnue par les services de santé. Dans ce type de cas, la femme accouche le plus souvent seule ou avec l'aide d'un membre de l'entourage (tante, belle-mère, coépouse, etc.) qui n'a pas reçu de formation spécifique[7]. Cette classification d'accouchements à domicile est caractéristique de la zone urbaine où il n'existe pas d'accoucheuses villageoises, et où le personnel de santé n'est pas habilité à les effectuer en dehors des services de santé.

LE CONFLIT DES RESPONSABILITÉS

Au sujet des raisons du non-recours aux services de santé pour l'accouchement, les discours des différents acteurs qui interviennent dans la prise en charge de la grossesse et de l'accouchement (femmes et entourage, personnels de santé, accoucheuses villageoises) évoquent des facteurs qui d'une certaine manière traduisent un conflit. En effet, divers déterminants entrent en jeu dans l'explication des accouchements qui s'effectuent en dehors des services de santé. Ces caractéristiques sont aussi bien sociales, économiques, médicales que politiques et renvoient à des catégories d'acteurs bien définis. Ainsi, contrairement aux travaux qui ont tenté d'expliquer la non-utilisation des structures de santé pour l'accouchement par le seul fait des populations, notre recherche a relevé une multiplicité de déterminants qui dépassent les registres socioculturels habituellement incriminés.

---

6. L'accoucheuse villageoise ou « *laafi na poaka* » (litt. femme de santé/de paix) en mooré, langue majoritairement parlée dans la zone, est une femme choisie par les membres de la communauté à partir de critères basés sur l'âge, la capacité à inspirer le respect et la confiance de la population. Elle fait partie, avec l'agent de santé villageois (ASV) ou « *laafi na raogo* » (litt. homme de santé/de paix, parce qu'ils sont généralement des hommes), des agents de santé communautaire (ASC). Une qualification, acquise après une formation d'environ 60 jours auprès des personnels de santé dans les maternités, distingue ces accoucheuses villageoises des accoucheuses traditionnelles et leur permet de réaliser des accouchements qui sont dits « accouchements assistés ».
7. Selon les données *EDS* de 2003, 38 % des accouchements ont été assistés par un personnel non qualifié soit 15 % par les accoucheuses traditionnelles et 23 % par les parentes et autres. Ces données signalent par ailleurs que 6 % des accouchements ont été effectués sans assistance. Selon les données *EDS* de 2010 la proportion des accouchements par les accoucheuses traditionnelles aurait diminué pour atteindre 9 %.

Les femmes et leur entourage dans les accouchements à domicile

L'implication des parturientes et de leur entourage dans les accouchements à domicile relève de facteurs économiques, sociaux, matériels, tout autant que médicaux, et qui n'ont pas la même portée selon le milieu de résidence et selon que l'accouchement ait été assisté ou non. Dans les explications relatives à la sous-utilisation des services de santé par les femmes au moment de la grossesse et de l'accouchement, des travaux ont noté la prédominance de deux facteurs : les contraintes économiques et culturelles. Il y a surtout eu une certaine « culturalisation » des réticences des populations vis-à-vis des services de santé (Fassin, 2001). Tout se passe comme si ces deux facteurs suffisaient pour comprendre les comportements des populations en matière de santé. Certes, ces éléments ont été évoqués dans les discours des personnes que nous avons rencontrées, mais dans une moindre proportion par rapport à d'autres.

Les « prédispositions » biologiques et le problème des consultations prénatales (CPN)

L'une des principales causes exprimées par les femmes et leur entourage est la rapidité du travail et la facilité de l'accouchement. La rapidité du travail constitue, selon les femmes rencontrées, la principale raison de leur accouchement à domicile, surtout pour celles qui ont fait un accouchement à domicile non assisté. Pour la quasi-totalité d'entre elles, « ça n'a pas pris du temps » ou encore « ça a été rapide ». Lorsqu'il s'agit d'un accouchement à domicile assisté (en milieu rural), le bon déroulement du travail conforte la femme à ne pas se rendre dans un service de santé, ni pendant ni après l'accouchement. Tant que l'accouchement se passe sans complications, il n'y a pas lieu de faire appel aux services de santé. Ce recours ne doit intervenir que lorsque la parturiente éprouve des difficultés pour accoucher ou présente des complications post-partum.

Hormis cette rapidité évoquée dans le déroulement du travail et la facilité de l'accouchement, il y a aussi ce que les femmes ont qualifié « d'ignorance du nombre de mois de gestation » et la méconnaissance des premiers signes de l'accouchement. Pour ces femmes, le travail serait intervenu à un moment où elles ne s'y attendaient pas. Le nombre de mois de gestation étant méconnu, il y a une très grande approximation du terme et donc de la date envisageable de l'accouchement. Les femmes dans leurs discours imputent cela à leur faible niveau d'instruction d'une part, et au problème des consultations prénatales (CPN) d'autre part. Sur ce dernier point, patientes et soignants s'accusent mutuellement sur le déroulement des CPN. Les professionnels de santé reprochent aux femmes leur irrégularité et leur mutisme pendant les CPN et les femmes à leur tour les accusent de ne pas leur accorder d'intérêt pendant ces consultations.

Outre le problème de communication entre usagers et prestataires de soins pendant les CPN, il faut retenir la manière dont ces CPN sont perçues par les populations. Une corrélation positive est parfois établie entre l'absence de régularité aux CPN et les accouchements à domicile. Si le caractère préventif des CPN est parfois avancé par les populations pour justifier leur fréquentation, il faut y associer le fait qu'il permettrait un accès facile à la salle de travail. Présenter le « carnet bleu »[8] le jour de l'accouchement garantirait l'indulgence du personnel de santé et par conséquent une prise en charge, ne fût-ce qu'avec une seule CPN réalisée. Dès lors, seules les femmes ayant eu recours aux CPN osent se rendre à la maternité pour accoucher ; les autres craignent un mauvais accueil et une prise en charge négligente. Par ailleurs, pour celles qui n'ont pas effectué de CPN en raison du manque de moyens financiers, l'accouchement à domicile est inéluctable dans la mesure où, hormis le mauvais accueil, la femme et son entourage devront faire face aux frais d'ordonnances, d'accouchement et d'hospitalisation. Des frais qui, lorsqu'ils ne sont pas honorés, peuvent réduire la qualité de la prise en charge.

La question financière et la responsabilité sociale du conjoint

De ce qui précède, on peut déduire que les difficultés financières représentent également un motif de non-recours aux services de santé pour l'accouchement. Précisons toutefois que ce facteur n'a pas été évoqué de façon directe au cours de notre recherche, mais plutôt par rapport à des cas que les informateurs auraient vus ou dont ils auraient entendu parler. En d'autres termes, les personnes que nous avons rencontrées n'ont pas fait de lien entre les difficultés financières et leur propre accouchement à domicile, mais les ont évoquées comme une des raisons qui pourraient contribuer à un accouchement hors des services de santé. En effet, la situation financière précaire des femmes et surtout celle de leur conjoint, du fait de l'absence de source de revenu, peuvent dans une certaine mesure influer sur le recours aux services de santé pour les CPN comme pour l'accouchement, car le rôle de l'homme dans la prise en charge financière de la grossesse et de l'accouchement n'est plus à démontrer (Wangre, 2000). Premier partenaire financier, c'est lui qui est censé assumer les dépenses qui interviennent pendant cette période. Son absence pendant le travail peut donc entraver dans certains cas l'évacuation de la femme vers une structure sanitaire. Presque toutes les femmes que nous avons rencontrées ont accouché en l'absence de leur conjoint. Le mari ou partenaire, s'il n'était pas en voyage, était à son lieu de travail. Il ne s'agit pas ici de dire que cette corrélation positive est toujours établie, étant donné que d'autres membres de l'entourage peuvent intervenir dans l'évacuation de la parturiente, mais de noter que l'absence de l'homme peut retarder significativement la décision d'évacuer la femme vers une structure de santé.

---

8. Couleur des carnets de consultations prénatales au Burkina Faso.

Ce que l'on pourrait appeler ici la responsabilité sociale du conjoint a été à plusieurs reprises mise en cause dans l'explication des accouchements à domicile. Le statut de la femme dans le ménage et sa situation financière précaire ne lui permettent pas de prendre des décisions et la maintiennent dans une dépendance vis-à-vis de son compagnon (Kinda, 2000). C'est à l'homme, chef de famille (« *zaak soaba* »[9]), de pourvoir aux dépenses de la grossesse et de l'accouchement. C'est à lui de décider de ce qui est bien et de ce qui doit être fait (Tapsoba, 2001). Cette dépendance de la femme ne lui permet donc pas, en l'absence du conjoint, de trouver l'argent nécessaire aux dépenses d'un accouchement en maternité (surtout lorsqu'elle n'exerce pas une activité génératrice de revenu) et particulièrement de prendre la décision de se rendre dans une structure sanitaire, car qui prendra en charge les dépenses ?

> *Comme c'est au niveau des hommes, nous ne pouvons rien dire. Si les hommes pouvaient nous aider en nous laissant un peu d'argent, comme ça si les douleurs commencent, nous pouvons dire à quelqu'un d'appeler un taxi, mais s'ils ne vous laissent rien, comment tu vas faire ?*
>
> *(Une participante à une causerie de CPN au CMA.)*

Signalons néanmoins que le manque de moyens financiers du conjoint n'entrave pas toujours le recours aux services de santé. Des stratégies sont mises en place au sein de certaines familles afin de permettre à la femme d'accéder à des soins adéquats pendant l'accouchement. Ainsi l'homme peut recourir soit à l'endettement, soit au soutien financier de sa femme lorsque celle-ci mène une activité génératrice de revenu. Ce sont là des stratégies qui s'inscrivent dans la logique de l'entraide qui doit exister au sein du couple, et qui visent surtout à éviter au mari ou partenaire, la situation humiliante que constituerait un accouchement à domicile, ce serait la traduction de son incapacité à subvenir aux besoins de sa famille. La « responsabilité sociale » des conjoints dans l'explication des accouchements à domicile n'est pas toujours acceptée et reconnue par ces derniers. Pour eux, c'est de la faute des femmes si elles accouchent à domicile puisque, disent-ils, elles ne tiennent pas toujours compte de ce qu'on leur dit, elles ne préviennent pas lorsque les douleurs commencent.

Les contraintes géographiques

Le problème du moyen de transport et l'enclavement des domiciles constituent un autre aspect qu'il convient de souligner. La précarité financière et l'enclavement des populations constituent en effet un obstacle à l'accès aux services de santé. La plupart du temps, le transport de la femme en travail se fait en taxi ou avec la voiture du voisin en milieu urbain, et à bicyclette ou à moto en milieu rural. La situation se complique lorsque la zone d'habitation est

9. Terme désignant le chef de famille en mooré.

difficilement accessible. La situation géographique des aires concernées par cette étude est d'ailleurs un élément qui étaie ce facteur. Le secteur 30 est une zone périphérique avec une partie de sa population qui vit en zone dite « non lotie », soit une aire d'habitat irrégulier. Il faut parfois parcourir une certaine distance pour parvenir à la gare de taxis, et bien souvent il arrive que la femme accouche avant l'arrivée du véhicule ; ceci a été le cas de la plupart des femmes que nous avons rencontrées en milieu urbain.

Dans la zone semi-urbaine, le problème de l'enclavement ne se pose pas *a priori* car les populations sont proches du centre de santé. Dans la zone rurale par contre, le mauvais état des routes constitue une barrière pour accéder à la structure, surtout lorsqu'on ne dispose pas d'une bicyclette en bon état. Il arrive, selon des témoignages, que pendant le transfert vers le centre de santé, des femmes en travail accouchent en pleine brousse. Cette situation d'accouchement ni à domicile, ni au centre de santé, constitue une expérience douloureuse pour les femmes qui, de ce fait, préfèrent se faire assister à domicile par une accoucheuse villageoise plutôt que de se rendre coûte que coûte au centre de santé.

Ainsi, en milieu rural, les populations vivent parfois à des kilomètres de ces services et il leur est souvent difficile d'y accéder ; la difficulté est plus grande encore pendant la saison des pluies où les voies demeurent impraticables. Les villages restent isolés et difficilement accessibles des semaines durant. La perspective de parcourir une longue distance avec une femme en travail sur un vélo (si l'on en dispose) et sur des routes peu praticables n'est guère encourageante. Aussi, les populations préfèrent-elles rester à domicile et se faire assister par une accoucheuse villageoise. En milieu urbain, même si les structures de santé ne sont pas éloignées, elles restent parfois difficilement abordables pour les populations en raison de leur enclavement et du manque de moyen de transport, notamment pour ce qui concerne les personnes qui vivent dans les zones dites non loties.

Le poids des normes sociales

À ces dimensions qui ne relèvent pas, comme on peut le constater, de considérations culturelles, s'ajoutent certaines conceptions sociales de la grossesse et des douleurs liées à la période du travail et de la parturition. Pour ce qui est de la grossesse, il faut noter que dans la société moaga les relations sexuelles ne doivent se réaliser que dans le mariage, qui légitime le fruit de cette union. Une grossesse contractée hors de ce cadre, ou avant, constitue une atteinte à l'honneur de la famille, c'est une situation humiliante pour toute la famille et surtout pour la jeune fille lorsque la grossesse n'a pas été reconnue par le partenaire sexuel (Badini, 1994). Dès lors, dans le souci de préserver l'honneur de la famille en ne portant pas l'affaire aux yeux de tous et face au manque de moyens financiers pour supporter la grossesse et l'accouchement, les parents (lorsqu'ils s'impliquent) ou la jeune fille recourent à des accouchements en cachette qui aboutissent parfois à des infanticides.

Puisque l'enfant n'est pas reconnu, en ce moment il faut dire que c'est un grief porté à la famille et il ne faut pas divulguer tout ça [...]. Comme c'est une grossesse contestée et que les parents même se sentent humiliés par cette affaire... D'abord, la fille n'a pas fait de pesées, ça c'est le premier point et, quand elle part à la dernière minute pour parler de la pesée, elle n'est pas acceptée, que veux-tu ? Elle finira par accoucher à domicile et parfois même ce sont des accouchements clandestins, c'est-à-dire comme elles savent que c'est une grossesse qui n'est pas acceptée, elles ne savent pas où remettre l'enfant. Souvent il y a des étouffements et puis on enterre avec le placenta et puis c'est tout, on n'en parle plus.

(Responsable du service de l'action sociale de Koubri.)

Dans le second registre, les douleurs de l'enfantement sont perçues comme étant normales, naturelles. C'est à ce moment-là qu'est appréhendée la bravoure de la femme. Dans la plupart des sociétés ouest-africaines, c'est pendant l'accouchement que la femme doit faire preuve de courage. Il s'agit pour elle de se montrer vaillante en supportant la douleur (Ouattara, 1999 ; Bonnet, 1988 ; Erny, 1988 ; Lallemand *et al.*, 1999). Les va-et-vient fréquents entre le centre de santé et le domicile pendant le travail ou pour un motif autre que l'accouchement sont considérés par l'entourage (notamment féminin) comme une peur de l'enfantement et une incapacité de la femme à supporter les douleurs. Le fait d'aller à la maternité et de revenir sans avoir accouché, expose la femme aux moqueries et ironies de l'entourage, ce qui constitue pour elle une situation humiliante.

La honte-là, c'est que si tu viens et que tu n'accouches pas, si tu repars à la maison, les gens se moquent de toi : c'est parce que tu as eu peur de la douleur que tu es revenue à la maison. On dit que tu es venue, tu n'as pas accouché et tu es repartie à la maison, que tu as trop peur, que tu as trop peur de la douleur c'est pour cela que tu es partie à l'avance.

(Une participante à la discussion de groupe avec les femmes de Koubri.)

« L'INHOSPITALITÉ » DES SERVICES DE SANTÉ ET DU PERSONNEL SOIGNANT

Au problème d'accessibilité géographique s'ajoute celui de l'accessibilité financière. Les ordonnances jugées onéreuses pour un épisode normal de la vie, le coût des prestations, les rackets souvent constatés, etc., font des services de santé des lieux de problèmes, de souffrance, en somme des lieux « inhospitaliers » lorsque l'on ne dispose pas de moyens financiers. Des faits qui, selon les populations, ne sont pas de nature à encourager un accouchement dans ces lieux quand on vit en situation de précarité financière (Amnesty International, 2009 ; Diallo, 2003). À cela s'ajoutent certains comportements et pratiques du personnel dans les structures de santé. Le mauvais accueil, la négligence dans la prise en charge, la mauvaise surveillance du travail[10], auxquels les femmes et leur entourage sont par moment confrontés lors des accouchements dans les services de santé, ne les encouragent pas à y recourir.

> *Si tu pars à C pour faire ta pesée, tu peux arriver et parler avec elles, elles ne te regardent même pas ! Elles causent entre elles, elles prennent les gens comme des enfants, elles les insultent alors que les gens sont aussi des femmes comme elles. [...] Elles te grondent, même si c'est l'accouchement, tu peux être en travail, prête à accoucher et les femmes [les soignantes] sont là en train de causer et te laissent couchée. Là-bas, ce sont des problèmes ! Si tu as mal au ventre et tu vas monter sur la table, elles te disent de descendre et, si tu dis que tu ne descends pas, elles vont chercher un endroit pour s'asseoir et te laisser seule là-bas.*
>
> *(Une participante à une discussion de groupe.)*

Sur un autre plan, certaines pratiques médicales sont difficilement acceptées par les populations. Par exemple, la perspective d'un accouchement par césarienne suscite de la peur chez les femmes, une peur des conséquences médicales mais aussi sociales. Sous l'angle médical, la crainte de la césarienne se justifie par la peur de ne pas se réveiller de l'anesthésie, par le long séjour en milieu hospitalier que suscite cet acte, et aussi par les dépenses supplémentaires que cela entraîne, contrairement à une parturition par voie basse. Dans sa dimension sociale, la peur de la césarienne peut être rattachée à la précarité du statut de la femme dans son ménage. Une femme qui n'accouche que par césarienne représenterait une charge financière pour le conjoint. Elle risque de ne pas pouvoir faire beaucoup d'enfants dit-on et, diminuée physiquement, la force productive qu'elle représente se trouve remise en cause (Fassin, 2001). Dans certains cas, la femme s'expose par conséquent à l'arrivée d'une ou de plusieurs coépouses dans le ménage.

En milieu urbain, le personnel de santé ne nie pas le fait que certaines de ces pratiques peuvent justifier les accouchements à domicile. Il reconnaît d'une certaine manière son implication dans la persistance de ce type d'accouchements, mais à un certain degré.

> *Nous sommes en partie responsables parce que les informations ne sont pas données pendant les CPN et ça remet en cause l'intérêt des CPN. Nous sommes responsables.*
>
> *(Un médecin.)*

---

10. Ces attitudes sont surtout adoptées envers les grandes multipares et celles qui ne disposent pas de moyens financiers ou de réseaux de connaissance dans la structure ; sur ce dernier point on peut par exemple se référer aux travaux dirigés par Y. Jaffré et J.-P. Olivier de Sardan (2003) en ce qui concerne l'Afrique de l'Ouest ; R. Jewkes *et al.* (1998) pour l'Afrique du Sud. Voir aussi, pour le Niger, J.-P. Olivier de Sardan *et al.* (2000).

Mais, « les femmes également et leur famille sont responsables » nous dit un médecin.

En milieu rural par contre, le personnel de santé pense que les déterminants des accouchements à domicile ne sont pas à rechercher à leur niveau mais plutôt dans la stratégie des Postes de santé primaires (PSP) née de la politique des Soins de santé primaires (SSP). Les accouchements hors des structures sanitaires en milieu rural résulteraient de l'interprétation et de l'appropriation de ces PSP. Qu'en est-il en réalité ?

LES CONSÉQUENCES D'UNE STRATÉGIE SANITAIRE

En 1978, la conférence tenue à Alma Ata au Kazakhstan a donné naissance à la Déclaration d'Alma Ata qui a consacré une politique sanitaire mondiale de « Soins de santé primaires » (SSP). L'adhésion du Burkina Faso à cette politique a été marquée par l'élaboration et la mise en œuvre de la Programmation sanitaire nationale (PSN 1980-1990), avec pour objectif d'assurer les soins aux populations à travers l'amélioration de la couverture sanitaire et la décentralisation des services de santé. La politique des SSP, qui implique que les structures sanitaires doivent être repensées et établies sur de nouvelles bases, a conduit à la mise en place dans les années 1980 d'un dispositif sanitaire pyramidal marqué par cinq échelons. Les PSP qui constituaient la base de cette pyramide, c'est-à-dire le premier niveau de soins, vont trouver leur dynamisme avec l'arrivée au pouvoir de Thomas Sankara en 1983[11]. L'opération « un village, un poste de santé primaire » permettra de mettre en place environ 7 000 PSP sur l'ensemble du territoire burkinabé de novembre 1985 à janvier 1986. Ces PSP ont été matérialisés par des maisonnettes ou des cases construites par les villageois eux-mêmes. Ils devaient les prendre en charge en désignant des agents de santé communautaires, catégorie regroupant les agents de santé villageois et les accoucheuses villageoises[12]. Ces personnels de première ligne assuraient le contact entre les populations et les services de santé (Soubeiga, 1992).

Les PSP construits par les populations étaient « le centre de santé du village ». Ils étaient tenus par les agents de santé communautaires, c'est-à-dire un agent de santé villageois chargé d'assurer les premiers soins pour les pathologies courantes comme les diarrhées, le paludisme, etc., et une accoucheuse villageoise qui devait suivre les grossesses et effectuer les accouchements. Cependant, le manque de suivi et d'entretien de ces structures, le manque de

11. Président du Burkina Faso d'août 1983 à octobre 1987.
12. Dans certains pays, on les appelle des accoucheuses traditionnelles.

matériel, ou encore de supervision et de recyclage du personnel, ont entraîné l'abandon progressif de ces PSP qui sont aujourd'hui quasi-inexistants. Dans le district sanitaire du secteur 30, seulement un PSP était toujours fonctionnel au moment de l'étude.

La corrélation entre la stratégie des PSP et les accouchements à domicile en milieu rural de nos jours tiendrait au fait que la disparition des PSP n'a pas pour autant entraîné l'arrêt des prestations des accoucheuses villageoises. Elles continuaient d'être formées à la prise en charge des accouchements dans les villages par le personnel de santé, avec l'appui de certaines organisations non gouvernementales. Les PSP n'existant plus, ce sont les accoucheuses villageoises qui se déplacent au domicile des parturientes pour effectuer les accouchements ou bien elles les reçoivent parfois à leur domicile. Dans l'aire de santé rurale, les accouchements à domicile ainsi réalisés sont perçus comme un héritage d'une politique sanitaire adoptée par l'État à une époque donnée. Aujourd'hui, à la faveur des nouvelles orientations sanitaires, c'est une autre structuration du système de soins qui est en vigueur. Les PSP ne font plus partie de la pyramide sanitaire. Le premier échelon du premier niveau de la pyramide est constitué par les Centres de santé et de promotion sociale (CSPS). Il est de ce fait recommandé aux populations de recourir d'abord aux CSPS pour leurs problèmes sanitaires. Dans l'aire de santé rurale, les CSPS disposent de maternités pour les accouchements. La présence et l'exercice des accoucheuses villageoises (parfois au sein même des CSPS), malgré la disparition des PSP de la pyramide sanitaire nationale, marquent pour les populations la continuité de la stratégie des PSP. Donc, pour les accouchements, au lieu de recourir à la maternité du CSPS, les femmes s'orientent vers ces accoucheuses qui ne les réfèrent vers le CSPS qu'en cas de complications. Les parturitions que les accoucheuses villageoises réalisent sont appelées par le personnel de santé : « accouchements à domicile assistés » par opposition aux « accouchements à domicile non assistés ».

ACCOUCHER À DOMICILE : ENTRE HOSTILITÉ ET APPROBATION

Une femme en milieu urbain :

C'est parce que tu n'as pas eu le choix que tu as accouché à la maison sinon tu sais que tu ne dois pas accoucher à la maison, vous voyez ? Ce n'est pas bien d'accoucher à la maison.

(T K, 28 ans, trois parités, un accouchement à domicile non assisté, ménagère résidant à Ouagadougou, secteur 30.)

Une femme en milieu rural :

L'accouchement à domicile est bien. Si Dieu t'aide et que tu n'es pas malade, c'est bien [...]. J'ai déjà accouché à l'hôpital mais, si tu dois faire le tour du village pour trouver un vélo pour aller à l'hôpital, si tu n'as pas la chance de trouver un bon vélo à côté et que tu dois faire le tour du village, si tu as un accouchement rapide, on peut venir trouver que tu as déjà accouché ou bien, en t'envoyant à l'hôpital tu peux accoucher en route. Dans ce cas, tu n'es pas dans ta maison, tu n'es pas à l'hôpital.

(O F, 29 ans, cinq parités, quatre accouchements à domicile assistés, ménagère résidant à Noungou-Koubri.)

Les discours des parturientes et de leur entourage sur la manière dont elles vivent et perçoivent les accouchements à domicile relèvent de deux catégories. Ils sont fonction du type d'accouchement et des facteurs qui y ont contribués. Les vécus et les perceptions ne sont pas les mêmes d'une aire de santé à une autre et à l'intérieur d'une même aire de santé.

Les accouchements à domicile qui se passent sans une assistance dite qualifiée, sont difficilement vécus par les femmes. Ils constituent une expérience douloureuse pour la plupart d'entre elles.

Le manque de matériel adéquat pour l'accouchement, le manque de compétence de l'assistance et certaines pratiques exercées par celle-ci au moment de l'enfantement font des accouchements à domicile un risque pour la mère et pour son nouveau-né. La parturiente et son bébé sont exposés à des complications qui peuvent leur coûter la vie.

Vraiment je trouve que ce n'est pas bon parce que lorsque tu accouches à la maison, ce sont les vieilles femmes qui sont autour de toi, après s'il y a le danger, elles ne peuvent rien faire pour te secourir. Et puis lorsque toi tu arrives à accoucher l'enfant aussi, tu peux aussi bon, provoquer certaines maladies par exemple le tétanos ! Bon tu as risqué ta vie et puis aussi la vie de l'enfant est en danger.

(Une participante au focus group *avec les femmes du CMA.)*

Ici, les accouchements à domicile ne résultent pas d'une préférence mais d'une contrainte, imposée par les conditions dans lesquelles le travail est intervenu et celles du milieu social (enclavement, problème de transport, difficultés financières, etc.). Le caractère imprévisible des complications ajouté au problème de l'assistance, du manque de compétences et de matériel adéquat pour l'accouchement, amènent ces femmes à percevoir les accouchements à domicile comme un risque pour la parturiente et, partant, à considérer le centre de santé comme le lieu idéal pour une délivrance sans risques. Si cette dernière perception des accouchements à domicile non assistés ne diffère pas essentiellement de celle des femmes qui en ont connu un, les vécus quant à eux sont singuliers. En effet, dans les discours des parturientes qui ont été assistées à domicile (rencontrées essentiellement en milieu rural), il est ressorti que ce sont des accouchements qui ont, pour la plupart d'entre elles, été voulus. Toutefois, les raisons de ce choix ne sont pas les mêmes selon que l'on soit proche ou loin des services de santé. Qu'en est-il exactement ?

L'aire de santé de Koubri regroupe 24 villages. Le CSPS qui couvre ces villages est implanté à Koubri. Pour les femmes qui sont proches du CSPS, c'est-à-dire celles qui résident à Koubri, accoucher à domicile est très souvent un choix. Avec l'intériorisation de la stratégie des PSP, les accoucheuses villageoises sont toujours considérées comme les premiers « agents de santé » vers qui il faut se tourner avant le personnel de santé. Se rendre à la maternité pour un accouchement sans être passée préalablement chez l'accoucheuse villageoise est interprété comme un non-respect de la « loi ». Par ailleurs, enfanter à domicile permettrait, selon les femmes, de se soustraire aux contraintes matérielles et financières qu'engendre l'accouchement au centre de santé. En outre, cela offre la possibilité à la femme de rester parmi les siens et de s'occuper de sa famille, toute chose que le séjour de trois jours voire d'une semaine en maternité ne lui aurait pas permis[13]. Pour l'entourage de ces femmes par contre, accoucher à domicile est une situation compromettante, car avec la présence et la proximité du centre de santé, il n'est pas bien vu du personnel de santé et de la communauté qu'une femme accouche à domicile, surtout lorsque la grossesse a bénéficié d'un suivi médical.

Pour les populations qui vivent dans les zones reculées, en revanche, certes les accouchements assistés à domicile résolvent certains problèmes (enclavement, éloignement des services de santé, transport, etc.) mais ils ne procurent pas d'assurance pendant l'accouchement. Le peu de qualification des accoucheuses villageoises par rapport au personnel de santé et le manque de matériel adéquat exposent la parturiente à des risques ; qui sont perçus, toutefois, comme moindres par rapport à ceux d'un accouchement sans assistance. Avec la présence de l'accoucheuse, il est possible d'identifier les complications et d'organiser à temps une évacuation vers le centre de santé.

L'ambivalence constatée dans les discours et les perceptions des populations se rencontre aussi chez les soignants. Les points de vue sont divergents, on a l'impression d'être dans des systèmes différents et « indépendants ».

En effet, en milieu rural, où il y a une certaine catégorisation des accouchements à domicile, les accouchements qui sont assistés et ceux qui ne le sont pas n'apparaissent pas perçus de la même manière. Même si ces deux types d'accouchements se passent tous en dehors des services de santé, ils ne sont pas à placer dans le même registre. Les accouchements à domicile assistés par les

---

13. En milieu urbain, la durée de l'hospitalisation va de un à trois jours selon l'état de la femme contre trois jours à une semaine en milieu rural en raison des difficultés d'accès aux services de santé.

accoucheuses villageoises sont reconnus et approuvés par les soignants[14] : ils sont logés à la même enseigne que les accouchements qui s'effectuent dans les maternités. À ce titre, les nouveau-nés jouissent du même statut que ceux qui sont nés en maternité. Si une telle perception prévaut, c'est parce que les accoucheuses villageoises qui les réalisent sont légitimées par les soignants. Elles sont considérées comme des collaboratrices et comme faisant partie du personnel.

Ainsi, dans l'aire de santé de Koubri, les accouchements à domicile assistés par les accoucheuses villageoises ne présentent aucun danger, aucun risque tant pour la parturiente que pour le nouveau-né. Ne sont intégrés dans le registre des accouchements à domicile que ceux qui n'ont pas été assistés par une accoucheuse villageoise. C'est seulement cette catégorie qui, de l'avis du personnel de santé, présente des risques sanitaires.

Dans la zone urbaine par contre, c'est un autre type de discours qui est émis par les soignants. Les accouchements à domicile constituent une préoccupation. Ils représentent un risque pour la parturiente et l'enfant en raison du manque de compétence de l'assistance et des mauvaises conditions d'hygiène dans lesquelles ils ont lieu. En outre, ces accouchements n'aident pas à la réduction de la mortalité maternelle car les complications sont imprévisibles, et la difficulté à les diagnostiquer et à les gérer à temps peut poser le problème de la référence vers une structure de prise en charge.

Ici, que les accouchements à domicile soient assistés ou non, ils sont intégrés dans le même registre. Ce sont des accouchements considérés comme dangereux pour la parturiente et l'enfant. La légitimité dont jouissent les accoucheuses villageoises en milieu rural est ici remise en cause. Contrairement aux soignants ruraux, les soignants urbains ne reconnaissent pas les compétences des accoucheuses villageoises, elles ne peuvent en aucun cas être assimilées au personnel soignant, et les accouchements qu'elles pratiquent constituent un danger pour la parturiente. En effet, selon eux, le faible niveau d'instruction de ces accoucheuses et leur âge parfois avancé sont des obstacles à leur formation adéquate et à la prise en charge des accouchements. En outre, le manque de matériel et d'aptitude pour dépister à temps les complications, ainsi que la persistance de certaines pratiques dites traditionnelles pendant le travail, retarderaient souvent les évacuations et causeraient de graves problèmes de santé aux parturientes, ce qui pour les soignants est contraire aux objectifs de « la maternité à moindre risque » prônée par les institutions locales et

14. En revanche l'OMS ne reconnaît pas le statut de personnel qualifié aux accoucheuses traditionnelles.

internationales[15]. Les personnes habilitées à réaliser les accouchements sans risques sont celles qui ont été formées dans une école officiellement reconnue, c'est-à-dire les sages-femmes, les maïeuticiens d'État et les accoucheuses auxiliaires.

Au moment où nous menions nos recherches sur le terrain, se déroulait une enquête commanditée par le Ministère de la santé burkinabé et réalisée par la Direction de la santé de la famille, sur le rôle des accoucheuses villageoises dans la prise en charge des accouchements. La restitution des résultats de l'enquête en septembre 2004 a servi de cadre pour un atelier national sur le rôle des accoucheuses traditionnelles dans la réduction de la mortalité maternelle au Burkina Faso. Il s'agissait au cours de cet atelier, de partir des résultats de l'enquête pour redéfinir le rôle à leur attribuer dans la prise en charge de la grossesse. Faut-il permettre aux accoucheuses villageoises de faire les accouchements ? Faut-il continuer à les former à la prise en charge de l'accouchement bien que les PSP n'existent plus ? Les débats menés au cours de cet atelier n'avaient pas permis de répondre à toutes les interrogations.

Sur le plan international la question reste également posée sur la nécessité de former ces accoucheuses bien qu'il soit difficile de prouver leur impact sur la réduction de la mortalité maternelle. Pour certains, la concentration de l'attention sur des « stratégies moins efficaces », à savoir la formation des accoucheuses traditionnelles, limite celle du développement d'un corps professionnel de sages-femmes et des soins obstétricaux hospitaliers ; d'autres soutiennent qu'un abandon total des accoucheuses traditionnelles risquerait d'anéantir les aspects positifs de leur contribution à la prise en charge des femmes (Bergström & Goodburn, 2001). Les professionnels de santé que nous avons rencontrés ainsi que certains décideurs s'inscrivent dans cette dernière logique. Ils proposent qu'une autre orientation soit donnée aux activités de ces accoucheuses villageoises, c'est-à-dire qu'elles n'interviennent plus dans la prise en charge des accouchements mais qu'elles soient employées à la sensibilisation des populations, la promotion des accouchements médicalement assistés, etc. En somme, qu'elles servent de relais entre les populations, les soignants et les services de santé. Toutes choses qui doivent se faire progressivement et être accompagnées des moyens matériels nécessaires.

---

15. Se référant à plusieurs études, S. Bergström et E. Goodburn (2001) notent que l'un des points essentiels du résultat de la formation des accoucheuses est l'importance de la référence vers les services de soins obstétricaux essentiels. Plusieurs programmes investis dans la formation des accoucheuses ont mis principalement l'accent sur la référence des cas urgents, des recommandations parfois accompagnées de moyens logistiques (organisation du transport, moyen de communication). Ainsi un système de référence fiable avec des moyens logistiques est indispensable pour une efficacité des accoucheuses villageoises/traditionnelles.

S'il a été décidé actuellement au Burkina Faso que les accoucheuses villageoises ne réalisent plus les accouchements, il reste à s'assurer de l'effectivité et de l'intérêt d'une telle décision. En tout état de cause, il ne faut pas perdre de vue, d'une part, le fait que les accoucheuses villageoises restent des ressources humaines disponibles pour les programmes de santé et, d'autre part, le rôle qu'elles ont toujours joué dans leur milieu de vie, le soutien constant qu'elles constituent pour les populations et les soignants des zones rurales.

CONCLUSION

Les accouchements à domicile sont une réalité pour les femmes, quel que soit le lieu de résidence, le niveau d'instruction, l'activité. Ils ne sont pas le seul fait des populations ni un problème typiquement culturel mais une combinaison d'acteurs et de facteurs. Le problème du transport, l'enclavement des domiciles et des villages, le mauvais accueil dans les services de santé, pour ne citer que ces éléments, ne sont pas réductibles à des considérations culturelles, ni à une réticence des populations vis-à-vis des services de santé, encore moins à une ignorance de leur part. Ce sont là des problèmes matériels, structurels et organisationnels bien réels qui témoignent de dysfonctionnements sociaux et politiques.

Ce n'est pas parce que les femmes ignorent les risques liés à la maternité ni les avantages d'un accouchement dans un centre de santé, qu'elles accouchent à domicile, mais c'est surtout en raison des contraintes économiques, sociales, matérielles et de certaines insuffisances du système sanitaire marquées par une incohérence dans le parcours de soins. Cette incohérence est prégnante en milieu rural, où l'interprétation et l'appropriation de l'ex-stratégie des Postes de santé primaire (PSP) par les soignants et les populations ont conduit à une légitimation des accoucheuses villageoises dans l'exercice des soins obstétricaux, favorisant ainsi la persistance des enfantements à domicile.

Certes, les accouchements à domicile sont dans la plupart des cas vécus comme une contrainte, mais ils représentent aussi une alternative aux difficultés d'accès aux services de santé dans les zones rurales. Les ambivalences constatées dans les discours et perceptions découlent d'ailleurs de cette logique-là. C'est pour cela que le débat sur l'implication des accoucheuses villageoises dans la réduction de la mortalité maternelle à travers la prise en charge de l'accouchement ne doit pas occulter les difficultés que rencontrent les populations pour accéder aux services de santé. En d'autres termes, plutôt que de poser la question « faut-il ou non permettre aux accoucheuses villageoises de faire les accouchements ? », on devrait plutôt réfléchir à comment rendre les services de santé accessibles aux populations aussi bien géographiquement, financièrement que qualitativement.

BIBLIOGRAPHIE DES SOURCES CITÉES

AMNESTY INTERNATIONAL, 2009. *Donner la vie, risquer la mort. La mortalité maternelle au Burkina Faso*, Royaume-Uni, Publication Amnesty International.

BADINI A., 1994. *Naître et grandir chez les Moosé traditionnels (Burkina Faso)*, Paris/Ouagadougou, SEPIA-ADDB.

BERGSTRÖM S., GOODBURN E., 2001. « Les accoucheuses traditionnelles et la réduction de la mortalité maternelle ». In : V. DE BROUWERE, W. VAN LERBERGHE (eds), « Réduire la mortalité maternelle : stratégies et évidences scientifiques », *Studies in health services organisation & policy*, Antwerp, ITG Press, 83-103

BONNET D., 1988. *Corps biologique, Corps social. Procréation et maladies de l'enfant en pays Mossi, Burkina Faso*, Paris, Éditions de l'ORSTOM.

DIALLO F. B. *et al.*, 1991. *Problèmes médicaux et socioculturels de l'inadéquation entre les taux de consultations prénatales (CPN) et d'accouchements assistés dans les 4 régions sanitaires de la Guinée*, http://www.santetropicale.com/resume/14606.pdf

DIALLO Y., 2003. « Pauvreté et maladie ». In : Y. Jaffré, J.-P. Olivier de Sardan (eds), *Une médecine inhospitalière. Les difficiles relations entre soignants et soignés dans cinq capitales d'Afrique de l'Ouest*, Marseille-Paris, APAD-Karthala, p.157-216

ERNY P., 1988. *Les premiers pas dans la vie de l'enfant d'Afrique noire. Naissance et première enfance*, Paris, L'Harmattan.

FASSIN D., 2001. « Culturalisme pratique de la santé publique. Critique du sens commun ». In : J.-P. DOZON, D. FASSIN (eds), *Critique de la santé publique. Une approche anthropologique*, Paris, Balland, p.181-208

FASSIN D., DEFOSSEZ A.-C., 1992. « Une liaison dangereuse. Sciences sociales et santé publique dans les programmes de réduction de la mortalité maternelle en Équateur », *Cahier des sciences humaines « Anthropologie et santé publique »*, 28, 1, Paris, ORSTOM, 23-35

INSTITUT NATIONAL DE LA STATISTIQUE ET DE LA DÉMOGRAPHIE, 1993. *Enquête démographique et de santé*, Burkina Faso.

INSTITUT NATIONAL DE LA STATISTIQUE ET DE LA DÉMOGRAPHIE, 1998-1999. *Enquête démographique et de santé*, Burkina Faso.

INSTITUT NATIONAL DE LA STATISTIQUE ET DE LA DÉMOGRAPHIE, 2003. *Enquête démographique et de santé*, Burkina Faso.

INSTITUT NATIONAL DE LA STATISTIQUE ET DE LA DÉMOGRAPHIE, 2010-2011. *Enquête démographique et de santé*, Burkina Faso.

JAFFRÉ Y., OLIVIER DE SARDAN J-P. (eds), 2003. *Une médecine inhospitalière. Les difficiles relations entre soignants et soignés dans cinq capitales d'Afrique de l'Ouest*, Marseille-Paris, APAD-Karthala.

JEWKES R. *et al.*, 1998. « Why do nurses abuse patients ? Reflections from south african obstetric services », *Social Science and Medicine*, 47, 11, 1781-1795

KINDA F., 2000. « Informations statistiques sur les femmes : la pauvreté au féminin au Burkina Faso », *Colloque « Statistique, Développement et Droits de l'Homme »*, Montreux 4-8/09/2000

LALLEMAND S. *et al.* (eds), 1999. *Grossesse et petite enfance en Afrique noire et à Madagascar*, Paris, L'Harmattan.

OLIVIER DE SARDAN J.-P., MOUMOUNI A., SOULEY A., 2000. « "L'accouchement, c'est la guerre !" Accoucher en milieu rural nigérien », *Afrique contemporaine*, 196, 136-154

OUATTARA F., 1999. *Savoir-vivre et honte chez les Senufo Nanerge (Burkina Faso)*, Thèse de doctorat en anthropologie sociale (nouveau régime), EHESS-Marseille.

SOUBEIGA K. A., 1992. *Les stratégies de soins de santé primaires au Burkina Faso. Mobilisation communautaire et logiques paysannes (l'exemple de la Sissili)*, Thèse de doctorat de sociologie (nouveau régime), Université de Bordeaux II.

TAPSOBA T. N. L., 2001. *La communauté face aux risques de complications liés à la maternité. Discours et pratiques : cas de Komsilga et Rakaye*, Mémoire de maîtrise de sociologie, Université de Ouagadougou.

WANGRE P. S., 2000. *Santé maternelle et infantile. Une analyse sociologique des déterminants liés à l'irrégularité des consultations prénatales : le cas des femmes de Koupéla*, Mémoire de maîtrise de sociologie, Université de Ouagadougou.

ZONGO S., 2004. *Approche anthropologique des accouchements à domicile dans le district sanitaire du secteur 30 de Ouagadougou*, Mémoire de maîtrise de sociologie, Université de Ouagadougou.

Les évacuations sanitaires des femmes enceintes : acteurs et logiques sociales en situation d'évacuation

Ramatou Ouédraogo*

Introduction

La réduction de la mortalité maternelle est aujourd'hui l'une des composantes essentielles des politiques en matière de santé au Burkina Faso. Selon le rapport 2009 d'Amnesty international sur la mortalité maternelle au Burkina Faso, environ 2 000 femmes meurent chaque année des suites de complications liées aux grossesses et aux accouchements. Même si le ratio de mortalité maternelle connait une baisse constante – avec 566 décès pour 100 000 naissances vivantes en 1991, 484 décès pour 100 000 naissances vivantes en 1998 et 307 décès pour 100 000 naissances vivantes en 2008 (INSD, 1998-1999 ; Amnesty International, 2009) –, la question de la mortalité maternelle demeure toujours un important problème de santé publique au Burkina Faso. En effet, l'accès aux soins obstétricaux d'urgence et de qualité (personnel formé, plateau technique fourni) s'avère toujours problématique pour les femmes enceintes du pays (Ouédraogo *et al.*, 2008). Les causes médicales directes des décès maternels, régulièrement identifiées, sont les hémorragies, les infections, les ruptures utérines, les complications post-avortements, les éclampsies et retenues placentaires ; elles sont liées à une pluralité de facteurs en lien avec les conditions sociales et économiques de la prise en charge de la grossesse, ainsi qu'à l'insuffisance de la couverture sanitaire, au manque de personnel qualifié, et aux transferts tardifs vers des structures de référence.

Dans sa politique nationale de santé, l'État burkinabè s'est fixé pour objectif de réduire le ratio de mortalité maternelle et infantile par des mesures visant à rendre plus accessibles les soins obstétricaux de base et soins obstétricaux complets. En plus d'une subvention des soins obstétricaux et néonatals d'urgence (SONU) en 2006, il a développé des mesures pour rendre plus

---

* Doctorante en anthropologie, Université de Bordeaux, Faculté d'anthropologie sociale-ethnologie, Bordeaux, France.

opérationnel le système de référence-évacuation et de contre-référence, introduit dans le système sanitaire du pays dans les années 1980[1]. Les maternités de base ne parviennent pas toujours à répondre aux besoins en termes de prise en charge. La spécificité de certaines pathologies, l'absence de certaines compétences et la faiblesse du plateau technique de ces structures, obligent parfois à des évacuations vers le niveau supérieur de la pyramide sanitaire pour une meilleure prise en charge.

Dans le domaine de la santé maternelle et infantile l'importance de la référence[2] ou de l'évacuation n'est plus à démontrer. La fonction d'appui de la référence est de toute importance pendant la grossesse et l'accouchement puisqu'une série de complications, potentiellement vitales pour la mère, peuvent nécessiter une prise en charge associée à des compétences seulement disponibles aux plus hauts échelons de la pyramide (OMS, 1992). J.-P. Olivier de Sardan et ses collaborateurs (1999) rappellent que, au Niger, l'évacuation pouvait constituer le principal moyen pour réduire la mortalité et la morbidité maternelles dans les campagnes.

Dans les faits pourtant, le système de référence-évacuation est confronté à de nombreuses difficultés qui entravent son bon fonctionnement. La situation nationale des évacuations au Burkina Faso fait état de transferts tardifs avec pour conséquence un fort taux de décès maternels dans les structures de référence (Ouédraogo, 2005). Dans son étude sur les facteurs de mortalité maternelle au Burkina Faso, I. B. Ouédraogo (1989 : 42) faisait ressortir que : « la majorité des décès maternels dans les structures de référence était constituée par les patientes évacuées ». Aussi, dans le district sanitaire du secteur 30 de

---

1. Rappelons que le système sanitaire est organisé de façon hiérarchisée. Dans la ville de Ouagadougou, les Centres de santé et de promotion sociale (CSPS) constituent le premier niveau de contact de la population avec le système de soins. Le deuxième niveau est représenté par les Centres médicaux avec antenne chirurgicale (CMA), qui sont le niveau de référence des CSPS. Les Centres hospitaliers universitaires (CHU) forment le dernier niveau de la pyramide sanitaire. Le niveau de compétence et le plateau technique croissent à mesure que l'on monte dans la pyramide sanitaire.
2. Les termes « référence » et « évacuation » sont très souvent utilisés l'un pour l'autre. Or, même s'ils désignent tous les deux des mouvements vers le haut de la pyramide sanitaire de patients en quête de soins, ils présentent certaines différences qui sont liées aux contextes et à la manière dont s'effectuent ces mouvements (De Brouwere & Jahn, 2001). La référence désigne l'envoi d'un patient d'un service à un autre ou d'une structure à une autre dans un contexte non urgent, c'est-à-dire une situation « à froid » où le pronostic vital du patient n'est pas en jeu. Le patient référé peut ainsi mettre un ou plusieurs jours pour recourir à la structure de référence ou recevoir les soins requis ; tandis que l'évacuation, ou référence urgente, désigne le transfert d'un patient d'une structure à une autre dans un contexte d'urgence, une situation « à chaud » mettant en jeu le pronostic vital du patient et nécessitant une intervention d'urgence (De Brouwere & Jahn, 2001 ; Vidal *et al.*, 2003).

Ouagadougou, il est question d'un faible taux de référence (3,48 %)[3], d'un non-respect du circuit de référence par les acteurs et d'un dysfonctionnement du système (faible taux de contre-référence, évacuation sans fiche...)[4]. Ainsi, le déplacement de la femme enceinte, qui en théorie devrait permettre à celle-ci d'accéder à des soins adaptés à sa situation, n'atteint pas toujours, en pratique, ses objectifs. Cela serait imputable, selon différents travaux, aux évacuations tardives et aux retards de prise en charge des patientes dans les structures d'accueil.

La problématique des transferts tardifs a fait l'objet de nombreux travaux qui ont tenté d'en déterminer les causes. Au nombre des facteurs identifiés figurent :

- les recours tardifs aux structures de santé par les femmes (De Brouwere & Jahn, 2001 ; Vidal *et al.*, 2003 ; Ouattara, 1999) ;
- les longs séjours dans les structures de base (Ouédraogo, 1989 ; Ouédraogo, 2002 ; Gruénais *et al.*, 2001 ; Sepou *et al.*, 2000 ; Diarra, 2002 ; Goma, 2002) ;
- les défaillances dans l'organisation du système de référence/évacuation (manque d'ambulance pour le transfert, absence de communication entre les centres, pénuries de sang, etc.) (De Brouwere & Jahn, 2001 ; Nguembi *et al.*, 2002 ; Olivier de Sardan *et al.*, 1999) ;
- les distances et l'accessibilité géographique aux structures de référence (Sepou *et al.*, 2000 ; Ouédraogo, 1989).

Les évacuations sont ainsi influencées par une série de facteurs tant humains (agents de santé et population) et organisationnels que géographiques, contribuant à les rendre moins performantes. Cependant, ces diverses études, bien que significatives, ont été réalisées pour la plupart au niveau des structures de référence. Cela ne permet pas de saisir toute la complexité des situations d'évacuation et des logiques à l'œuvre, et de comprendre du même coup la manière dont les différents facteurs précédemment cités agissent dans ces situations. En soi, le processus d'évacuation fonctionne comme une chaîne qui met en présence différents acteurs (les agents de santé, les femmes enceintes elles-mêmes, leurs accompagnants, et d'autres acteurs que sont les ambulanciers, les chauffeurs de taxi...), dont les conduites et les réactions en situation d'évacuation influent sur le déroulement de celle-ci. À ces acteurs s'ajoutent d'autres éléments inhérents au système lui-même : les moyens utilisés pour le transfert, les moyens de communication, l'offre et les conditions d'accès aux

---

3. Ce taux a connu une évolution depuis l'ouverture du bloc opératoire du CMA du secteur 30 en août 2003 et l'instauration d'un service continu 24h/24 depuis octobre 2004.
4. H. C. T. Ouédraogo *et al.*, 2003 (janvier), *Étude sur l'offre de santé dans les secteurs 28 et 29 du district sanitaire du secteur 30 de Ouagadougou.*

soins au niveau supérieur, la contre-référence. Analyser l'ensemble du processus d'évacuation en partant des structures de base où sont prises les décisions s'impose afin de mieux cerner les conduites et les logiques d'acteurs.

Les données sur lesquelles le présent chapitre est fondé ont été recueillies entre avril et juillet 2005 dans trois structures de santé situées à différents niveaux de la pyramide sanitaire (un CSPS, un CMA et un CHU) dans la ville de Ouagadougou. Le travail d'enquête a consisté essentiellement à mener des observations dans la salle d'attente attenante à la salle d'accouchement du CSPS, afin d'observer les interactions entre agents de santé, entre agents de santé et usagers et entre usagers eux-mêmes, ainsi que leurs comportements en situation d'évacuation. Il s'est agi également de suivre les femmes dans les structures d'accueil (le centre médical avec antenne chirurgicale et le centre hospitalier universitaire) ou de reconstituer leur parcours à partir du registre des évacuations, afin de comprendre ce qu'il était advenu d'elles et les conditions dans lesquelles elles avaient été prises en charge. Ces observations ont été complétées par des entretiens avec des femmes évacuées et/ou leurs accompagnants, à leur domicile ou dans les services de santé, et par des entrevues avec des soignants ayant pris la décision d'évacuation ou ayant pris en charge les femmes dans les structures de référence. Ce sont 48 entretiens individuels, soit 20 avec les femmes transférées, 19 avec leurs accompagnants et neuf avec les agents de santé des différentes structures sanitaires concernées par l'étude, qui ont été réalisés. Ils retracent leurs expériences en termes de prise de décision et de vécu de l'évacuation, ainsi que leurs perceptions des évacuations sanitaires.

LE PROCESSUS DE PRISE DE DÉCISION D'ÉVACUATION

Poser le diagnostic constitue le moment initial de la décision d'évacuation. Cette dernière est un acte complexe mettant en jeu plusieurs facteurs, tant au niveau des usagers que des agents de santé.

Les agents de santé à l'épreuve de la compétence, du pronostic et des facteurs exogènes

La décision d'évacuer une patiente est prise par un agent de santé lorsque ce dernier juge qu'il ne dispose pas des compétences requises pour prendre en charge le cas auquel il est confronté, ou que les soins dont a besoin la patiente ne peuvent être prodigués sur place du fait de l'absence d'un équipement adéquat (un bloc opératoire par exemple pour procéder à une césarienne). Il décide, dans ces conditions, d'évacuer la patiente afin qu'elle puisse accéder aux soins requis au niveau supérieur. L'un des éléments à prendre en considération dans ce diagnostic est la compétence de la personne qui doit identifier le risque et prendre la décision d'orienter la patiente vers le niveau supérieur. Un agent de santé qui dispose de compétences minimales, et donc peu apte à identifier les facteurs de risque et juger de la gravité des problèmes dont ils sont le signe, aura donc une démarche diagnostique différente[5] de celui qui possède des connaissances plus approfondies (Royston & Armstrong, 1990 : 166). D'où la nécessité d'une « assistance dite *qualifiée* »[6] pendant la grossesse comme pendant l'accouchement.

Cependant, les agents de santé qui assistent les parturientes, par insuffisance de compétences (parce qu'ils n'ont pas reçu la formation adéquate ou manquent d'expérience) ou par manque de moyens matériels dans la structure (tensiomètre, bandelettes urinaires, partogramme, par exemple), se retrouvent dans l'incapacité de poser un diagnostic « correct ». Bien souvent, la décision d'évacuation est prise par des agents qui ne sont pas habilités à la prendre. Dans les structures sanitaires de premier niveau, la prise de décision d'évacuation serait du ressort des « responsables », c'est-à-dire les agents de santé ayant le plus haut niveau de formation. Le personnel soignant au niveau de la maternité du CSPS étant composé de sages-femmes et d'accoucheuses auxiliaires, la prise de décision d'évacuation devrait revenir aux seules sages-femmes. Dans les faits, pourtant, les sages-femmes comme les accoucheuses auxiliaires réfèrent. De plus, les permanences et gardes sont, pour la plupart, tenues par les accoucheuses auxiliaires. Lorsque celles-ci se retrouvent face à des cas qu'elles ne peuvent pas gérer, elles doivent, seules, prendre la décision d'évacuer.

Au-delà du diagnostic, il s'agit quelquefois pour le soignant de savoir pronostiquer, c'est-à-dire être capable d'évaluer si des signes que présente une patiente peuvent mettre sa vie en danger, s'il faut la déplacer ou pas. Ce pronostic demande, en plus de la compétence technique, des capacités personnelles de discernement. Deux éléments principaux s'imposent, selon E. Royston et S. Armstrong (1990), lorsqu'il s'agit d'évaluer les facteurs de risque ou les signes de danger pour l'évacuation d'une femme : la force du lien qui existe entre ces facteurs ou signes et une issue malheureuse, ainsi que l'ordre de gravité de cette issue. Il est important de distinguer les facteurs de risque tels que

---

5. Les arbres décisionnels des guides de pratique clinique édités par le Ministère de la santé aident les agents auxiliaires (à qui on a délégué des tâches de diagnostic-traitement) à distinguer les problèmes de santé qui peuvent être pris en charge à leur niveau, de ceux qui nécessitent une référence ; mais encore faut-il avoir été formé à l'usage de ces arbres décisionnels.

6. Le concept d'assistance qualifiée est une des plus importantes conclusions de la Consultation technique sur la maternité sans risque, tenue en 1997 à Colombo. Cette assistance qualifiée est présentée par W.J. Graham et ses collaborateurs comme un « partenariat de personnels qualifiés (des professionnels de santé capables de prendre en charge les accouchements normaux et/ou compliqués) et un environnement adéquat avec l'équipement, les fournitures, les médicaments et le transport en cas de référence » (Graham *et al.*, 2001 : 105).

la petite taille, l'espace inter-génésique, les âges extrêmes (moins de 16 ans et plus de 40 ans), la parité des signes de complications tels qu'une fièvre élevée, une hémorragie ante-partum, des convulsions. Ainsi, lorsqu'un facteur de risque ou une complication a de très fortes chances d'entrainer une issue fatale, l'orientation vers un service plus compétent est indispensable. Pour ces auteurs, la prise de décision ou le diagnostic aboutissant à la référence semblent aisés dans le cas de femmes présentant des facteurs de risques très graves et évidents. Mais établir un pronostic s'avère par contre problématique lorsqu'il s'agit de facteurs de risque moins susceptibles d'aboutir à une issue défavorable ou d'une complication imprévisible (cas des dystocies dynamiques[7]).

Cette évaluation du risque donne bien souvent lieu à des hésitations : évacuer ou pas ? L'agent de santé, à terme, se retrouve dans une situation d'incertitude qu'il lui faut analyser en urgence et trancher, pour ne pas engager le pronostic vital de la patiente et/ou celui du bébé. I. Gobatto (1999) évoque une gestion individuelle de l'incertitude. Certains agents dans ces situations choisissent de transférer la patiente et d'assumer les éventuelles conséquences (réprimandes du niveau supérieur, surcharge des structures de référence, surplus de dépenses pour les usagers).

> *Quand les responsables sont à côté, ce sont elles qui décident. Les responsables sont les sages-femmes. Si elles ne sont pas là, et qu'un cas se présente à moi et dont je ne suis pas à la hauteur, si ça me dépasse, moi je décide d'évacuer et je mets mon nom sur la fiche de référence parce que c'est mieux de référer et que l'on t'insulte que tu ne vaux rien, que de douter et laisser la femme perdre sa vie.*
>
> *(Propos d'une accoucheuse auxiliaire.)*

D'autres par contre, par crainte des réprimandes, choisissent de garder la patiente pour « voir », quitte à la référer s'il n'y a pas d'amélioration, ce qui n'est pas sans conséquences sur l'état de cette dernière.

Une des stratégies de gestion de l'incertitude en situation de prise de décision est de se référer à l'avis d'autrui. La coopération entre le personnel, particulièrement entre sages-femmes et accoucheuses auxiliaires, est d'une importance cruciale afin que leurs différentes compétences et expériences puissent être utilisées de façon appropriée pour établir des diagnostics en situation d'évacuation. Recourir aux compétences d'un agent de niveau supérieur ou de plusieurs agents de même niveau pour confirmer ou infirmer un

---

7. Les dystocies dynamiques se caractérisent par des troubles de la contractilité utérine et des anomalies de la dilatation du col de l'utérus chez la femme en travail (Lompo, 1993). On les distingue des dystocies mécaniques ou travail bloqué par un bassin rétréci ou une macrosomie fœtale dont la seule issue sera une intervention obstétricale majeure (césarienne, craniotomie).

diagnostic peut aider à la gestion de l'incertitude. Cela conduit à des prises de décision collectives, intervenant à des moments où l'équipe se retrouve au complet, généralement le matin entre 8h et 12h30. Un exemple de prise de décision collective peut donner la séquence suivante : l'accoucheuse examine la patiente et pose son diagnostic, elle fait ensuite appel aux autres accoucheuses dans la salle d'accouchement pour confirmer ou infirmer ce diagnostic.

Si nous sommes nombreuses, on se concerte. Souvent, plusieurs personnes peuvent venir confirmer l'état de la patiente avant qu'on ne décide de l'évacuer.

(Propos d'une accoucheuse auxiliaire.)

Il peut ainsi arriver qu'il y ait une divergence au niveau des diagnostics et pronostics des uns et des autres. Cette divergence peut survenir chez des agents du même corps comme elle peut survenir entre agents de corps différents. Dans ces circonstances, certains sont favorables à l'évacuation, tandis que d'autres proposent « d'attendre un peu pour voir » ou de ne pas évacuer. Mais le plus souvent, les soignants favorables à l'évacuation finissent par vaincre la réticence de ceux qui ne le sont pas.

Parfois, si on est nombreuses dans la salle, certaines disent d'évacuer, d'autres estiment qu'il faut essayer pour voir. Le plus souvent, dans de pareils cas, ceux qui proposent d'attendre finissent par se laisser convaincre par les autres pour ne pas après avoir des problèmes.

(Propos d'une accoucheuse auxiliaire.)

Aucun agent ne voulant assumer la responsabilité du retard ou du refus de l'évacuation, ceux qui sont réticents se conforment aux idées des autres même s'ils ne les partagent pas. Recourir à l'avis d'autrui permet donc d'affiner son diagnostic, de gérer collectivement l'incertitude, mais apparaît aussi comme un moyen de partage des responsabilités lorsque l'évacuation est jugée tardive ou le motif infondé.

Ah ! Tu vois, je l'avais dit. J'avais dit que si ça c'était en brousse, moi j'allais rompre la poche des eaux et elle allait accoucher. Je ne voulais pas la référer, mais comme j'étais seule à le vouloir, j'ai eu peur de me retrouver seule en cas de problème.

(Propos d'une sage-femme au cours des observations.)

Lorsque la concertation survient entre des agents de corps différents, la décision finale revient aux supérieurs hiérarchiques, ici les sages-femmes.

Toi en tant qu'accoucheuse, tu peux dire que tu vas évacuer la femme. Quand la sage-femme est là, tu l'appelles et tu lui expliques le problème. Elle examine la femme, elle peut prendre la décision pour dire qu'il ne faut pas évacuer, qu'il faut faire ceci ou cela.

(Propos d'une accoucheuse auxiliaire.)

Certaines accoucheuses au cours de leur garde ou permanence, disent tenter de joindre par téléphone les sages-femmes, quand elles en ont la possibilité. À défaut, elles attendent le lendemain pour soumettre les cas et les laisser à leur appréciation.

> *Généralement, il y a beaucoup d'accoucheuses qui prennent la garde et des fois, elles nous appellent à la maison pour savoir quelle conduite il faut tenir ou bien, quand nous venons le matin, elles nous présentent des cas qu'elles n'arrivent pas à maîtriser et quand on les examine, on juge, on voit si nous pouvons gérer ou bien s'il faut référer à un échelon supérieur.*
>
> *(Propos d'une sage-femme d'État.)*

C'est ainsi que les cas d'évacuations tardives surviennent parce qu'elles doutent de leur diagnostic ou par peur d'éventuelles réprimandes.

Outre les questions de compétence et toute la complexité qui entourent l'évaluation du risque, les agents de santé dans le processus de prise de décision d'évacuation des patientes sont aussi influencés par d'autres facteurs. En effet, il arrive que la décision des soignants soit motivée par l'empathie vis-à-vis des femmes ou leurs accompagnants. Le souci d'épargner des dépenses à une patiente et à sa famille ou celui d'aider une femme qu'on connaît peuvent conduire une accoucheuse ou une sage-femme à garder une patiente qui présente les signes nécessitant une éventuelle évacuation. En témoigne cet échange entre une accoucheuse auxiliaire et les accompagnants d'une femme en travail, au cours de mes observations :

> *Je suis entrée et avec notre patron, on s'est concertés. On va essayer de vous aider. Vous allez acheter le médicament dont je vous avais parlé et on va lui faire une piqûre. Après ça, on va prier Dieu pour que tout se passe bien. Si après ça ne va toujours pas, vous irez au CHU.*

La parturiente en question avait passé toute la nuit en travail et n'avait toujours pas accouché au moment où se déroulait cet échange (8h03). Elle a été évacuée à 9h20 en l'absence de sa belle-mère qui était allée chercher de l'argent et informer le conjoint.

Enfin, évacuer une patiente peut apparaître comme un aveu d'incompétence aux yeux des collègues (lorsque le diagnostic n'est pas juste ou que le motif n'est pas avéré) comme aux yeux des utilisateurs (Diarra, 2002). Dans les rapports usagers-agents de santé par exemple, le professionnel apparaît aux yeux des usagers comme le « maître de la santé », c'est-à-dire « celui qui sait tout » en la matière et qui est susceptible de tout résoudre dans ce domaine. Dire à une patiente et à sa famille qu'on ne peut plus rien et qu'il faut qu'ils aillent dans une autre structure, revient à avouer son incompétence, et à prendre le risque de baisser dans l'estime de ceux qui croyaient en lui. D'où des hésitations. La prise de décision d'évacuation, qu'elle soit individuelle ou collective, est donc une tâche complexe qui fait appel à la fois à la compétence, la rationalité et la subjectivité de l'agent de santé. Il s'agit pour lui d'arriver à puiser dans l'une et/ou dans les autres pour aboutir à une décision profitable à tout le monde, y compris lui-même.

Décider/accepter une évacuation, des situations de négociations

Dans le processus d'évacuation, l'étape qui suit la prise de décision par les agents de santé consiste à informer la patiente et ses accompagnants, qui doivent à leur tour prendre position lorsque la décision leur est soumise, et celle-ci n'est pas toujours acceptée d'office. C'est quelquefois une situation d'intenses négociations entre soignants et soignés. Elle peut survenir au moment où les agents de santé annoncent aux usagers le choix d'évacuer ou après la concertation entre les accompagnants.

Ces négociations, selon certains soignants, sont parfois « très dures ». « Dures » parce que l'agent de santé doit pouvoir maîtriser ses émotions pour ne pas se laisser « émouvoir », et « dures » parce qu'il doit aussi se montrer ferme dans les propos qu'il avance pour se faire comprendre et vaincre les réticences. Il s'agit d'une négociation qui peut durer quelques instants ou prendre du temps.

> *Bon, ça peut prendre une heure, deux heures. Souvent, en quelques minutes seulement, tu leur fais comprendre et puis ils prennent leur décision de partir.*
>
> *(Propos d'une accoucheuse auxiliaire.)*

En situation de négociation, ce sont les accompagnants ou la patiente elle-même qui négocient pour faire changer d'avis les agents de santé. Au nombre des arguments avancés figurent le manque de moyens, la perception qu'ils ont de la gravité de l'état de la patiente, la crainte qu'ils ont de l'évacuation, ou le choix de la structure d'accueil.

> *J'ai essayé de négocier avec l'agent de santé afin qu'on la laisse accoucher là-bas car je n'avais pas les moyens d'une prise en charge au CHU. Je leur ai expliqué la situation de la fille et la mienne aussi, mais elle a refusé. Donc j'ai fini par accepter.*
>
> *(Propos d'une accompagnante, tante d'une femme évacuée au CHU.)*

Bien souvent, les situations de transfert immédiat de la patiente au moment de son admission font l'objet de négociations. Les utilisateurs, dans ces situations, négocient pour que les agents de santé « essaient de faire quelque chose d'abord ». En effet lorsqu'ils soumettent la décision d'évacuation peu de temps après l'admission de la femme, les accompagnants pensent que le soignant ne veut pas les aider. Pour les usagers, lorsque le personnel de santé reçoit la femme, il doit tenter de la soigner d'abord, avant de décider de l'évacuer, et non pas immédiatement à l'admission. En témoignent les propos d'un conjoint qui trouvait inconvenante la décision de transfert de son épouse quelques instants après son entrée dans le service :

> *Il faut au moins qu'ils essaient de faire quelque chose pour la femme avant de décider de l'évacuer. Si tu essaies et tu n'arrives pas, avant de demander à la personne de continuer, on peut te comprendre et accepter facilement la décision. Quand toi tu comptes sur eux et qu'au lieu de te regarder, d'essayer de te soigner, ils se contentent de te poser des questions pour à la fin te dire qu'ils ne peuvent rien faire pour toi et qu'il te faut continuer, ça frustre. Ce n'est pas bien.*
>
> *(Propos d'un conjoint de 42 ans, mécanicien.)*

Essayer donc de « faire quelque chose » avant de transférer serait le devoir de l'agent de santé. Lorsque l'usager pense que le soignant a fait de son mieux et que l'évacuation apparaît à ses yeux comme l'ultime recours, il accepte mieux la décision.

Il faut noter que la manière d'informer et l'explication donnée du motif du déplacement aux utilisateurs jouent sur la prise de décision à leur niveau. Comme le disait une accoucheuse auxiliaire, c'est un « couteau à double tranchant qu'il faut savoir manipuler ». En effet, lorsque l'agent de santé à travers ses explications laisse percevoir aux accompagnants que l'état de la patiente n'est pas grave (par souci d'atténuer leur panique), l'acceptation de la décision pose problème. Lorsque le soignant donne aussi toutes les informations sur l'état de la patiente et que ceux-ci y perçoivent une gravité, se produit alors une inquiétude et un désespoir du côté de la femme enceinte et de sa famille. Ce serait donc ce qui conduirait certains agents de santé à taire des informations lorsqu'ils savent qu'elles auront une incidence sur la décision d'évacuation. De façon générale, l'acceptation de la décision du côté des femmes enceintes et de leurs accompagnants est conditionnée par un certain nombre de facteurs.

L'état de la patiente (motif de l'évacuation) en est l'un des principaux. En effet, lorsque la femme ne présente aucun signe de gravité apparent, les accompagnants ont du mal à accepter la décision qui leur est soumise. Par exemple, la représentation que les usagers se font des accouchements ainsi que le caractère singulier de chacun d'entre eux jouent un rôle considérable. Certains sont rapides tandis que d'autres se prolongent. Un travail qui dure est source d'inquiétude pour tous car, dans les représentations, un travail normal ne doit pas excéder un jour (Olivier de Sardan *et al.*, 1999). C'est ainsi que les accompagnants d'une femme dont les précédents accouchements ont été rapides, n'auront pas de mal à prendre la décision d'évacuation lorsque celle-ci leur sera soumise. Ils perçoivent la nécessité de l'évacuation car ils se disent qu'il y a sûrement un problème et que cela peut avoir des conséquences sur la santé de la femme et de son enfant.

Tu vas t'arrêter pour essayer de discuter et après ça va devenir un autre problème encore et en ce moment ce ne sera plus la peine pour toi de partir. Tu vas seulement aller enterrer ta femme. Dans ça là on ne discute pas hein, quand tu sais que d'habitude ce n'est pas comme ça, tu t'exécutes rapidement pour ne pas perdre du temps.

(Propos du conjoint d'une femme évacuée au CMA, 26 ans, cultivateur.)

Les accompagnants évaluent les conséquences que pourrait avoir une perte de temps sur l'état sanitaire de la parturiente et agissent en fonction de cela. La décision de transfert dans ces conditions est accueillie avec soulagement. Et lorsque celle-ci tarde à être prise, certains accompagnants n'hésitent pas à la réclamer. Il en est de même pour les cas de saignements.

Par contre, la famille d'une parturiente qui habituellement met du temps avant d'accoucher, aura du mal à accepter la décision d'évacuation.

Ils ne voulaient pas aller. Il y avait un vieux qui disait que si nous la laissons ici, elle va finir par accoucher, qu'il suffit de lui laisser le temps seulement parce que ses accouchements traînent comme ça. Que pour son précédent accouchement, elle est restée en travail du matin jusqu'à tard dans la nuit avant d'accoucher et il était convaincu que ça allait être la même chose cette fois-ci.

(Propos d'une accoucheuse auxiliaire au cours de nos observations.)

Tout est donc fonction de la perception par la famille de la gravité de l'état de la femme au moment où les soignants lui soumettent la décision. La situation financière des familles a aussi une influence sur la prise de décision. Elle détermine en effet la manière dont celle-ci sera accueillie (décision acceptée ou refusée) et la rapidité de réaction. Le conjoint d'une femme évacuée justifiait ainsi sa réticence :

Si tu n'as rien sur toi et tu ne sais pas non plus où en trouver, tu vas refuser de partir. Tu vas demander à rester là-bas et prier Dieu pour qu'elle accouche.

(Propos du conjoint d'une femme évacuée au CHU, 31 ans, cultivateur.)

Le niveau supérieur étant généralement perçu comme le lieu des grandes dépenses, l'acceptation de la décision est conditionnée par la situation financière des accompagnants. Une famille qui dispose de moyens financiers mettra moins de temps qu'une autre qui en est dépourvue pour prendre la décision. Lorsque les accompagnants demandent à se concerter et revenir ensuite, c'est pour, quelquefois, aller réunir les ressources financières nécessaires à l'évacuation et à la prise en charge de la patiente au niveau supérieur.

L'issue de la négociation est presque toujours en faveur des agents de santé. Les expériences ont montré que les usagers finissent presque toujours par accepter la décision d'évacuation. Certains le font parce qu'ils ont été convaincus de la nécessité de ce transfert et cela à travers les explications qui leur ont été fournies par les agents de santé. D'autres, par contre, cèdent parce qu'ils considèrent qu'ils n'ont pas le choix. Il faut noter cependant que, parfois, les utilisateurs font semblant d'accepter la décision et dès qu'ils sont sortis de la maternité, changent de destination ou ne se rendent pas dans la structure de référence. Ces cas se rencontrent dans les situations où l'évacuation est faite en taxi ou avec d'autres moyens que l'ambulance. J'ai ainsi enregistré au cours de cette étude, six cas d'évacuées sur 55 qui n'ont pas rejoint la structure de référence.

Une seule des patientes interrogées dit avoir réussi à convaincre les agents de santé de ne pas l'évacuer.

> *Quand je suis arrivée, quand elles ont vu la cicatrice, elles m'ont demandé si j'ai déjà fait une opération. J'ai répondu oui. Elles m'ont dit que dans ce cas il faut que j'aille à l'hôpital, que je ne peux pas accoucher chez eux. Je leur ai fait savoir qu'après l'opération, j'ai accouché trois fois moi-même. Je leur ai demandé de m'aider, de me laisser là-bas et si à la fin je n'arrive pas à accoucher, elles pourront me demander en ce moment de partir. J'ai négocié, elles ne voulaient même pas accepter, mais j'ai réussi à les convaincre et elles m'ont finalement laissée là-bas.*
>
> *(Propos d'une femme de 34 ans, évacuée au CHU ultérieurement.)*

Les agents de santé, dans le cas de cette femme, ont fini par céder et la garder dans leur structure, même si dans un second temps elle a dû être évacuée pour un tout autre motif non lié à l'accouchement. Dans la majorité des cas, les soignants disent ne jamais céder aux négociations des femmes et de leurs familles. Néanmoins, les logiques des acteurs que l'on remarque au cours du processus de prise de décision d'évacuation ne sont pas fortuites. Elles sont pour beaucoup liées aux perceptions qu'ils ont de l'évacuation.

L'ÉVACUATION, UN ACTE MÉDICAL OBJET DE PERCEPTIONS DIVERSES

Les décisions de transfert provoquent bien souvent chez les usagers des services de santé des réactions diverses, parmi lesquelles la panique, l'angoisse et la crainte prédominent. En effet, la plupart des utilisateurs disent avoir « paniqué » ou « eu peur » dès l'instant où les soignants leur ont fait part de la décision d'évacuer.

> *Moi-même j'étais plus paniquée que tout le monde, puisque tout le monde me regardait. Chacune des femmes qui étaient là-bas venaient m'encourager. Je me suis dis « haï ya ! Ça là ce n'est pas une mince affaire ! »*
>
> *(Propos d'une femme évacuée de 27 ans.)*

Mais pourquoi cette appréhension de l'évacuation qui, pourtant, fait partie des actes de soins dans un système de santé ? Pour A. Diarra (2002), la référence-évacuation n'est pas toujours pensée comme un fait normal de l'acte de soins. Usagers comme agents de santé mettent tout en œuvre pour l'éviter et n'y ont recours qu'en dernier ressort, sinon par dépit. Cette crainte résulte des perceptions qui entourent l'évacuation. Celle-ci fait, en effet, l'objet de diverses perceptions qui contribuent à lui forger une image négative. Chez les patientes et leurs accompagnants, l'évacuation rime bien souvent avec dépenses et césarienne, quand elle n'est pas associée à la mort.

Évacuation synonyme d'importantes dépenses

Le coût élevé des soins, associé à un état de dénuement d'une grande couche de la population, contribue à créer cette peur de l'évacuation. Pour cette catégorie de population, les frais s'imposent tout au long du processus d'évacuation. Il faut payer pour la prise en charge dans la structure de départ, le transport, les soins dans la structure d'accueil, les médicaments, l'hospitalisation. Elle aurait, en effet, un coût non négligeable dans les pays à faibles ressources (Cissé *et al.*, 2002). Le prix médian d'un transfert sanitaire tout compris (transport et soins de santé) s'élèverait à 30 500 FCFA et pourrait quelquefois aller au-delà de 100 000 FCFA (en cas de césarienne), selon B. Sondo et ses collaborateurs (1997). Mobiliser cette somme dans un délai aussi court, s'avère souvent difficile dans la mesure où l'accouchement n'est quelquefois pas préparé par les femmes et leurs familles et, quand anticipation il y a, c'est approximativement le montant nécessaire à la prise en charge d'un accouchement normal qui est prévu. La possibilité de la survenue d'une complication nécessitant un déplacement n'est bien souvent pas envisagée par les usagers. C'est au moment où l'évacuation est décidée que les accompagnants partent à la recherche des ressources nécessaires au transfert et à la prise en charge de la patiente dans les structures de référence. Il faut noter aussi que ces dernières ne bénéficient pas d'une bonne réputation concernant le coût de la prise en charge. Les dépenses y sont jugées fréquentes et élevées, contrairement aux maternités périphériques.

> *Quand tu arrives avec ton malade comme ça et on te demande de partir à l'hôpital, si tu as déjà fait l'hôpital, tu sais comment ça se passe là-bas. Côté argent, ça sera un problème pour toi. Tout coûte cher et il faut tout payer.*
>
> *(Propos du frère d'une femme évacuée, 36 ans, chauffeur.)*

Cependant, même si la majorité des enquêtés partage cette vision du niveau supérieur, elle n'est pas unanime. Certains usagers ne craignent pas trop ces frais, soit parce qu'ils disposent des ressources nécessaires, soit parce qu'ils savent où en trouver. Leur peur de l'évacuation va alors se situer à d'autres niveaux.

Les patientes et leurs familles associent très souvent l'évacuation à la césarienne, surtout quand il s'agit d'une femme en travail. Pour eux, l'évacuation d'une femme en travail est synonyme d'une impossibilité pour celle-ci d'accoucher par voie basse. La césarienne apparaîtrait, à ce moment, comme l'ultime recours. Or la césarienne fait l'objet de perceptions diverses qui font qu'elle est crainte, comme nous le verrons au chapitre suivant.

Évacuation synonyme d'une imminence de la mort

Selon certains enquêtés, les transferts des femmes enceintes se soldaient autrefois pour la plupart par le décès de la patiente qui pouvait survenir pendant le transport, à l'admission dans la structure d'accueil ou au cours du séjour dans celle-ci. Cette situation était imputable à des facteurs tels que le recours tardif aux centres de santé, les mauvaises conditions de transport, les évacuations tardives, les retards de prise en charge au niveau de la structure de référence, etc. Cette image de l'évacuation, associée aux mauvaises expériences individuelles, fait qu'elle renvoie systématiquement à l'image de la mort.

Aussi, le fait de déplacer la patiente est synonyme chez les usagers d'une gravité de l'état de celle-ci. En effet, lorsque l'agent de santé, qui est supposé pouvoir tout gérer en la matière, avoue son incapacité à prendre en charge la patiente, cela indique pour les utilisateurs un état de gravité extrême. Or un lien est vite établi entre état grave et risque de décès.

> *Nous sommes en Afrique. Quand tu vas dans un petit centre, tu te dis que tu vas trouver du personnel qualifié qui va te prendre en charge et quand tu arrives, ce personnel qualifié te dit non, nous ne pouvons pas, il faut aller à un niveau supérieur, on se dit que c'est grave.*
>
> (*Propos d'une sage-femme d'État.*)

Ils s'imaginent que c'est pour ne pas les voir mourir dans leurs locaux que les agents de santé décident de les évacuer, d'où ces questions qui leur sont très souvent posées au moment des évacuations : « Elle ne va pas mourir ? » « Est-ce que je vais mourir ? ». Une incertitude totale règne, en cas d'évacuation, sur le devenir de la patiente.

Évacuation comme aveu d'incompétence ?

Les patientes perçoivent le fait d'être transférées comme une incapacité personnelle, surtout celles qui sont en travail. Cette perception provient des représentations qu'elles se font de l'accouchement. En effet, dans la société moaga par exemple, l'enfantement doit s'effectuer discrètement. La tendance consiste donc à supporter la douleur en silence et à ne se rendre à la maternité qu'au moment où l'on considère le travail bien avancé, de sorte à accoucher dès son admission ou quelque temps après (Ouattara, 1999 ; Zongo, 2005). Cela permet de créer une surprise générale qui équivaut à l'admiration de tous et surtout des coépouses. Être évacuée, par contre, revient à rendre public et singulier l'événement. La femme se considère, dans ces conditions, comme différente des autres femmes, comme une « incapable ». Aussi, l'évacuation contribue à créer, chez la femme, un sentiment de culpabilité dans le sens où elle se considère comme celle qui a occasionné le plus de dépenses au conjoint. La rivalité qui règne dans les ménages polygames pousse les femmes à rechercher l'admiration du mari en lui occasionnant, par exemple, le moins de frais possible lors de leur accouchement. Si celui d'une coépouse a été simple, la femme se fait un devoir d'agir de même.

En somme, la prise de décision d'évacuation par les agents de santé et son acceptation par les usagers, sont conditionnées par divers facteurs. Une fois le consensus obtenu autour de la décision d'évacuer, il s'agit de la mener à bien, ce qui implique le choix de la structure d'accueil et du moyen de transport.

LE CHOIX DE LA STRUCTURE D'ACCUEIL

Dans la logique de fonctionnement du système de référence au Burkina Faso, les CSPS doivent évacuer vers les CMA qui, à leur tour, transfèrent vers un Centre hospitalier régional (CHR) ou au Centre hospitalier universitaire (CHU). Le CSPS du secteur 28 – un des centres de santé du district – est donc astreint d'évacuer ses malades au CMA du secteur 30. Cependant, sur les 55 femmes évacuées recensées au cours de l'étude, 38 l'ont été directement au CHU, soit 69,09 %, et 17 au CMA, soit 30,90 %. Qu'est-ce qui motive le choix de l'une ou de l'autre de ces structures et pourquoi cette prédominance des évacuations vers le CHU ?

Pourquoi le Centre hospitalier universitaire ?

Le choix du Centre hospitalier universitaire (CHU) s'explique par plusieurs facteurs. Les agents de santé dans leurs choix tiennent compte des distances qui sont mises en relation avec l'état de la patiente. Ils évacueront vers le CHU s'ils le jugent plus proche, pour réduire le temps d'évacuation et assurer à la patiente une prise en charge rapide. De plus, ils estiment souvent que le CMA, soit la structure avec bloc chirurgical vers laquelle ils doivent référer en priorité, ne remplit pas toujours les conditions requises pour la prise en charge efficiente des patientes qui y sont envoyées (absence d'une banque de sang, bloc opératoire souvent en panne, incompétence des soignants face à certaines pathologies). Ce qui oblige le CMA à évacuer de nouveau la patiente vers le CHU, et qui contribue à allonger le délai d'accès aux soins et à aggraver son état. Les agents de santé du CSPS préfèrent donc référer les femmes directement au CHU qui, en plus de sa proximité, constitue le dernier recours dans la pyramide sanitaire.

Moi je préfère référer à côté, à l'hôpital, le dernier recours, que d'envoyer au CMA et après on va dire qu'il faut repartir à l'hôpital ensuite. Ça fait double dépense et on perd du temps. Le temps d'évacuer au CMA, elle arrive au CMA, il faut attendre les médecins et autres qui vont faire leur diagnostic, faire une référence encore pour l'hôpital. Ça prend du temps.

(*Propos d'une accoucheuse auxiliaire.*)

De même les usagers choisissent le CHU en raison de sa proximité (réduction du coût du transport et du temps d'évacuation), et aussi du fait qu'il remplit les conditions pour une prise en charge efficiente des patientes par rapport au CMA :

Ce sont les agents de santé qui nous ont demandé de partir au CHU. Mais si c'était à choisir j'aurais fait de même parce que si on nous demandait de partir au CMA par exemple, ça allait être une perte de temps à cause de la distance et aussi, ce n'était pas sûr qu'on trouve du sang là-bas[8] *alors qu'elle saignait beaucoup. C'est mieux donc d'aller là où toutes les conditions seront réunies.*

(*Propos du conjoint d'une femme évacuée, 31 ans, commerçant.*)

Pourquoi le Centre médical avec antenne chirurgicale ?

Nous avons déjà évoqué dans les chapitres précédents que le programme Aquasou avait instauré un système de partage des coûts ne concernant que le district du secteur 30 et dont le Centre médical avec antenne chirurgicale (CMA) constitue la structure de référence. Ce système a permis de réduire considérablement les frais de prise en charge des urgences obstétricales à la charge des familles. Aussi, par souci de venir en aide aux usagers, pour leur permettre de bénéficier de ces avantages financiers, les agents ont été amenés à décider d'évacuer vers le CMA. Il y a aussi des agents qui transfèrent au CMA uniquement par respect de la hiérarchie sanitaire et des directives en matière d'évacuation.

Le choix du CMA par les utilisateurs est également guidé par les informations reçues des agents de santé sur le système de partage des coûts. Cette résolution est aussi souvent la résultante d'une mauvaise expérience préalable vécue, ou des mauvaises informations reçues sur le CHU par quelques-uns.

8. Une mini-banque de sang a pu être ensuite constituée quand le bloc est devenu fonctionnel 24h/24.

> *Quand ils sont arrivés, les docteurs après avoir regardé la femme ont fait savoir à ses accompagnants qu'elle ne pouvait pas accoucher ici et qu'il fallait l'amener au CHU. Le beau-père de la femme a fait savoir aux docteurs qu'il aimerait qu'on les envoie n'importe où sauf au CHU. Il a même insisté pour qu'on les envoie au CMA parce que le CHU n'est pas bien.*
>
> *(Propos d'un accompagnant au cours de nos observations au CSPS.)*

Dans la majorité des cas d'évacuation, la structure de référence a été imposée aux usagers. Cependant, certains soignants leur laissent tout de même l'opportunité de choisir.

> *Si on ne leur laisse pas le choix, elles vont rentrer chez elles, elles ne vont pas partir. Elles sont capables de déchirer les papiers et puis aller dans une autre maternité. Il vaut mieux les diriger et respecter leur choix sinon elles vont faire ce qu'elles veulent quand elles vont sortir.*
>
> *(Propos d'une sage-femme d'État.)*

LE CHOIX DU MOYEN DE TRANSPORT

Compte tenu de l'absence au CSPS d'un moyen de transport pour les évacuations, divers moyens sont utilisés pour évacuer les femmes. La majorité des évacuations sont effectuées en taxi. Les déplacements en ambulance sont peu nombreux pour des raisons liées au manque de moyens de communication (surtout en ce qui concerne les évacuations nocturnes) et à l'indisponibilité de l'ambulance du CMA. Le seul recours reste alors le taxi et les moyens de déplacements personnels (voitures privées et motos). P.A.B. Ouédraogo (2002) a noté dans son étude sur les références au Burkina Faso, que 36,9 % des patientes étaient évacuées avec des moyens personnels (taxis et véhicules personnels). Elle évoque également le fait qu'au Ghana, 59,3 % des évacuations sont faites en taxi, et qu'en Côte d'Ivoire des moyens de transport personnels sont utilisés dans 90,10 % des cas.

Or, il ressort que lorsque l'évacuation est faite dans ces conditions, celle-ci prend plus de temps et certaines patientes ne se rendent pas dans les structures prévues (recours à d'autres maternités péri-phériques ou à des structures sanitaires privées). Certaines patientes (notamment celles qui sont en travail) repartent chez elles pour « attendre un peu avant de partir » parce qu'elles estiment que le moment de l'accouchement n'est pas arrivé. Une des patientes que nous avons interrogée avait fait l'objet d'une décision d'évacuation à 2 heures du matin comme l'attestait sa fiche de réfé-rence, mais n'avait été reçue dans la structure qu'à 10 heures. Elle a préféré, selon elle, repartir chez elle pour patienter, le temps que le travail soit avancé, avant de rejoindre la structure de référence.

Il faut noter que les agents de santé, en cas d'évacuation, songent automatiquement au taxi ou proposent aux usagers de choisir entre l'ambulance et les autres moyens d'évacuation. Quand ces derniers ont l'opportunité de choisir, la plupart préfèrent les autres moyens d'évacuation pour diverses raisons. Certains se représentent d'une manière négative l'évacuation en ambulance :

> *Il y a certaines malades, même si l'ambulance vient, elles refusent de rentrer dans l'ambulance parce qu'elles ont déjà à l'idée que rentrer dans l'ambulance, c'est grave quoi.*
>
> *(Propos d'une accoucheuse auxiliaire.)*

Ils pensent également que le transport en ambulance est coûteux, tandis qu'en taxi le tarif est relativement supportable. C'est ce que pense le conjoint d'une des femmes évacuées au CHU :

> *L'ambulance coûte plus cher que le taxi. La course peut coûter 5 000 F alors qu'avec le taxi tu auras à payer environ 1 500 F. L'ambulance, ce n'est pas facile, ça fait dépenser. Ils vont vous demander de mettre l'essence en quantité alors que la distance qu'il y aura à faire ne sera pas si grande que ça. C'est pour cela que moi j'ai préféré le taxi.*
>
> *(Propos d'un conjoint.)*

Le coût de l'évacuation en ambulance au sein de la ville de Ouagadougou est fixé à 1 500 FCFA[9]. Ce coût est souvent ignoré des usagers d'où leur réticence vis-à-vis de l'ambulance. Le recours au taxi ou à d'autres moyens d'évacuation permet de transférer rapidement, et à moindre frais.

CONCLUSION

Cette recherche a permis de déterminer les acteurs principaux qui interviennent tout au long du processus d'évacuation et d'analyser leurs logiques. Malgré la singularité de chaque évacuation, des tendances générales se dégagent : la pluralité des acteurs, la complexité de la prise de décision de transfert, les négociations entre les agents de santé et les utilisateurs, les perceptions diverses (des perceptions de l'évacuation qui vont d'un sentiment de honte d'être traitée de femme incapable, à la peur de la mort et à l'angoisse devant des dépenses supplémentaires), les freins financiers. Différents acteurs que sont les agents de santé, les femmes évacuées, leurs accompagnants, veillent ainsi à la prise de décision d'évacuation, à son organisation et à sa réalisation. Le déroulement de l'évacuation et son issue sont fonction des conduites que ces

---

9. Avec l'instauration du système de partage des coûts, le transport en ambulance entre les centres de santé et l'hôpital de district est devenu gratuit (il était compris dans le forfait).

différents acteurs adoptent dans cette situation. Même si les logiques et conduites de ces acteurs expliquent la manière dont se déroulent les évacuations, il faut noter que celles-ci sont construites en amont par toute une série d'éléments, au nombre desquels figurent la compétence des agents, les perceptions autour de l'évacuation, mais aussi les moyens financiers dont disposent les usagers ainsi que les conditions d'accès aux soins au niveau supérieur. Si les perceptions diverses freinent le recours à l'évacuation, et notamment la prise de décision, les questions financières s'avèrent déterminantes. En cela, les politiques de réduction des barrières financières (par des mesures comme le système de partage des coûts dans le district du secteur 30), ainsi qu'une meilleure diffusion de l'information autour de ces politiques au sein de la population, peuvent apparaître comme des dispositions salutaires pour le système de référence-évacuation et à travers lui de réduction de la mortalité maternelle.

BIBLIOGRAPHIE DES SOURCES CITÉES

AMNESTY INTERNATIONAL, 2009. *Donner la vie, risquer la mort. La mortalité maternelle au Burkina Faso*, Royaume-Uni, Publication Amnesty International.

CISSÉ M. L. *et al.*, 2002. « Coût de l'évacuation des parturientes au centre hospitalo-universitaire Aristide Le Dantec de Dakar », *Journal de la SAGO*, 1, 1, 23-27

DE BROUWERE V., JAHN L., 2001. « La référence pendant la grossesse et l'accouchement : concepts et stratégies ». In : V. DE BROUWERE, W. VAN LERBERGHE (eds), « Réduire la mortalité maternelle : stratégies et évidences scientifiques », *Studies in health services organisation & policy*, Antwerp, ITG Press, 239-257

DIARRA A., 2002, « Soins obstétricaux d'urgence dans trois structures de soins à Bamako et ses environs (Mali) ». In : M.-É. GRUÉNAIS (ed.), *Politiques et pratiques en santé reproductive en Afrique. Le risque est-il géré ? Étude comparative portant sur trois pays africains : Cameroun, Centrafrique, Mali*, Rapport final, Marseille, SHADYC-IRD/MIRE 07/00 111, 21-56

GOBATTO I., 1999. *Être Médecin au Burkina Faso. Dissection Sociologique d'une transplantation professionnelle*, Paris, L'Harmattan.

GOMA B. M., 2002. « Organiser son accouchement à Bangui (République Centrafricaine) ». In : M.-É. GRUÉNAIS (ed.), *Politiques et pratiques en santé reproductive en Afrique. Le risque est-il géré ? Étude comparative portant sur trois pays africains : Cameroun, Centrafrique, Mali*, Rapport final, Marseille, SHADYC-IRD, 57-75

GRAHAM W. J., BELL J. S., BULLOUGH C. H., 2001. « Can skilled attendance at delivery reduce maternal mortality in developing countries ? ». In : V. DE BROUWERE, W. VAN LERBERGHE (eds), « Réduire la mortalité maternelle : stratégies et évidences scientifiques », *Studies in health services organisation & policy*, Antwerp, ITG Press, 97-130

GRUÉNAIS M.-É. *et al.*, 2001. « Organisation de la référence et de la prise en charge des femmes enceintes dans la province de l'ouest du Cameroun ». In : M.-É. GRUÉNAIS (ed.), *Politiques et pratiques en santé reproductive en Afrique. Le risque est-il géré ? Étude comparative portant sur trois pays africains : Cameroun, Centrafrique, Mali*, Rapport final, Marseille, SHADYC-IRD, 97-108

INSTITUT NATIONAL DE LA STATISTIQUE ET DE LA DÉMOGRAPHIE, 1998-1999. *Enquête Démographique et de Santé*, Burkina Faso.

LOMPO T. K., 1993. *Évacuations sanitaires dans le service de gynécologie et d'obstétrique du centre hospitalier national Sourou Sanou (CHNSS) de Bobo-Dioulasso (Burkina Faso)*, Thèse de doctorat 3e cycle, Faculté des Sciences de la Santé, Université de Ouagadougou.

NGUEMBI E. *et al.*, 2002. « Prise en charge et référence des urgences obstétricales dans les formations sanitaires de Bangui, Centrafrique », *Bénin Médical*, 22, 45-49

OLIVIER DE SARDAN J.-P. *et al.*, 1999. « "L'accouchement c'est la guerre". De quelques problèmes liés à l'accouchement en milieu rural nigérien », *Bulletin APAD*, 17, 71-93

ORGANISATION MONDIALE DE LA SANTÉ, 1992. *Les hôpitaux de district dans les zones rurales et urbaines*, Genève.

OUATTARA F., 1999. *Savoir-vivre et honte chez les Sénoufo Nanerge (Burkina Faso)*, Thèse pour le doctorat du 3e cycle (nouveau régime), EHESS-Marseille.

OUÉDRAOGO B., 2005. *Analyse situationnelle du système de référence au service de gynécologie obstétrique du Centre Hospitalier Universitaire Yalgado Ouédraogo Burkina Faso*, Mémoire CES, UFR/SDS, Université de Ouagadougou.

OUÉDRAOGO C., RICHARD F., COMPAORE J., WISSOCQ C., POBEL D., OUATTARA F., GRUÉNAIS M.-É., DE BROUWERE V., 2008. « Cost sharing for obstetrical emergencies in Sector 30 health district, Ouagadougou, Burkina Faso ». In : F. RICHARD, S. WITTER, V. DE BROUWERE (eds), *Reducing financial barriers to obstetric care in low-income countries*, Anvers, ITG Press, 49-82

OUÉDRAOGO H. C. T. *et al.*, 2003 (janvier). *Étude sur l'offre de santé dans les secteurs 28 et 29 du district sanitaire du secteur 30 de Ouagadougou*, multigr.

OUÉDRAOGO I. B., 1989. *Facteurs évitables de la mortalité maternelle. Analyse critique de la prise en charge des femmes dont le décès est survenu à la maternité du Centre Hospitalier National de Ouagadougou et dans deux centres médicaux des provinces limitrophes*, Thèse de doctorat 3e cycle, Faculté des Sciences de la Santé, Université de Ouagadougou.

OUÉDRAOGO P. A. B., 2002. *Système de référence et contre-référence des urgences obstétricales des maternités de la ville de Ouagadougou à la maternité du CHNYO*, Thèse de doctorat 3e cycle, UFR/SDS, Université de Ouagadougou.

ROYSTON E., Armstrong S., 1990. *La prévention des décès maternels*, OMS, Genève.

SEPOU A. *et al.*, 2000. « Analyse des évacuations sanitaires en gynécologie-obstétrique à Bangui, Centrafrique », *Cahier santé*, 10, 399-404

SONDO B. *et al.*, 1997. « Le coût financier des soins de santé : enquête auprès de femmes ayant eu un accouchement à risque », Cahier Santé, 7(1), 33-37

VIDAL L. *et al.*, 2003. *Analyse situationnelle socio-anthropologique de la prise en charge des soins obstétricaux d'urgence à Rufisque et à Saint Louis*, Rapport préliminaire, Aquasou (Projet FSP 2001-149), multigr.

ZONGO S., 2005. *Approche anthropologique des accouchements à domicile dans le district sanitaire du secteur 30 de Ouagadougou*, Mémoire de maîtrise de sociologie, Université de Ouagadougou.

PARTIE III

AMÉLIORER L'ACCÈS À DES SOINS HOSPITALIERS DE QUALITÉ

QUAND LA CÉSARIENNE REND LES FEMMES ENCORE PLUS VULNÉRABLES

Fatoumata Ouattara* & Fabienne Richard**

INTRODUCTION

La césarienne est une intervention majeure en obstétrique. Elle permet de sauver des vies (celle de la mère et celle de l'enfant) en cas de complications sévères (UON Network, 2003). Le débat sur le taux idéal de césariennes est très ancien et continue encore aujourd'hui (De Brouwere *et al.*, 2002 ; Dumont *et al.*, 2001 ; Francome & Savage, 1993 ; King, 1991 ; O'Driscoll & Foley, 1983 ; O'Sullivan, 1990 ; Porges, 1985 ; *The Lancet*, 1997 ; UON Network, 2003). En Afrique subsaharienne le taux de ces actes opératoires est très bas (inférieur à 2 %)[1]. Si l'accès financier et l'accès géographique semblent des éléments majeurs, l'acceptabilité de la césarienne en Afrique subsaharienne par les femmes et leur famille a aussi été soulevée par certains auteurs comme un facteur important expliquant le faible taux de césariennes (Aziken *et al.*, 2007 ; Danso *et al.*, 2009 ; Ezechi *et al.*, 2004 ; Oladapo *et al.*, 2007). En effet, du côté des familles, la césarienne peut être vécue comme un échec pour la femme, une incapacité d'accoucher par voie basse (Aziken *et al.*, 2007) et comme une menace pour l'équilibre financier de la famille (Borghi *et al.*, 2003 ; Borghi *et al.*, 2008 ; Storeng *et al.*, 2008). Pour les acteurs de santé publique et les responsables de programmes de santé maternelle, il est important de comprendre comment les femmes perçoivent cet acte afin que leurs efforts au niveau des autres barrières (réduction des coûts directs de la césarienne ou amélioration des

---

* Anthropologue, chargée de recherche, Aix-Marseille Université, IRD, LPED, Marseille, France.

** Sage-femme, MSc, PhD, Département de santé publique, Institut de médecine tropicale d'Anvers, Belgique.

1. L'enquête sur les besoins obstétricaux non couverts (BONC) réalisée en 2008 dans le district de Bogodogo (Ouagadougou, Burkina Faso) montre que le taux d'interventions obstétricales majeures (césariennes, hystérectomie pour hémorragie massive, etc.) n'était que de 1 % des naissances attendues pour les femmes du milieu rural, et parmi ces interventions seulement la moitié soit 0,5 % ont été réalisées pour des indications maternelles absolues (www.uonn.org).

moyens de transport vers l'hôpital de référence) portent leurs fruits. Ce chapitre a pour objectif de rendre compte des perceptions, et des implications sociales et économiques des césariennes pour les femmes et leur entourage.

MÉTHODE

Des visites à domicile des femmes césarisées avec des soignants et des groupes de discussion avec d'autres femmes ayant récemment accouché et des femmes enceintes ont été réalisés.

Les visites à domicile, conjointes entre anthropologues et prestataires auprès des femmes césarisées au CMA du secteur 30, ont été initiées en septembre 2003 (le bloc opératoire a été ouvert le 1er août 2003) et se sont poursuivies jusqu'en septembre 2004. L'initiative de ces entretiens a été consécutive à l'analyse situationnelle qui a mis en évidence une faible connaissance des univers de vie des usagers par les prestataires de soins. L'ouverture du bloc opératoire offrait donc une opportunité de pouvoir entreprendre des visites au domicile des femmes qui venaient de subir une césarienne.

L'objectif visé des sorties conjointes des anthropologues et des personnels de santé auprès de ces femmes était d'inciter les soignants à une réflexion critique sur leur pratique professionnelle pour améliorer leurs relations avec les patientes. Il s'agissait d'identifier les discours relatifs aux différentes pratiques en matière de suivi de la grossesse et de l'accouchement ; puis d'identifier les différents acteurs sociaux qui interviennent dans la prise en charge financière de la grossesse, de l'accouchement et de l'évacuation. L'amélioration de ces relations était attendue par le biais d'un accès des prestataires de soins aux discours des femmes et à leur cadre de vie.

Les équipes étaient composées d'au moins un anthropologue et un soignant. L'association du soignant à l'équipe de sortie était essentiellement basée sur le volontariat. Le soignant ne devait pas avoir pris en charge la femme dans la salle d'accouchement, afin de favoriser la tenue de propos plus libres pendant l'entretien.

D'ailleurs, aux cours de ces sorties, les agents de santé et les anthropologues ont souvent été confrontés à la surprise et à la crainte des usagers. Jamais dans l'histoire locale du Burkina Faso, on n'a entendu dire qu'un soignant s'est rendu au domicile d'un patient dans un but d'écoute de celui-ci. L'équipe de sortie a dû parfois faire face à des réticences du côté des femmes et de leur entourage. Une femme à qui l'on a rendu visite et à qui l'on demandait aussi de discuter avec son conjoint confiait les raisons de ses réticences, après l'entretien.

J'ai eu peur. Je me suis demandé ce que mon mari avait encore fait pour qu'on cherche à le voir !

La plupart des agents de santé ont participé aux visites à domicile. Sur un nombre de 15 sages-femmes, 10 ont entrepris d'y participer en compagnie des anthropologues. En outre, si les visites ont été initiées au départ avec les soignants de la maternité, le personnel du bloc opératoire y a par la suite également pris part. Sur 112 femmes qui ont bénéficié d'une césarienne au bloc opératoire entre septembre 2003 et septembre 2004, 35 d'entre elles ont fait l'objet d'une visite à domicile. Après chaque sortie, un rapport de visite était rédigé par l'agent de santé, qui devait aussi en rendre compte à ses collègues à l'occasion d'une réunion d'équipe.

En février 2004, cinq groupes de discussion ont été organisés avec des femmes qui consultaient dans différentes maternités du district sanitaire du secteur 30 (quatre urbaines et une rurale). Ces groupes ont permis de recueillir des données sur les perceptions des césariennes. Ils étaient limités à une quinzaine de femmes pour permettre des échanges en profondeur. La spécificité de ces rencontres reposait sur le choix de leur lieu. En effet, des enquêtes préalables avaient mis en évidence une certaine superficialité des propos des utilisateurs dès lors qu'ils étaient interrogés sur leurs perceptions des structures sanitaires et des soignants dans ces services.

Au début de chaque rencontre, il s'agissait pour les animateurs des rencontres de procéder à un exposé bref du programme Aquasou et d'insister sur la nécessité de l'amélioration de la qualité des soins, dont une dimension importante est l'amélioration des relations entre usagers et prestataires de soins. De ce fait, les animateurs expliquaient l'importance de la rencontre par le besoin de connaître les avis des utilisateurs des services de santé, pour permettre ainsi à terme d'initier le dialogue avec les soignants sur certains points.

Ces réunions avaient donc pour objectif principal de recueillir les suggestions des femmes afin qu'elles soient mieux prises en charge pendant la grossesse et l'accouchement. Les thèmes abordés furent leurs perceptions au sujet de ces derniers ainsi que les problèmes qui y sont liés, les différents avis sur les acteurs et les modalités de prise en charge sociale et financière de la grossesse et de l'accouchement. En ce qui concerne les services reçus, il leur était demandé ce qui leur convenait dans les soins qu'elles avaient reçus et ce qu'elles auraient souhaité que l'on change dans l'organisation de la structure. L'existence et le mode de fonctionnement du bloc opératoire du CMA ont également été abordés lors de ces rencontres. Tous les échanges ont été enregistrés et ensuite transcrits intégralement.

Les entretiens individuels lors des visites à domicile et les groupes de discussions avec les usagers ont été enregistrés et retranscrits en français. L'analyse des données a été faite manuellement.

LA PEUR DE LA CÉSARIENNE : SON IMPRÉVISIBILITÉ ET SES COMPLICATIONS

Il ressort de presque tous les discours des femmes rencontrées, le caractère imprévisible de la survenue des problèmes pendant la grossesse. Selon elles, aucune grossesse ne ressemble à une autre. Certaines seraient plus faciles à vivre que d'autres.

> *[...] Les grossesses ne sont pas pareilles ; tu peux prendre une grossesse, ça te fait mal jusqu'à l'accouchement.*
>
> *(Une femme d'un* focus group *organisé avec des clientes d'une maternité urbaine.)*

À l'instar des grossesses, aucun accouchement ne ressemblerait à un autre : certains sont faciles, rapides, tandis que d'autres sont difficiles et longs. La crainte de l'accouchement semble liée à la modalité de son issue. C'est un moment critique pour la santé et la vie de la femme. Les femmes du Burkina Faso peuvent elles aussi proclamer que « l'accouchement c'est la guerre », comme cela est dit au Niger, dans les représentations populaires (Olivier de Sardan *et al.*, 2000). La modalité de la délivrance représente également une angoisse.

> *La peur que tu as, tu penses que tu es entre la vie et la mort ; il y a des gens qui meurent en suites de couches, tu peux accoucher aussi et tu n'as pas la santé. En plus si tu penses que ça peut être une opération [...], c'est cette peur-là.*
>
> *(Une femme d'un* focus group *organisé avec des clientes d'une maternité urbaine.)*

Venant de subir une césarienne, une femme âgée de 31 ans et qui vient de terminer des études de comptabilité raconte la peur qu'elle a ressentie quand elle a appris qu'elle devait être opérée :

> *J'avais mal au bas-ventre, donc j'ai été à la maternité, c'est la nommée C qui m'a consultée ce jour-là. La sage-femme A a dit à C de me mettre un bulletin d'échographie pour qu'elle puisse se situer. Comme j'étais à terme, elle voulait savoir la position de l'enfant. C'est à l'issue de ça qu'on a su que la position n'était pas correcte. C'est là qu'ils ont décidé de m'opérer. Même là où je suis allée faire l'échographie, le type m'a dit que ça allait être ça (une opération). Il m'a dit que vraiment la position n'est pas bonne. Mais quand ça se passe comme ça, souvent, ça se termine par une intervention. Je lui ai posé la question à savoir si l'enfant ne pouvait pas se retourner. Il m'a dit non, parce qu'il était trop descendu, c'était coincé, l'enfant n'avait plus d'espace pour tourner. Ce jour-là, j'ai pleuré. Moi, quand j'entendais les gens parler de la césarienne-là, moi j'ai eu trop peur. [...] Les gens racontent tout, il y a tout un mystère autour de ça.*

La crainte de toujours devoir accoucher par césarienne est évoquée : « Si tu commences par une césarienne, tu vas toujours accoucher par césarienne ! ». Ici c'est la crainte de la répétition de l'acte médical qui est mise en évidence. La crainte d'une mauvaise cicatrisation après l'opération et des contraintes physiologiques que cela entraîne (maux de dos, fatigue, etc.) ressort aussi dans les discours des femmes. Les femmes ont souvent évoqué également le fait de n'avoir pas été informées pendant les CPN de l'éventualité d'une césarienne. La peur d'un décès pendant l'accouchement par césarienne a également été formulée, crainte sans doute accrue chez celles ayant connu des femmes qui sont mortes au cours de leur accouchement.

> *[...] C'est notre voisine, elle est partie au [...] pour accoucher. C'est grave, elle est arrivée là-bas le matin, jusqu'à 22 heures, elle n'avait toujours pas accouché. On dit de pousser, elle ne voulait pas pousser, on lui dit de pousser, elle ne voulait pas pousser, elle serrait les jambes, jusqu'à ce qu'on l'a évacuée à l'hôpital. Quand on l'a amenée à l'hôpital. En tout cas quand on l'a fait rentrer, ils sont ressortis, remettre le bébé et rentrer encore. Quand ils sont rentrés seulement, nous avons vu, ils étaient en train de pousser le corps pour l'amener à la morgue. En tout cas ce problème-là, tout le monde a eu peur.*
>
> *(Une femme d'un* focus group *organisé avec les clientes d'une structure de santé urbaine.)*

Pour d'autres, la crainte de la césarienne est liée à la connaissance de conséquences graves telle que la paralysie des membres inférieurs survenue pour l'une d'entre elles. D'une manière générale, la césarienne pourrait avoir des conséquences graves et totalement imprévisibles pouvant aller jusqu'au décès.

Les craintes de l'accouchement et notamment de la césarienne sont indissociables des contraintes financières, médicales et sociales auxquelles sont confrontées les femmes :

> *Si tu pars pour accoucher, ce qui fait que tu as peur, c'est parce que tu ne sais pas comment ça va se passer, concernant les ordonnances, tu peux arriver et c'est l'argent qui pose problème...*
>
> *(Une femme d'un* focus group *organisé avec des clientes d'une maternité urbaine.)*

Les dépenses sont censées être assurées par les hommes (Gruénais & Ouattara, 2010 ; Ouattara *et al.*, 2009). Rares sont celles qui savent combien leur césarienne a coûté. Moins qu'une négligence, cette situation s'assortit des répartitions d'obligations au sein du couple.

> *Pour moi, au niveau de l'accouchement, si ce n'est pas ton mari, personne d'autre ne peut venir faire les dépenses ; même si ton mari n'a pas d'argent, s'il va emprunter, c'est obligé qu'il rembourse après. [...] Si tu dois accoucher, il faut que l'homme fasse tout pour avoir l'argent et venir payer.*
>
> *(Une femme d'un* focus group *organisé avec les clientes d'une maternité urbaine.)*

Les familles anticipent rarement l'éventualité de dépenses supplémentaires liées à cet acte à l'occasion de l'accouchement. Les problèmes sont résolus dans l'urgence : « Quand ça chauffe, on trouve... ». Cependant entre la norme et la règle, il y a un écart. Dans des contextes de crise économique en milieu urbain, les négociations et les arrangements entre conjoints pour le paiement des frais autour de la grossesse et de l'accouchement ne sont pas rares. Parmi les hommes, il y a ceux qui arrivent à payer les frais de l'accouchement, ceux qui ne veulent pas payer, mais il y a surtout ceux qui n'ont pas les moyens de faire face aux problèmes financiers. Dans ce dernier cas, la femme peut lui venir en aide. La stratégie adoptée par cette dernière consiste à faire en sorte que l'entourage (les soignants y compris) ne vienne pas à savoir que c'est la femme qui a payé. Il s'agit pour elle de sauver la face de son conjoint car il y va de son honneur de montrer qu'il peut supporter les dépenses de la grossesse de son épouse. Certaines reconnaissent qu'en cas de difficultés, la femme peut venir en aide à son mari. Une institutrice explique par exemple qu'elle a pris en charge les frais occasionnés par ses trois grossesses depuis que son conjoint a perdu son emploi.

Même pour le personnel de santé, il est admis que c'est l'homme qui paye le coût de l'accouchement. Les échanges entre les soignants et les accompagnants se limitent à la remise des ordonnances et à la réclamation des frais de consultation.

> *[...] Quand j'avais la grossesse de mon enfant-là, mon problème est semblable à celui de la dame. Mon mari ne travaille pas, il a fait au moins six ans, c'est le nettoyage simple que je faisais et je gagnais 20 000 F par mois. À la fin de chaque mois je mettais 5 000 F de côté. Et comme je savais que j'étais enceinte [...]. J'ai déposé comme ça jusqu'à atteindre 50 000 F. Comme je sais que si la femme est en grossesse, ça peut être une opération, ou bien si Dieu t'aide et que tu as un accouchement facile, tu accouches sans problème, tu dois payer les ordonnances. J'ai mis de côté petit à petit et comme Dieu a fait que ça n'a pas été une opération, j'ai eu mon enfant, je suis contente. J'ai enlevé 25 000 F du reste de l'argent pour donner à mon mari et comme il y avait le baptême qui arrivait pour ne pas avoir la honte, j'ai dit : « prends ». Tu donnes 15 000 F pour acheter le mouton et tu donnes 5 000 F aux femmes pour qu'elles achètent le petit mil et les autres ingrédients pour faire le* zoom koom *(boisson à base de farine de petit mil). Personne ne saura ; c'est entre toi, moi et le Dieu, c'est comme ça que j'ai fait pour qu'on puisse faire le baptême [...]. Il faut avoir pitié de lui, si tu as pitié de lui, le jour que Dieu lui donnera, il sait ce qu'il fera pour te satisfaire. Mais les hommes ne sont pas pareils.*
>
> *(Une femme d'un* focus group *organisé avec des femmes d'une maternité urbaine.)*

> *Par exemple pour moi-là comme je sais que mon mari n'avait pas les moyens, moi je lui ai donné de l'argent comme je sais que c'est le jour-là que je devrais sortir, « prends, tu vas payer et on va sortir », c'est le mari*

qui a payé. (Rire des femmes.) Mais en réalité, c'est moi. Entre lui et moi, qui sait ? C'est lui qui a payé.

(Une femme d'un focus group *organisé avec des femmes d'une maternité urbaine.)*

Dans des contextes de précarité économique, il est difficile d'anticiper tous les coûts liés à un accouchement. Outre les bénéfices du petit commerce, les femmes font des petites économies sur l'argent donné par le conjoint pour l'alimentation sans pour autant en informer celui-ci. Certaines femmes disent que la grossesse est même un objet de tensions au sein du couple. Selon elles, les hommes ne se sentent pas concernés par les problèmes qu'elles vivent pendant cette période.

La grossesse et l'accouchement semblent aiguiser les tensions dans les relations entre les hommes et les femmes. Tout se passe comme si l'homme se retrouvait alors dans un moment critique où il risque sa réputation. La maternité devient ainsi un enjeu pour le statut de l'un et de l'autre.

Induisant de tels rapports sociaux, il peut paraître surprenant que les femmes ne connaissent pas le montant des dépenses effectuées par les hommes pour l'accouchement. En effet, si très peu de femmes questionnent leur conjoint sur le total des frais, rares sont les maris qui prennent l'initiative d'informer leurs épouses des sommes qu'ils ont eu à payer. De l'avis des femmes, certains hommes trouvent même indiscret qu'une épouse pose ce type de question.

La crainte ou le refus de certaines décisions médicales (l'évacuation) est essentiellement due à la hantise de devoir dépenser beaucoup dans des circuits médicaux complexes où les usagers reçoivent peu d'informations (Ouédraogo, 2006).

L'INSUFFISANCE DE LA COMMUNICATION PAR LES SOIGNANTS

Le point central et récurrent abordé par les femmes au cours des différents entretiens effectués à leur domicile ou en groupe relève de la communication : soit il y a une absence d'échanges avec les soignants, soit les discours dénotent plutôt une incompréhension entre prestataires et usagers. Par exemple, certaines femmes ont confié n'avoir pas été informées de l'imminence d'une opération dans la salle d'accouchement. Raïssa est âgée de 25 ans, elle est mère d'un enfant. Nous lui avons rendu visite après qu'elle ait subi une césarienne. Elle dit avoir suivi six consultations prénatales. Elle portait des jumeaux qui sont morts après la césarienne et qu'elle n'a pas pu voir. Elle confie n'avoir pas été préalablement informée de l'opération qu'elle a subie :

C'est à la maternité qu'on m'a mis sur la table pour m'amener au bloc, c'est à ce moment que j'ai su qu'on allait m'opérer.

(Entretien effectué en février 2004 avec une jeune femme, mère d'un enfant.)

Parfois, il s'agit d'une information donnée par les personnels qui ne semble pas comprise, car souvent peu explicite. Par exemple, une femme à qui on a annoncé que la cause de son opération provenait de la grosseur de son enfant (alors que sur son dossier il était noté « bassin généralement rétréci »), confie qu'elle fera en sorte que le bébé soit moins gros la prochaine fois et qu'elle évitera pour cela de manger des aliments pouvant favoriser un poids important de l'enfant à l'accouchement. Une autre à qui il a été recommandé, après la césarienne, d'éviter de faire couler de l'eau sur la plaie, a compris qu'elle ne devait pas se laver. C'est au cours de la visite effectuée plusieurs jours après son retour à domicile que le soignant a pu lui expliquer le contenu de ce message ainsi que le bien-fondé de cette recommandation. Les informations sur l'hygiène corporelle, les conduites alimentaires, la reprise de l'activité sexuelle, étaient attendues par les femmes.

L'AVERSION POUR LA CÉSARIENNE

Plusieurs articles rendant compte de situations au Nigeria, un pays qui connait aussi un taux bas de césariennes comme le Burkina Faso, décrivent les perceptions des femmes par rapport à l'intervention (Aziken *et al.*, 2007 ; Ezechi *et al.*, 2004 ; Oladapo *et al.*, 2007). Dans l'étude de M. Aziken et ses collaborateurs auprès de 413 femmes au Nigeria, le coût élevé (19,8 %) n'arrive qu'en troisième position dans la liste des raisons pour refuser une césarienne, après la peur de la mort (31,7 %) et la peur de la douleur (29,1 %). Le sentiment d'échec arrive en quatrième position (7,2 %) (Aziken *et al.*, 2007). Plusieurs femmes racontent ne pas s'être senties bien psychologiquement après l'opération. En effet il est souligné que, au Nigeria, les femmes qui n'ont pas réussi à accoucher par voie basse n'ont pas prié assez, ou ont été infidèles à leur mari ou sont des sorcières (Aziken *et al.*, 2007). Dans une autre étude, toujours au Nigeria, par Ezechi et ses collaborateurs auprès de 6 224 patientes, seulement 33,3 % des femmes expliquent que les césariennes sont faites pour des raisons médicales (Ezechi *et al.*, 2004). Les autres motifs invoqués par les femmes établissent que le personnel et les hôpitaux veulent faire du profit (42,7 %), ou que les jeunes médecins veulent se faire la main (29,3 %). Dans une étude au Ghana auprès de 145 femmes césarisées, il ressort que 55,2 % préfèrent l'accouchement par voie basse à la césarienne avec la seule explication que « *vaginal is best* », qu'il n'y a pas de douleur à long terme, que c'est moins cher et qu'il y a moins de risques de mourir (Danso *et al.*, 2009). Les femmes qui préféraient la césarienne, la décrivaient comme un type d'accouchement marqué par moins de douleur de travail et une méthode de délivrance rapide et facile. Il n'y avait pas d'associations significatives entre le choix du mode d'accouchement et les caractéristiques individuelles des femmes (âge, statut marital, niveau d'éducation, lieu de résidence). Il est intéressant de constater que, dans les deux groupes, apparaît une peur de la douleur. Les femmes césarisées veulent échapper aux douleurs des contractions du travail et les femmes qui veulent accoucher par voie basse veulent éviter les douleurs post-césariennes. La peur de mourir pendant ou après une opération de ce type renvoie à une réalité dans beaucoup de pays africains où la mortalité augmente, même en cas de césariennes électives chez des femmes sans facteurs de risque[2] (Oladapo *et al.*, 2007 ; Shah *et al.*, 2009).

VULNÉRABILITÉS PLURIELLES : PHYSIQUE, MÉDICALE, ÉCONOMIQUE ET SOCIALE

Une femme césarisée en Afrique court plus de risques de mourir que si elle l'est en Amérique latine ou en Asie. C'est ce qui ressort de la grande étude de l'OMS sur la santé maternelle (Shah *et al.*, 2009 ; Souza, 2010 ; Souza *et al.*, 2010). Des problèmes d'approvisionnement en médicaments essentiels, la mauvaise qualité des soins, des accidents anesthésiques, sont parfois fatals pour les femmes. Les césariennes faites dans des conditions de travail prolongé et d'infection nuisent à une bonne cicatrisation et exposent la femme à un risque de rupture utérine lors d'une prochaine grossesse, qui peut être mortelle si cela se produit au domicile ou dans un petit centre de santé loin de l'hôpital. Dans l'étude MOMA réalisée en Afrique de l'Ouest, le fait d'avoir eu une césarienne multipliait par 11 le risque de rupture utérine lors des grossesses suivantes. Dans ce contexte de faible accès aux soins obstétricaux d'urgence, un tiers des femmes qui ont rencontré ce problème sont mortes (33,3 %) et la moitié ont perdu leur enfant (52 %) (Ould El Joud *et al.*, 2002).

Les soins coûtent chers, ils ne sont pas pris en charge par un système de sécurité sociale et une famille peut s'endetter suite à une césarienne, mettant en péril même la relation du couple. Le mari peut faire sentir à sa femme qu'elle est responsable de l'appauvrissement du foyer et qu'il en choisira une autre pour ses prochains enfants, de peur qu'elle ait encore une césarienne (Ezechi *et al.*, 2004 ; Filippi *et al.*, 2007 ; Storeng *et al.*, 2008). Dans certaines communautés, l'épouse peut se sentir rejetée par les autres femmes parce qu'elle n'a pas été capable d'accoucher par voie basse. Au Nigeria, dans l'étude de O. C. Ezechi et

---

2. *A contrario* au Brésil, par exemple, à l'instar des pays à fort taux de césarienne, le taux dans certaines cliniques peut aller au-delà de 90 %. Dans ce pays où l'on accuse souvent les médecins de chercher la facilité et le profit économique, la réduction des incitations financières visant à supprimer le paiement à l'acte pour les césariennes n'a pas eu d'effets sur l'importance de cette pratique (Nuttall, 2000 ; Quadros, 2000). Ainsi, l'anthropologue D. Béhague qui a fait une étude à Pelotas au Brésil explique pourquoi les femmes brésiliennes, surtout les plus pauvres, mettaient en œuvre des stratégies pour avoir une césarienne. La raison principale de ces demandes consiste à éviter les mauvais traitements du personnel, liés à leur classe sociale et les soins de mauvaise qualité pendant le travail (Béhague, 2002 ; Béhague *et al.*, 2002).

ses collaborateurs, 26,8 % des patientes qui ont déjà eu une césarienne déclarent préférer mourir que d'en avoir une autre (Ezechi *et al.*, 2004). Les raisons pour refuser cette seconde expérience étaient le sentiment d'échec (81,2 %) et l'implication financière (66,5 %). L'étude souligne combien il est important de montrer qu'on est assez forte pour accoucher par voie basse et que l'aversion pour les césariennes est profondément ancrée dans la culture et la tradition, ce qui fait que le niveau d'éducation dans cet échantillon de 6 224 femmes influence très peu leur opinion sur cette intervention. Cette aversion peut mettre en danger des femmes, et O. C. Ezechi rapporte dans son article comment l'une d'entre elles s'est fait rejeter après une césarienne, et accuser de ne pas savoir s'occuper de l'enfant car elle n'avait pas connu la douleur de l'enfantement. À la grossesse suivante, elle est restée bravement le plus longtemps possible dans un petit dispensaire de mission et elle a été transférée en urgence avec une rupture utérine à l'hôpital. Elle a survécu mais a perdu son enfant et a dû subir une hystérectomie (Ezechi *et al.*, 2004).

En plus des dépenses qu'elle est susceptible d'occasionner, la césarienne est également perçue comme un acte susceptible d'ôter la vie à la parturiente ou de lui laisser des séquelles. Elle est considérée par exemple comme un acte qui fragilise la femme et joue par conséquent sur son aptitude à travailler et à procréer (Dozon & Fassin, 2001).

> *Avec l'opération ? Elle sera fatiguée, elle ne pourra même plus faire les travaux que tu auras besoin qu'elle fasse, alors que ce n'est pas à Ouagadougou ici seulement qu'on va vivre. Si jamais ça ne va pas, on peut être amenés à retourner au village pour cultiver. Si elle ne peut pas cultiver ? Tu fais comment ? Alors que moi dans ma vie, je ne veux pas épouser deux femmes ou bien trois femmes. C'est un truc que je ne voudrais pas que le Bon Dieu fasse que ça m'arrive.*
>
> *(Propos du conjoint d'une femme évacuée et césarisée.)*

Les femmes et leurs proches pensent que l'intervention chirurgicale peut endommager certains organes du système reproductif et rendre la femme stérile ou créer une impossibilité pour celle-ci d'accoucher par voie basse. Devenue fragile sur le plan physique et dans sa capacité à procréer, l'épouse aura du mal, dans ces conditions, à prétendre au statut de femme dans son foyer. Cela peut conduire le mari à en rechercher une autre. Il peut aussi arriver qu'une femme soit répudiée par son conjoint et contrainte de retourner chez ses parents à l'issue de l'intervention (Dozon &Fassin, 2001).

CONCLUSION

Pour les femmes et leurs familles, l'épreuve de la césarienne implique des enjeux pluriels. Les perceptions culturelles associent l'une des dimensions de la féminité à l'accouchement par voie basse. Dans cette perspective, l'accouchement par césarienne n'est pas valorisé par les femmes et leur entourage. Cet acte opératoire est perçu comme un échec par les femmes à la recherche d'une confirmation de leur statut de mère. Les implications économiques ne sont pas moindres. La césarienne entraîne des coûts financiers importants pour les unités domestiques urbaines et rurales. Même lorsqu'il existe un système d'allègement des coûts financiers, ceux-ci restent importants pour les familles et notamment pour les hommes qui assurent socialement la prise en charge des dépenses de santé. Existe donc bien souvent un sentiment de culpabilité du côté des femmes ; celui d'avoir été à l'origine de frais supplémentaires. La crainte après une césarienne de devoir en subir d'autres est manifestée aussi bien par les épouses que par les maris qui ont vécu l'expérience des dépenses occasionnées par une telle opération. Les césariennes peuvent contribuer à fragiliser les relations de couple. Les craintes formulées rendent compte aussi d'une crise de confiance à l'égard de cet acte médical et de ses conséquences sur la santé : craintes de la mort et craintes d'effets secondaires.

BIBLIOGRAPHIE DES SOURCES CITÉES

AZIKEN M., OMO-AGHOJA L., OKONOFUA F., 2007. « Perceptions and attitudes of pregnant women towards caesarean section in urban Nigeria », *Acta Obstetricia et Gynecologica Scandinavica*, 86, 1, 42-47

BÉHAGUE D. P., 2002. « Beyond the simple economics of cesarean section birthing : women's resistance to social inequality », *Culture, Medicine, and Psychiatry*, 26, 4, 473-507

BÉHAGUE D. P., VICTORA C. G., BARROS F. C., 2002. « Consumer demand for caesarean sections in Brazil : informed decision making, patient choice, or social inequality ? A population based birth cohort study linking ethnographic and epidemiological methods », *BMJ*, 324, 7343, 942-945

BORGHI J., HANSON K., ACQUAH C. A., EKANMIAN G., FILIPPI V., RONSMANS C., BRUGHA R., BROWNE E., ALIHONOU E., 2003. « Costs of near-miss obstetric complications for women and their families in Benin and Ghana », *Health Policy & Planning*, 18, 4, 383-390

BORGHI J., STORENG K. T., FILIPPI V., 2008. « Overview of the costs of obstetric care and the economic and social consequences for households ». In : F. RICHARD, S. WITTER, V. DE BROUWERE (eds), *Reducing financial barriers to obstetric care in low-incomes countries*, 24, Antwerp, ITG Press, p.23-46

DANSO K., SCHWANDT H., TURPIN C., SEFFAH J., SAMBA A., HINDIN M., 2009. « Preference of ghanaian women for vaginal or caesarean delivery postpartum », *Ghana Medical Journal*, 43, 1, 29-33

DE BROUWERE V., DUBOURG D., RICHARD F., VAN LERBERGHE W., 2002. « Need for caesarean sections in west Africa », *The Lancet*, 359, 9310, 974-975

DOZON J.-P., FASSIN D. (eds), 2001. *Critique de la santé publique. Une approche anthropologique*, Paris, Balland.

DUMONT A., DE BERNIS L., BOUVIER-COLLE M.-H., BREART G., 2001. « Caesarean section rate for maternal indication in sub-Saharan Africa : a systematic review », *The Lancet*, 358, 9290, 1328-1333

EZECHI O. C., FASUBAA O. B., KALU B. E., NWOKORO C. A., OBIESIE L. O., 2004. « Caesarean delivery : why the aversion ? », *Tropical Journal of Obstetrics and Gynaecology*, 21, 2, 164-167

FILIPPI V., GANABA R., BAGGALEY R. F., MARSHALL T., STORENG K.T., SOMBIE I., OUATTARA F., OUEDRAOGO T., AKOUM M., MEDA N., 2007. « Health of women after severe obstetric complications in Burkina Faso : a longitudinal study », *The Lancet*, 370, 9595, 1329-1337

FRANCOME C., SAVAGE W., 1993. « Caesarean section in Britain and the United States 12 % or 24 % : is either the right rate ? », *Social Science & Medicine*, 37, 1199-1218

GRUÉNAIS M.-É., OUATTARA F., 2010. « Le "prix de l'accouchement". La prise en charge de la grossesse en Afrique Subsaharienne ». In : G. CRESSON, M. MEBTOUL (eds), *Familles et santé : le regard des sciences sociales*, Rennes, Presses de l'École des hautes études en santé publique, p.215-228

KING C. R., 1991. « The New York Maternal Mortality Study : a conflict of professionalization », *Bulletin of the History of Medicine*, 65, 4, 476-502

NUTTALL C., 2000. « Caesarean section controversy. The caesarean culture of Brazil », *BMJ*, 320, 7241, 1074

O'DRISCOLL K., FOLEY M., 1983. « Correlation of decrease in perinatal mortality and increase in cesarean section rates », *Obstetrics & Gynecology*, 61, 1-5

OLADAPO O. T., LAMINA M. A., SULE-ODU A. O., 2007. « Maternal morbidity and mortality associated with elective caesarean delivery at a university hospital in Nigeria », *Australian & New Zealand Journal of Obstetrics & Gynaecology*, 47, 110-114

OLIVIER DE SARDAN J.-P., MOUMOUNI A., SOULEY A., 2000. « "L'accouchement c'est la guerre" : accoucher en milieu rural nigérien », *Afrique contemporaine*, édition spéciale, 195, 136-154

O'SULLIVAN J. F., 1990. « Caesarean Birth », *The Ulster Medical Journal*, 56, 1,1-10

OUATTARA F., BATIONO F., GRUÉNAIS M.-É., 2009. « Pas de mère sans un "mari". La nécessité du mariage dans les structures de soins à Ouagadougou (Burkina Faso) », *Autrepart*, 52, 79-92

OUÉDRAOGO R., 2006. *Les évacuations sanitaires des femmes enceintes à la maternité du CSPS du secteur 28 de Ouagadougou (District sanitaire du secteur 30, Ouagadougou, Burkina Faso)*, Mémoire de maîtrise de sociologie, Université de Ouagadougou.

OULD EL JOUD D., PRUAL A., VANGEENDERHUYSEN C., BOUVIER-COLLE M. H., 2002. « Epidemiological features of uterine rupture in West Africa (MOMA Study) », *Paediatric & Perinatal Epidemiology*, 16, 2, 108-114

PORGES R. F., 1985. « The response of the New York Obstetrical Society to the report by the New York Academy of Medicine on maternal mortality, 1933-1934 », *American Journal of Obstetrics & Gynecology*, 152, 6, 642-649

QUADROS L. G., 2000. « Caesarean section controversy. Brazilian obstetricians are pressured to perform caesarean sections [letter] », *BMJ*, 320, 7241, 1072

SHAH A., FAWOLE B., M'IMUNYA J. M., AMOKRANE F., NAFIOU I., WOLOMBY J. J., MUGERWA K., NEVES I., NGUTI R., KUBLICKAS M., MATHAI M., 2009. « Cesarean delivery outcomes from the WHO global survey on maternal and perinatal health in Africa », *International Journal of Gynecology & Obstetrics*, 107, 3, 191-197

SOUZA J. P., 2010. « Caesarean section without medical indication increases risk of short-term adverse outcomes for mothers », Policy brief WHO/RHR/HRP/10.20, Geneva, World Health Organization.

SOUZA J. P., GÜLMEZOGLU A., LUMBIGANON P., LAOPAIBOON M., CARROLI G., FAWOLE B., RUYAN P., 2010. « Caesarean section without medical indications is associated with an increased risk of adverse short-term maternal outcomes : the 2004-2008 WHO Global Survey on Maternal and Perinatal Health », *BMC Medicine*, 8, 71

STORENG K. T., BAGGALEY R. F., GANABA R., OUATTARA F., AKOUM M. S., FILIPPI V., 2008. « Paying the price : the cost and consequences of emergency obstetric care in Burkina Faso », *Social Science & Medicine*, 66, 3, 545-557

THE LANCET, 1997. « What is the right number of caesarean sections ? », *The Lancet*, 349, 9055, 815

UON NETWORK, 2003. *L'approche des Besoins Obstétricaux Non Couverts pour les Interventions Obstétricales Majeures : Étude comparative Bénin, Burkina Faso, Haïti, Mali, Maroc, Niger, Pakistan et Tanzanie*, Antwerp, Institute of Tropical Medicine.

Erreurs et responsabilités en santé : personnels soignants et usagers face aux mort-nés

Sylvie Zongo[*] & Fabienne Richard[**]

Introduction

Les analyses du fonctionnement des services de santé africains, montrent que les pratiques quotidiennes des personnels témoignent de nombreux dysfonctionnements : mauvaise qualité de l'accueil des patients, mauvaise prise en charge et nombreux manquements déontologiques (Jaffré, 2002). Les normes et protocoles de soins transmis au cours de la formation initiale sont souvent outrepassés ou remplacés par des normes locales élaborées lors de l'entrée dans la vie active, qui finissent par être perçues comme légitimes (Vidal *et al.*, 2005 ; Olivier de Sardan, 2001 ; Jaffré et Olivier de Sardan, 2003). Les conséquences de tels dysfonctionnements sont, entre autres, les préjudices que subissent les usagers des services de santé du fait de la mauvaise qualité des prestations qui en découle. Ces préjudices ont un coût humain qui peut aller jusqu'à des invalidités, voire des décès, et pour les ménages un coût financier élevé à cause d'une hospitalisation prolongée. Pour ce qui est des soins obstétricaux, le coût humain se traduit par des décès maternels, des mort-nés, des incapacités ou invalidités dues aux complications de la grossesse et surtout de l'accouchement.

Nous traiterons ici des accouchements de mort-nés. Aborder une réflexion sur les accouchements de mort-nés dans les maternités urbaines s'inscrit dans une logique de compréhension des conduites et des discours. La pertinence d'une telle réflexion réside dans le fait que, au-delà de l'enfant mort-né, se posent la question des relations entre les soignants et les usagers, celle du fonctionnement des services de soins obstétricaux, et celle plus spécifique de l'imputation de la faute et de la responsabilité des actes dans les services de

[*] Anthropologue, Institut des sciences des sociétés (INSS), Centre national de la recherche scientifique et technologique (CNRST), Ouagadougou, Burkina Faso.

[**] Sage-femme, MSc, PhD, Département de santé publique, Institut de médecine tropicale d'Anvers, Belgique.

soins modernes. La plupart des études anthropologiques – puisque c'est dans cette perspective que s'inscrit notre réflexion – qui ont été menées sur la maternité en contexte africain, se sont intéressées aux représentations et à la prise en charge de la grossesse et de l'accouchement, des décès successifs dans la petite enfance[1], etc. Très peu se sont penchées sur la question des mort-nés dans les services de santé modernes en milieu urbain.

Quels sont les mécanismes en œuvre dans l'explication et la gestion des accouchements d'enfants mort-nés ? Sont-ils le produit de la fatalité ou celui d'un acte qui a trait aux pratiques des soignants ? Quels sont les discours professionnels élaborés sur la responsabilité autour des mort-nés ? Comment les soignants vivent et se représentent ces situations professionnelles ?

Nous postulons que les accouchements d'enfants mort-nés ne font pas toujours l'objet de questionnements dans les maternités, ils sont même banalisés. La réflexion sur ce phénomène s'étiole à mesure que se met en place la « carrière » de soignant. La répétition des actes crée une routine qui conduit à l'effacement de la personne de l'usager, à la dilution des affects et donc à celle de sa responsabilité dans les conséquences des actes posés. Cet effacement de l'usager annihile les interrogations sur les éventuels manquements techniques. L'erreur se transforme rarement en faute professionnelle qui, d'une manière générale, trouve son dénouement dans le cadre interne du service. L'application de la sanction est quasi inexistante du fait de la faiblesse des contre-pouvoirs, de l'enchâssement des registres socioreligieux et de la fatalité dans les perceptions des acteurs sociaux sur la mort en général et celle du bébé en particulier.

ASPECTS MÉTHODOLOGIQUES

Cette étude a été effectuée dans deux maternités urbaines de première ligne du district sanitaire, site du projet. Toutefois, pour notre analyse, nous avons aussi intégré des cas pour lesquels des revues de cas cliniques avaient été réalisées dans d'autres maternités du district sanitaire. Ainsi 13 cas d'accouchements de mort-nés ont été étudiés. Aborder les cas de décès de nouveau-nés dans une structure de santé met d'emblée en interaction deux principales catégories d'acteurs que sont les parturientes et les soignants. Leurs représentations et vécus face aux situations d'accouchements de mort-nés constituent la base de cette recherche. Même si notre objectif était de mettre

1. On peut à cet effet citer, entre autres, les travaux de D. Bonnet (1988) et de S. Lallemand *et al.* (1999). Les décès successifs dans la petite enfance font référence aux situations où une femme perd de façon répétée ses enfants à la naissance ou dans les premiers âges de la vie. L'interprétation et la gestion populaires de ces situations ont fait l'objet de nombreux travaux anthropologiques consacrés à la procréation.

l'accent sur les pratiques et les discours des soignants sur la question, il nous a paru important de prendre également en compte les usagers.

Les utilisateurs approchés sont les femmes qui ont accouché de mort-nés, les membres de leur entourage, et en particulier leurs accompagnants. Ces derniers, selon les situations, deviennent à la fois témoins, conciliateurs et « juges », que les soignants tentent parfois de gagner à leur cause. Nous avons privilégié ici, le personnel engagé dans les soins obstétricaux, c'est-à-dire les sages-femmes et maïeuticiens d'État, les accoucheuses auxiliaires et les filles de salle qui travaillent dans les maternités.

Pour le recueil des données, nous nous sommes essentiellement servies des techniques d'enquête anthropologique que sont l'observation directe et les entretiens individuels. Toutefois, il faut préciser que chacune des catégories de notre population d'étude a induit une stratégie particulière de recueil des données en fonction de son attitude et de son rapport au sujet. L'usage de l'entretien a concerné essentiellement les usagers et quelques soignants. En effet, en raison de la réticence de la plupart des agents de santé, nous avons été contraintes de privilégier la technique de l'observation[2]. Seulement quelques entretiens ont été menés avec des soignants et se sont déroulés pour la plupart au sein des services de santé.

Pour la majorité des femmes, les entretiens ont été menés en dehors des structures sanitaires. Ils se sont structurés autour des thèmes relatifs au déroulement et au suivi de la grossesse, à l'accouchement (tout ce qui s'est passé depuis le travail jusqu'à la délivrance en passant par l'entrée à la maternité, ainsi que les expériences précédentes), la réaction à l'annonce de l'enfant mort-né, le vécu de la situation, la nature de la prise en charge et les propositions d'amélioration. Une dizaine d'entretiens ont été réalisés dans la population étudiée.

Avec les soignants qui ont accepté de s'entretenir avec nous, nous avons abordé les aspects relatifs au parcours professionnel, les activités dans la structure, les expériences professionnelles (accouchements normaux, évacuations, décès maternels, mort-nés), les relations avec les usagers et les autres agents de santé. Lorsqu'il s'agissait d'un cas récent de mort-né et dans lequel le soignant était impliqué, l'entrevue prenait en compte le déroulement de

---

2. Les observations ont été menées d'octobre 2004 à mars 2005 pour la première maternité, et de mars à juin 2005 pour la deuxième maternité. Elles ont supposé une présence régulière sur les lieux, soit dans la matinée, pendant les permanences, soit en début de garde, le but étant de saisir les faits au cours de chaque séquence du travail. Les observations ont porté d'une part sur les pratiques quotidiennes des soignants dans la salle d'accouchement, pour saisir les interactions avec les usagers et avec leurs collègues, et d'autre part sur leurs comportements et réactions lors des séances de revues de cas autour des mort-nés.

l'accouchement, le vécu et la perception dudit cas, en termes d'explications et d'attitudes adoptées dans la prise en charge.

DE LA CONSTRUCTION POPULAIRE À LA CONSTRUCTION SAVANTE DU MORT-NÉ : SUPERPOSITION OU CONFRONTATION DES LOGIQUES ?

Logiques profanes, logiques savantes

Le mort-né, si nous nous référons aux travaux anthropologiques sur les sociétés africaines en général et ouest-africaines en particulier, n'est pas évoqué indépendamment de la grossesse et de l'accouchement. Il se trouve intégré dans les théories de la personne et de la procréation et surtout dans les conceptions relatives aux morts répétées dans la petite enfance. En effet, le mort-né comme les décès dans la première période de la vie trouvent très souvent leur interprétation dans la gestion de la grossesse et de l'accouchement d'une part, et dans les représentations sur l'origine des individus d'autre part. Dans la construction populaire, la mort *in utero* de l'enfant ou après l'accouchement est interprétée soit comme la sanction d'une inconduite de la femme enceinte ou de la communauté toute entière (Lallemand *et al.*, 1999 ; Journet, 1990 ; Dupire, 1982 ; Ortoli, 1941), soit comme le retour de l'enfant dans « l'autre monde ». Cet autre monde est défini comme celui d'où viennent les enfants et vers lequel partent les ancêtres pour ce qui est de l'univers culturel moaga, c'est-à-dire une reprise de l'enfant par ses « vrais parents », les parents terrestres n'étant que des parents de substitution (Bonnet, 1994 ; Erny, 1988). Cette construction populaire de la mort de l'enfant fait du décès de celui-ci un événement symbolique et religieux plus qu'un fait biologique. La causalité est externe (les ancêtres, les génies, Dieu, etc.). Pour D. Bonnet (1988), ce système interprétatif de la mort dans la petite enfance s'analyse comme un système de réponses à apporter à une expérience qu'est ici la mort de l'enfant ; il est une sorte de « rationalisation » de la précarité biologique de l'enfant, dont témoigne un fort taux de mortalité infantile.

Dans l'univers soignant, le mort-né est un enfant qui ne présente aucun signe de vie à la naissance. La mort fœtale survient *in utero*. Elle peut se produire avant ou pendant le travail. Selon le délai passé entre le décès et l'accouchement, l'aspect de l'enfant mort-né à la naissance sera qualifié de « frais » ou « macéré ». L'un est un enfant né sans vie avec un aspect macéré (peau qui desquame) témoignant d'une mort *in utero*. Tandis que l'autre, mort-né frais ou mort *per partum*, est un enfant né sans vie avec la peau intacte et dont la mort remonte à moins de 12 heures avant la délivrance, les bruits du cœur étant présents au moment de l'admission de la femme dans la maternité.

L'OMS (1977) estime qu'un enfant est viable lorsqu'il pèse plus de 500 g à la naissance ou à partir de 22 semaines d'aménorrhée. Un accouchement avant

22 semaines d'aménorrhée sera considéré comme une fausse couche tardive. La notion de mort-né est donc réservée aux naissances viables. Ce seuil de viabilité est très peu réaliste dans les pays à faibles ressources sans services de néonatalogie performants, c'est pourquoi certaines équipes préfèrent utiliser le seuil de 1 000 g ou 28 semaines d'aménorrhée (180 jours de gestation) pour définir la viabilité. Les différences de définition des cas rendent difficiles les comparaisons entre pays.

Les causes des décès sont différentes selon qu'il s'agit d'un mort-né macéré ou frais. Les mort-nés macérés s'expliquent par des pathologies maternelles ou fœtales pendant la grossesse (diabète, hypertension, infection, paludisme, voire avortement fait dans de mauvaises conditions), alors que les mort-nés frais sont le plus souvent associés à un mauvais suivi du travail et mettent en cause la qualité des soins (souffrance fœtale qui n'aurait pas été diagnostiquée à temps ou qui aurait été mal prise en charge). Des études hospitalières montrent qu'entre 25 et 62 % des décès intra-partum pourraient être évités par une meilleure prise en charge et une réduction des délais entre la reconnaissance des complications et leur traitement (Lawn *et al.*, 1995).

Plusieurs indicateurs de qualité des soins au moment du travail et de l'accouchement ont été ainsi proposés :
- la proportion de mort-nés frais sur la totalité des mort-nés ;
- la mortalité périnatale précoce (mort-né frais + mortalité néonatale < 24 h).

La mise en accusation de « l'autre » ou la logique de l'externalité

> *Il est 16h05 en salle d'accouchement*[3] *; une fille de salle et une accoucheuse auxiliaire assurent la permanence. La fille de salle tente de réanimer un nouveau-né, elle n'obtient pas de résultat positif. C'est un mort-né frais. L'accoucheuse auxiliaire et la fille de salle ont le visage défait.*
>
> *La fille de salle s'adresse à la jeune femme encore couchée sur la table : « Le monsieur là (en référence au maïeuticien*[4] *qui était de passage), t'a aidée en vain... Tu es venue gâter notre permanence ! Nous n'avons pas eu de femmes et toi, tu es venue gâter notre permanence. »*

---

3. Notes d'observation d'une permanence dans une maternité.
4. C'est ainsi que sont appelés au Burkina Faso les hommes qui pratiquent les accouchements et qui reçoivent la même formation que les sages-femmes d'État. Dans l'organisation des activités de la maternité, les permanences qui couvrent la période comprise entre 12h30 et 18h incombent à une accoucheuse auxiliaire et à une fille de salle. Une sage-femme ou un maïeuticien est chargé de faire un bref passage pendant cette période pour vérifier le travail et s'occuper des éventuelles complications.

L'accoucheuse auxiliaire : « Elle n'est pas du tout facile [...] elle est rentrée à 14h, le maïeuticien a tout essayé [...]. »

La jeune femme a eu une épisiotomie, la fille de salle essaie de suturer avec des agrafes (sans faire une anesthésie locale), mais cela pose problème. La jeune femme ne veut pas se laisser faire à cause de la douleur. La fille de salle fait appel à trois accompagnantes pour la maîtriser mais cela ne donne aucun résultat, la jeune femme ne veut toujours pas se laisser faire. Après un moment d'opposition, elle demande que ce soit l'accoucheuse auxiliaire qui lui mette les agrafes.

Pendant que l'accoucheuse auxiliaire essaie de mettre les agrafes, une accompagnante dit : « C'est son travail qui a tué l'enfant ! Tu ne veux pas pousser, si tu ne pousses pas, l'enfant ne peut pas bien respirer... Tu as refusé de pousser et voilà le résultat ! »

L'accoucheuse auxiliaire a du mal à mettre les agrafes à la jeune femme, elle ne veut pas se laisser faire à cause de la douleur ; elle croise les jambes, repousse les mains de l'accoucheuse auxiliaire. Face à son comportement, l'accoucheuse auxiliaire me dit : « Vous voyez ? C'est comme ça qu'elle a fait... la tête était là, elle a serré ses jambes, coincé ! Le maïeuticien même s'est énervé ! Sinon il n'y avait aucun obstacle. »

Elle essaie d'être gentille avec la jeune femme pour qu'elle se laisse mettre les agrafes mais celle-ci s'en tient au même comportement. Énervée, l'accoucheuse auxiliaire lâche : « Tu es une vraie peureuse, c'est toi qui a tué ton enfant ! »

Finalement, l'accoucheuse auxiliaire parvient avec l'aide d'accompagnantes à mettre les agrafes à la jeune femme, et la conduit dans la salle d'observation. Une vieille femme vient plus tard prendre le corps du bébé dans un carton.

Une fois la jeune femme et ses accompagnants en salle d'observation, l'accoucheuse auxiliaire et la fille de salle échangent sur les faits :
L'accoucheuse auxiliaire : « Elle ne poussait même pas du tout ! Il n'y avait aucun obstacle, mais elle refusait de pousser... »
La fille de salle : « Regarde même les expressions[5] *que le maïeuticien a faites et malgré tout elle était là... Ce sont même les expressions du maïeuticien qui l'ont aidée... »*
L'accoucheuse auxiliaire : « Comme ça là, tu ne sais même pas quoi dire... Ah ! Ce n'est pas de notre faute aussi... »

---

5. L'expression abdominale est une pression sur le fond de l'utérus réalisée par la sage-femme ou par une aide avec l'intention de raccourcir la durée de l'expulsion. Il n'y a pas d'indications médicalement validées pour réaliser une expression abdominale. Le vécu traumatique des patientes et de leur entourage et l'existence de complications, rares mais graves, justifient l'abandon de cet usage (recommandation de la Haute Autorité de Santé, janvier 2007, France).

Dans une autre situation, une sage-femme raconte :

> *Je ne l'ai pas tué avant de partir (rires)... C'est son comportement-là qui a tué son enfant. Elle se couchait même sur son ventre, elle se levait et se couchait. Je lui ai dit qu'elle va tuer son enfant... Son col-là était épais, mais elle refusait qu'on la touche... C'est son comportement-là qui a tué son enfant.*
>
> *(Une sage-femme, maternité 1.)*

Quand on discute avec les personnels de santé sur la question des mort-nés ou quand on observe leurs interactions avec les usagers dans la salle d'accouchement, l'aspect qui ressort le plus souvent est la mise en accusation des usagers. De prime abord, les femmes sont tenues pour responsables de la mort de leur bébé. Selon les soignants, les parturientes sont peu conciliantes, elles refusent de « pousser », de se laisser examiner. Elles auraient des gestes et des pratiques contre-indiqués pendant l'accouchement, ce qui ne facilite pas leur prise en charge et entraîne donc des conséquences sur l'issue de l'accouchement. Lorsque celui-ci se termine par un mort-né, le supposé refus de collaboration de la patiente apparaît comme l'argument pour expliquer ou justifier le drame. Les plaintes des parturientes au moment de l'accouchement (sans doute à cause des douleurs) sont intégrées dans le registre du refus.

À ces plaintes, les soignants répondent dans certains cas par des formes de violences physiques : « quand ça venait, elle croisait ses jambes, je l'ai même tapée... » ; ou verbales : « il lui a dit que si l'enfant meurt, elle va voir... » ; une attitude qu'ils justifient par la nécessité de la préservation de la vie du bébé. Il s'agirait en fait pour eux d'une forme d'aide qu'ils apportent à la parturiente afin qu'elle quitte les lieux avec un bébé vivant. Pour certains agents de santé, seule la violence permet d'obtenir une collaboration des parturientes.

On assiste alors à une sorte d'infantilisation des femmes. Elles sont traitées comme des ignorantes en matière de risques liés à la maternité. S'il y a mort-né, c'est qu'il y a eu une mauvaise conduite de la parturiente. Cet argument ne vaut pas seulement pour les mort-nés frais, il est également utilisé dans l'explication des cas de mort-nés macérés pour lesquels les pathologies restent les premières causes, mais dont la survenue ou la complication seraient liées à une négligence des femmes et de leur entourage dans le suivi de la grossesse.

Les mort-nés sont ainsi perçus comme le résultat, voire la sanction, d'une inconduite de la parturiente tant dans le suivi de la grossesse que lors de l'accouchement. Tout se passe comme si la femme dont le bébé naît vivant, est celle qui a respecté les prescriptions et les volontés des soignants pendant la grossesse et surtout au moment de l'accouchement.

> *Il faut vous dire que certaines femmes sont très difficiles. Tout ce qu'on leur dit de ne pas faire, c'est ce qu'elles vont faire et ce qu'on leur dit de faire, ça, c'est ce qu'elles ne font même pas. Elles sont là, elles font le*

> *paludisme à tout moment, mais pour elles, elles ne peuvent pas avaler un médicament : « je ne veux pas avaler, si j'avale, je vais vomir ! » [disent-elles] Donc elles sont à tout moment malades, l'enfant est déjà fatigué et encore si le travail est laborieux, vous pouvez facilement perdre un enfant... Parfois même, c'est la fièvre qui déclenche le travail, elles viennent déjà fatiguées et si vous ne faites pas attention, elle fait un mort-né.*
>
> *(Une sage-femme, maternité 1.)*

Toutefois les soignants considèrent qu'il y a des facteurs indépendants de la conduite de la femme enceinte et pour lesquels la responsabilité de celle-ci n'est pas d'emblée incriminée. Il s'agit des situations telles que les bassins-limite, les circulaires du cordon ombilical[6], la mauvaise présentation du fœtus, la multiparité, l'excision, l'anémie, l'ictère, etc., qui, lorsqu'elles ne sont pas identifiées à temps, accentuent la vulnérabilité de la femme enceinte et de son fœtus au moment de la parturition. À cela s'ajoute les difficiles conditions de travail des soignants. La charge de travail par rapport aux ressources humaines disponibles, l'absence de matériel en quantité suffisante et en bon état, sont presque chaque jour décriées par le personnel de santé. Ces conditions de travail ne leur permettraient pas d'éviter certains drames quelle que soit leur volonté d'agir.

> *C'est le mort-né frais là ? Quand l'enfant est sorti, on l'a réanimé en vain. Elle a tué son enfant, elle refusait de pousser... Mais je me dis que ce n'est pas aussi sa faute puisque, quand l'enfant est sorti, s'il y avait la chose-là... ce qu'on pompe[7] là, on pouvait dégager les voies. Nous aussi on a fait ce qu'on pouvait, c'était archaïque ! C'est ce qu'on nous a montré à l'école, là seulement on s'est débrouillés manuellement.*
>
> *(Une sage-femme, maternité 1.)*

On est là face à un discours qui fait intervenir des éléments extérieurs à la personne du soignant.

La fatalité/sanction dans les conceptions populaires

Appréhender la logique explicative des mort-nés chez les usagers, c'est se heurter le plus souvent à des considérations sociales et religieuses selon lesquelles le décès du bébé est perçu comme un fait qui devait arriver, lié à son destin en somme, un évènement auquel nul ne peut échapper. D'une manière

---

6. Le bassin-limite indique des mesures pelviennes plus ou moins réduites pour rendre favorable un accouchement par voie basse. La circulaire du cordon ombilical est une anomalie due à l'enroulement du cordon ombilical autour du fœtus et représente un risque de strangulation de celui-ci.
7. Aspirateur de mucosités électrique pour dégager les voies respiratoires du nouveau-né.

générale et récurrente, la mort dans les sociétés africaines est liée au destin individuel. Sa précocité ou son intervention tardive est fonction du destin de chaque individu et de la volonté divine. Cette volonté divine est omniprésente dans les discours de la plupart des usagers, elle est constamment évoquée pour donner sens à la mort : « C'est Dieu qui a donné, c'est Dieu qui a repris » s'est-on entendu dire à plusieurs reprises. Les usagers mettent ainsi à contribution leurs croyances religieuses et sociales pour réagir devant la mort. Dans la plupart des entretiens menés avec les femmes qui ont accouché de mort-nés et les membres de l'entourage, l'évocation de la volonté divine dominait dans les discours lorsqu'il s'agissait de donner une explication.

> *Je ne peux pas dire que c'est la faute de quelqu'un, c'est Dieu... C'est lui qui donne, c'est lui qui reprend.*
>
> *(Une femme ayant accouché d'un mort-né macéré.)*

La mort de l'enfant est appréhendée comme un fait irrémédiable, elle est dédramatisée, voire banalisée. Ce type de discours est soutenu lorsque le séjour de la parturiente dans le service de santé a été jugé satisfaisant par l'entourage. On estimera que les soignants ont fait ce qui était en leur pouvoir. Si le bébé n'est pas né vivant, c'est qu'il était « programmé » pour mourir. La volonté divine est ainsi évoquée pour accepter sans interrogations le mort-né. Elle intervient ici comme un frein à toute entreprise d'imputation du fait à un personnel de santé. Cette conception fataliste est d'ailleurs très souvent récupérée par les soignants pour justifier certaines situations dramatiques. Il n'est pas rare de les voir également recourir à ce type de discours résigné pour annoncer la mort du bébé à la famille.

Dans un autre registre – qui rejoint la mise en accusation des femmes par les agents de santé – la conduite de la femme enceinte et/ou de la parturiente est également mise en cause par les accompagnants. L'accouchement d'un mort-né est perçu comme une sanction de la mauvaise conduite de la femme enceinte. L'idée de la sanction pour comportement pernicieux revêt ici deux dimensions. Il s'agit d'une part de la sanction induite par la mauvaise attitude pendant le travail et l'accouchement, et qui se résume au non-respect des prescriptions des soignants. Dès lors il n'est pas rare de voir les accompagnants réagir violemment aux plaintes de la femme en travail dans les salles d'attente. D'autre part, la sanction est rattachée à la conduite sociale de la femme et surtout de la jeune fille. Ce qu'il convient de relever dans l'attitude des accompagnants (et aussi de certains soignants), c'est le fait qu'elle soit associée au statut de la parturiente que l'on accompagne ou que l'on a en face de soi. En effet, il a été constaté que les récriminations étaient davantage exprimées à l'endroit des filles-mères ou des parturientes qui se présentaient seules à la maternité. Dans une société où le mariage est perçu comme l'union qui légitime les naissances et accorde une certaine considération sociale à la femme, se présenter seule dans une maternité, concevoir hors du mariage ou encore porter une grossesse dont on ignore l'auteur masculin, expose à la négligence et à des remontrances de la part des soignants et à des récriminations de la part des accompagnants. Bien qu'il soit difficile d'affirmer que le statut matrimonial induise une différence dans la prise en charge des parturientes, nous pouvons à partir de nos observations dire que le traitement infligé à la fille-mère est de loin plus rude que celui appliqué à la parturiente mariée. La violence physique comme verbale est constamment employée pendant l'accouchement et les propos restent culpabilisants lorsqu'il y a des complications et/ou un mort-né. Ce qui est sanctionné ici à travers le mort-né ou les complications de l'accouchement, c'est la conduite sociale de la jeune fille, perçue comme un écart par rapport à la norme.

Marque de pouvoir à l'égard de la parturiente ou crainte de l'autorité du personnel soignant ? Les attitudes des accompagnants présentent des ambiguïtés et laissent apparaître une stratégie de disculpation en cas de drame (Gruénais, 1996), une volonté de préservation du « prestige social », car n'accompagne pas une femme en travail qui le veut. Il faut être en mesure de lui prodiguer des conseils sur l'attitude à adopter face à la douleur, de sorte à éviter les complications, et ce en raison des accusations de sorcellerie dont l'accompagnant peut être victime en cas de mort-né et/ou du décès de la parturiente. Il apparaît alors, à partir des conduites des accompagnants et aussi de celles des soignants, que la femme serait presque l'unique actrice dont le comportement déterminerait l'issue de l'accouchement de par sa conduite au cours de la grossesse et de l'enfantement.

DE LA RUPTURE PAR LA MISE EN CAUSE DES SOIGNANTS

Certains usagers n'hésitent cependant pas à incriminer les personnels de santé, et en particulier leur attitude au moment de l'accouchement. Dans les cas de mort-nés frais, par exemple, la fatalité reste difficilement admise. Il est difficile de comprendre comment un fœtus dont le cœur battait à l'entrée de la femme dans la salle d'accouchement, a pu naître sans vie. La notion de négligence englobe toute une série de faits auxquels les utilisateurs rattachent l'occurrence d'évènements dont ils ne sont pas satisfaits. Il s'agit entre autres de la mauvaise surveillance du travail, l'abandon de la femme pendant de longues heures au profit d'autres activités personnelles ou de connaissances fréquentant la structure, la réalisation des actes de manière expéditive, le « refus » de référer vers le niveau supérieur, l'indifférence et surtout la « violence » physique et verbale.

> *Ce n'est pas possible ! On l'a laissée à elle-même, c'est ça qui nous fait mal ! Ce n'est pas le fait que l'enfant soit mort qui me fait mal, ça là, c'est la cause de Dieu, c'est Dieu qui ôte la vie, c'est Dieu qui donne la vie mais, le fait qu'on ne l'ait pas assistée là, c'est ça que nous, nous supportons très mal ! On n'arrive pas à digérer ça jusqu'aujourd'hui, je*

> *vous le jure. [...] La vie de l'enfant-là, c'est Dieu qui donne la vie et puis donne la mort, mais le fait que vous n'avez pas assisté ma belle-sœur là, ça je ne vais jamais vous pardonner cela, parce que c'est à cause de ça... Vous êtes là-bas à cause ça, est-ce que ça là c'est bien ?*
>
> *(L'accompagnante d'une femme ayant accouché d'un mort-né frais.)*

Au-delà des circonstances de la mort du bébé, c'est la déontologie des soignants qui est interrogée par les usagers. Certes, la fatalité pourrait permettre de supporter certaines situations dramatiques, de leur donner un sens mais, selon les populations, elle ne peut être concédée aux soignants dans toutes les situations. Ce serait en quelque sorte leur fournir une échappatoire ou inscrire toutes leurs pratiques dans la normalité, alors que la fatalité n'empêche pas le respect de la déontologie, le respect de l'Autre en somme.

De plus en plus d'usagers opèrent une rupture dans la façon de considérer le mort-né (surtout frais), par la mise en relation de la qualité de la prise en charge lors de l'accouchement et de son issue ; mais cette rupture ne dépasse pas le seuil de l'évocation. Si la mort du bébé peut-être « acceptée », car « tous sont appelés à partir », les circonstances dans lesquelles elle intervient ne le sont pas, d'autant plus qu'elle est liée à la mission de ceux qui doivent préserver la vie.

> *Son accouchement nous a laissé un traumatisme. Ça a été un traumatisme pour nous. C'est une primi, on ne l'a même pas aidée. Moi-même j'ai failli avoir une prise de bec avec le monsieur (le maïeuticien). La fille dit qu'elle veut faire les selles, moi je suis allée lui dire ça et il me dit pourquoi je rentre. La fille était là, ils ne l'ont même pas regardée, je l'entendais crier. Elle dit qu'elle veut faire les selles, elle est là pour ça. Ils ne se sont même pas occupés d'elle, ils ont sorti un mort-né pour nous et ils nous ont dit que le cordon [s'est] enroulé [autour de] son cou, c'est eux qui l'ont tué. Quand on est rentrées, lui-même, il a dit que son cœur battait... Ils l'ont tué !*
>
> *(L'accompagnante d'une femme ayant accouché d'un mort-né frais.)*

L'attitude du soignant est mise en rapport avec la mort de l'enfant, qui conduit à la désignation de la personne du soignant comme responsable de l'événement. Avec ce qui est identifié comme des manquements à son devoir, le soignant et sa pratique se trouvent incriminés. C'est à lui que l'on impute le décès de l'enfant. Ce qui retient l'attention dans ce jugement qui aboutit à l'incrimination de l'agent de santé, c'est qu'il concorde parfois avec ce qui ressort des séances de revues de cas ou des staffs (qui se tiennent uniquement entre soignants). Même si les usagers ne disposent pas d'éléments, de preuves techniques pour évaluer la part de responsabilité du soignant dans le décès du nouveau-né, en fonction de la nature de la prise en charge ils identifient des éléments qui auraient contribué au drame. La condamnation du soignant reste bien souvent au stade de l'évocation orale, de la suspicion. Elle se transforme rarement en une requête publique visant à une réparation, à une vérité sur les faits pour situer les niveaux de responsabilité et envisager éventuellement une sanction du « coupable ». Relevons qu'il ne s'agit pas d'un manque de volonté de la part des usagers, mais d'une certaine perception qu'ils ont de l'appareil judiciaire.

> *Le plus souvent, tu vas te plaindre où ? Je vais me plaindre où ? Je ne sais pas, je vais me plaindre où ? Ça ne va pas aller loin. D'ailleurs on va te dire que tu n'es pas le seul, tu vas aller où avec tes... où ? Et d'ailleurs même, qu'est-ce qu'on va lui faire à cette dernière là ? Qu'est ce qu'on va lui faire ? Rien, rien ! Elle sait qu'elle a son salaire à la fin du mois, elle n'est pas inquiétée, rien ! Il n'y a pas de problème, elle dort comme elle veut, c'est tout ! Et puis, une fois qu'elle arrive à intégrer la fonction publique c'est fini, elle sait qu'à la fin du mois, elle a son salaire, elle s'en fout qu'il y ait des cadavres ou pas, ce qui est sûr, son salaire est garanti, c'est ça qui amène cette merde, c'est ça ! Et de deux, même si ce cas arrive, il n'y a rien, il n'y a rien, il n'y a pas de justice, il n'y a rien, on dit que c'est Dieu, quel Dieu ? Ils sont là, sans justice ! Ça, si c'est en Europe, elle va payer cher, c'est parce que c'est ici ! En Europe, elle va payer cher, c'est clair !*
>
> *(Un conjoint d'une femme ayant accouché d'un mort-né frais.)*

Des rapports officiels (PNUD, 2003 ; REN-LAC, 2001[8]) attestent qu'une telle perception de la justice au Burkina Faso est partagée par le plus grand nombre. L'appareil judiciaire n'inspire plus confiance à la majorité des citoyens. Les usagers doivent composer avec une impunité généralisée favorisée par un système où le pauvre et l'anonyme ne sont pas toujours entendus. La certitude de l'échec d'une quelconque requête est connue à l'avance, et contraint à la résignation et à une simple évocation orale dans le cadre d'un entretien.

Il y a une claire conscience du fait que ce qui est toléré ici, est réprimé dans d'autres contextes. Il existe un usage abusif de la fatalité pour expliquer les drames dans les services de santé. Usage abusif qui s'explique par le laxisme caractéristique de la fonction publique où le service public reste à construire, et un contexte où la presse et la société civile ne constituent encore que de faibles contre-pouvoirs, où la parole ou la plainte de l'usager ne sont pas toujours prises en compte et/ou sont généralement considérées comme exagérées et non fondées (Clément & Gagnon, 2004). L'esprit de tolérance enseigné par la religion et les normes culturelles – qui voudraient qu'il n'y ait pas de polémique autour de la mort, et surtout celle d'un enfant, – est mis à contribution pour supporter l'épreuve, abandonner toute tentative de plainte et de poursuites judiciaires, tout en gardant l'espoir que la justice divine se chargera de punir les « coupables » que celle des hommes n'a pas punis.

8. Réseau national de lutte anticorruption.

Ils l'ont tué... Ce jour-là, j'ai dit que je n'allais pas laisser ça, je voulais envoyer ça loin, les gens m'ont demandé de laisser tomber. Je voulais même écrire dans les journaux... Moi je suis une croyante, je crois en Dieu, sinon... Les gens m'ont demandé de pardonner. Comme on est dans le mois du ramadan, j'ai laissé ; sinon j'allais envoyer ça loin ! Je voulais déposer une plainte, ce sont mes copines, mes tantes et tout qui m'ont demandé de laisser, que ce n'est pas grave, que c'est Dieu qui paie tout, qu'ils vont récolter ce qu'ils ont semé, que de les laisser, ce n'est pas grave ! Donc ils ont essayé de me consoler, de me calmer tout ça, c'est pour cela que j'ai laissé tomber.

(L'accompagnante d'une femme ayant accouché d'un mort-né frais.)

Y. Jaffré précise à ce sujet :

Ces pratiques d'indulgences sont favorisées par leur enchâssement dans les normes sociales les plus habituelles de disculpation et de longanimité, où, au rythme d'une eschatologie modeste, on supporte longuement et silencieusement : « la tabaski viendra » dit le proverbe, alors qu'importe si les moutons coupables courent encore.

(Jaffré, 2003 : 308)

LE MORT-NÉ DANS L'ITINÉRAIRE PROFESSIONNEL DU SOIGNANT

Un passage obligé : des premières expériences mal vécues à la rationalisation

Les situations de mort-nés font partie de la vie professionnelle des soignants engagés dans les soins obstétricaux en Afrique. Presque tous les soignants rencontrés ont eu cette expérience, et souvent plus d'une fois. Pour la plupart d'entre eux, la première constitue la plus marquante et la plus difficilement vécue. L'impact émotionnel est jugé profond et s'accompagne à la fois de sentiments de culpabilité, d'échec, de honte, de regret, aussi bien à l'égard de ses collègues, des usagers, que de soi-même (Richard *et al.*, 2005).

Il y a eu des moments où je me suis reprochée des choses, surtout au départ de la profession. Il y avait des trucs que je ne maîtrisais pas très bien et comme j'étais seule, il fallait tâtonner. J'ai eu un cas de mort-né où j'ai tenu à faire l'accouchement par voie basse parce que la femme n'avait pas les moyens, et l'enfant est mort. Quand l'enfant est sorti, il était mort-né, on l'a réanimé en vain, l'enfant est décédé. Ça m'a beaucoup marquée mais ça m'a permis d'avoir toujours l'œil sur les [bruits du cœur] de l'enfant et sur l'état de conscience de la femme pour l'évacuer.

(Une sage-femme, maternité 1.)

Les débuts dans la profession coïncident le plus souvent avec cette phase où le manque d'expérience et donc la difficile maîtrise de certains outils et techniques ne favorisent pas toujours la prise en charge. Selon certaines études, les erreurs se produisent le plus souvent lorsque le clinicien est inexpérimenté ou lorsque de nouvelles techniques sont introduites (Weingart *et al.*, 2000). Les présentations de siège et d'autres complications non décelées à temps et/ou dont on n'a pas l'habitude, sont les motifs récurrents dans les récits des premières expériences de mort-nés. Le désir d'apprendre à réaliser certains gestes, de se « roder », amène à essayer de prendre en charge des cas compliqués au lieu de les référer vers le niveau supérieur[9]. On essaie de valoriser ses capacités aux yeux de ses collègues et des usagers, de conquérir une certaine crédibilité dans ses actes et dans son statut professionnel. La référence d'une complication est perçue parfois comme un échec et ne permet pas de tester ses compétences. Les accouchements de mort-nés associés à la prise en charge des complications, apparaissent pour les soignants comme une conséquence obligée de l'acquisition d'un savoir technique et, partant, de l'accès à un statut professionnel.

Dans les premières années de la pratique, la survenue du mort-né est le lieu de multiples interrogations, de multiples questionnements sur sa pratique, ses compétences. Elle donne lieu à une culpabilisation et à une remise en cause de sa pratique. Le mort-né n'est pas fortuit, il est débarrassé de son caractère fataliste et vient annoncer l'échec d'une action antérieurement motivée. Faute professionnelle ou erreur dans la prise en charge ? Les récits sur le vécu des premières expériences mettent plus l'accent sur l'inexpérience, l'erreur et les contraintes liées au contexte de travail que sur une quelconque faute professionnelle ou une incompétence. On raisonne en termes de maladresses du début et de nécessité d'acquisition d'une expérience (Ouattara, 2001).

De la rationalisation à la banalisation du mort-né

Si la première expérience et les premières années de la vie professionnelle d'un soignant se présentent comme les moments de la manifestation du maximum d'erreurs et de maladresses, elles sont aussi les périodes de questionnements (sur sa pratique, les circonstances de l'évènement, etc.), de sentiment de culpabilité, de regrets... mais également de prise de résolutions, de décisions qui visent à améliorer sa technique, qui seront pourtant rarement mises en œuvre à mesure que le soignant avance dans la vie professionnelle. Les interrogations que suscitent les premières expériences s'intègrent dans le registre de la quête d'une légitimité technique, d'une valorisation de son savoir-faire. Le soignant se trouve dans une phase où il cherche à combler un écart entre la théorie reçue à l'école et la pratique des gestes techniques que les stages ne lui ont pas permis de maîtriser entièrement. Cette phase d'apprentissage technique,

9. En raison de leur nombre élevé sur les lieux de stage, certains élèves-soignants arrivent à la fin de leur formation sans avoir la maîtrise de certains gestes techniques. Les premières années de service se présentent donc comme les moments d'apprentissage.

de construction de son identité professionnelle, qui constitue également celle de la socialisation professionnelle, est aussi celle de l'apprentissage de ce que J.-P. Olivier de Sardan (2001) appelle « la culture professionnelle locale ». Ainsi, le choc émotionnel et les questionnements engendrés par les expériences des débuts dans le métier, s'évanouissent à mesure que s'installe la « carrière » de soignant, et laissent la place à d'autres sentiments. L'intégration au milieu professionnel, les effets de la routinisation qui font place à « une longue période d'apprentissage durant laquelle l'idéal est convoité [...] suivi par un moment d'euphorie caractérisé par des marques de générosité dans l'effort... » (Vidal *et al.*, 2005 : 302-303), consentent peu d'espace aux questionnements face à certaines situations. L'habitude que l'on prend de poser certains actes, de procéder à des accouchements, de rencontrer « toutes les complications », donne l'impression d'être un soignant accompli, et induit un certain automatisme dans les gestes. La routine qui s'installe conduit alors le professionnel de santé à se sentir personnellement de moins en moins impliqué dans les actes qu'il pose.

> *C'est une question d'habitude, ça fait 30 ans, c'est moins choquant que la première fois.*
>
> *(Une sage-femme, maternité 2.)*

Avec le temps, l'agent de santé apprend donc à se protéger de la mort, à gérer les affects. Être confronté à un mort-né à l'issue d'un accouchement (même si cela fait mal parfois), n'introduit pas forcément de rupture dans le quotidien ; il n'est pas « alarmant », n'interpelle que rarement. On vient de réaliser un accouchement dont l'enfant n'est pas vivant, c'est un cas parmi tant d'autres, un cas parmi ceux que l'on rencontre tous les jours. L'erreur est de plus en plus considérée comme inhérente à la nature humaine. Les contraintes du milieu professionnel, l'ignorance supposée des usagers, tendent à remplacer le sentiment d'une défaillance dans sa pratique pour devenir l'alibi idéal dans l'explication du mort-né. Les sentiments de faute, de manquement ou d'erreur sont occultés dans le vécu des soignants, même si les cas de mort-nés ne sont pas toujours la conséquence d'une erreur ou d'une faute. On assiste à une certaine « déresponsabilisation » face aux cas d'un bébé décédé, qui aboutit à sa banalisation. Celle-ci est renforcée par l'habitude, l'absence d'interrogation sur les circonstances du décès, le manque de demande d'explications de la part des usagers, et en outre par la quasi-absence d'application de sanctions et de processus de justification du soignant ou de l'équipe ayant réalisé l'accouchement. Cette absence de sanction que constatent R. Jewkes *et al.* (1998) induit une certaine normalité dans les pratiques des personnels, qui en viennent non seulement à considérer leurs pratiques comme exemptes de reproches mais aussi à rationaliser les fautes et les erreurs professionnelles en mettant en avant leur caractère inévitable.

Dans nos sites de recherches, les accouchements de mort-nés préoccupent de moins en moins, ils n'induisent pas automatiquement d'interrogations, ils font partie, comme d'autres, de situations que l'on peut rencontrer dans un service de soins obstétricaux. Ils sont simplement notifiés dans le registre des accouchements ou un cahier prévu à cet effet et seront comptabilisés dans les rapports statistiques mensuels. Il n'y a ni remise en cause, ni justification à donner, ni sanction du soignant.

LE PROBLÈME DE LA SANCTION OU LA DIFFICULTÉ À FAIRE EXISTER L'ERREUR

Émettre des reproches ou sanctionner procède de l'imputation d'un acte à une personne. Or le processus qui va de l'événement à son imputation à un acte ou à une pratique négative, et donc à l'identification d'une responsabilité humaine ou matérielle, est rejeté, dénié, et donne lieu à toutes les justifications lorsqu'une question est posée. De façon implicite, les soignants établissent un lien direct entre la faute et la responsabilité. Encore faut-il parvenir à établir le constat de l'erreur, soit un écart entre ce qui devrait se faire et ce qui a été fait et qui a conduit à un mort-né. Dans le contexte de notre étude, trois précisions s'imposent : d'abord, le lien n'est pas systématiquement établi entre l'erreur et l'occurrence du mort-né ; ensuite, la définition de l'erreur professionnelle elle-même n'est pas clairement démontrée pour tous les soignants qui se meuvent dans une « pluralité de normes » (Blundo & Olivier de Sardan, 2001), ce qui pose problème pour l'identifier d'autant qu'il peut y avoir erreur sans dommage, et dans ce cas elle passe inaperçue (Buetow, 2005) ; enfin, dans les discours des soignants, l'erreur n'existe qu'à travers une situation dramatique repérable. Tant que les préjudices d'un acte ne sont pas visibles et dramatiques, la faute reste occultée, en d'autres termes, c'est le dommage qui définit et matérialise l'erreur. F. Richard *et al.* (2005) font d'ailleurs remarquer que, en général, les études publiées sur les erreurs médicales se focalisent sur celles qui aboutissent à un dommage.

> *Par exemple un bassin-limite qu'on n'a pas pu diagnostiquer à temps. Si c'est limite, c'est certain que le fœtus ne sortira pas et puis on dit à la femme d'attendre. Elle attend ; le fœtus a envie de sortir mais il n'y a pas de voie. Après la souffrance, c'est la mort qui vient. Je trouve que ça c'est une faute professionnelle. Ou bien, quand les bruits du cœur sont trop ralentis ou trop accélérés et qu'on n'écoute pas souvent pour voir si ça va [ou si] ça ne va pas pour l'évacuer à temps, il meurt et ça c'est une faute professionnelle.*
>
> *(Sage-femme, maternité 2.)*

Quand on discute avec les responsables, l'obligation de moyens à laquelle la pratique médicale est astreinte établit l'erreur comme un fait induit par plusieurs éléments. C'est une sorte de chaîne dans laquelle, entre le fait conçu comme un dommage et l'acte qui l'a induit, peuvent intervenir des éléments de plusieurs ordres. C. Vincent *et al.* (1998) regroupent ces éléments dans deux catégories : la partie dite cachée qui renvoie au contexte institutionnel, la gestion et l'organisation de la structure, l'environnement de travail ; et la partie dite visible qui renvoie aux équipes, aux tâches de travail, aux facteurs individuels du personnel, aux caractéristiques du patient. Ainsi dans les situations complexes, comme c'est le cas dans le monde médical, la survenue des erreurs ne peut s'expliquer par le comportement d'un seul professionnel de santé. Elle est le résultat d'une chaîne d'évènements qui mènent à l'erreur. Il existe bien sûr des variables individuelles, mais elles ne constituent qu'un élément du système. La facilité est de blâmer le dernier maillon de la chaîne, la partie visible, le soignant, mais il faut aussi analyser l'environnement de travail, l'organisation du service, qui sont aussi le plus souvent défaillants.

Le troisième constat est lié au fait que, même identifiée, l'erreur n'est pas toujours acceptée ou assumée par l'agent et elle n'est pas accompagnée de sanctions. On se limite soit à un règlement interne en équipe, soit à un règlement individualisé c'est-à-dire à une évocation verbale avec la personne concernée, soit (pour la plupart des cas) au silence qui entoure l'événement. Seule la mention « mort-né » (frais ou macéré selon le cas) dans le registre ou le cahier évoquera le cas.

Le problème de la sanction est présenté comme l'une des caractéristiques des administrations et services publics africains. Si l'on s'accorde pour dire que l'impunité est généralisée et que cette généralisation tient souvent à l'appartenance à des réseaux clientélistes (Blundo & Olivier de Sardan, 2001)[10], dans le domaine de la santé et particulièrement dans les sites de notre étude il y a d'autres éléments qui, tout en limitant l'application des sanctions, contribuent à la normalisation de la faute et à sa reproduction. Il existe certes des sanctions prévues dans les textes officiels, cependant la nature et l'application de ces sanctions en cas de faute demeurent problématiques[11]. Dans le contexte restreint des maternités, celles qui sont retenues vont des avertissements à la mise à pied

10. Voir aussi le rapport 2003 du PNUD ainsi que le rapport 2001 du REN-LAC.
11. La loi n°013/98/AN du 28 avril 1998 portant régime juridique applicable aux emplois et aux agents de la fonction publique burkinabè définit sept types de sanctions, mais essentiellement des sanctions disciplinaires réparties dans deux catégories et classées par ordre d'ampleur. On a d'une part la première catégorie de sanctions incluant : l'avertissement, le blâme, l'exclusion temporaire des fonctions de 15 jours maximum. Ces sanctions dites de premier degré sont prononcées par les directeurs de services sans consultation du conseil de discipline. Et d'autre part, on a la deuxième catégorie de sanctions dites de deuxième degré et dans laquelle on retrouve l'exclusion temporaire des fonctions de 16 jours minimum à 30 jours maximum – sanction prononcée par le ministre dont relève le fonctionnaire –, l'abaissement d'échelon, la mise à la retraite d'office, la révocation sans suppression du droit de pension – sanctions prononcées par le ministre chargé de la fonction publique après consultation du conseil de discipline. Les textes stipulent toutefois qu'en cas de faute grave, l'agent est immédiatement suspendu par le ministre de la fonction publique. Bien entendu ces sanctions relèvent de l'ordre administratif et non judiciaire.

de l'agent, en passant par les demandes d'explication ou l'affectation dans un poste où on n'effectue pas d'accouchements. D'une manière générale, les sanctions dépassent rarement le cadre interne du service. Le règlement en interne revêt deux aspects : le règlement en groupe à travers les séances de revues de cas ou audits cliniques de l'analyse de dossier, et les règlements individualisés avec demande d'explication ou simple évocation verbale. Dans la majorité des cas, les pratiques défaillantes sont passées sous silence, on évite de les faire connaître aux personnes extérieures au service. On se dispense d'en parler ou on fait semblant de ne pas les voir. C'est ce que Y. Jaffré (2003) qualifie « d'apurement répétitif des erreurs ». On laisse faire en se disant que les choses vont s'améliorer ou que ça peut arriver à tout le monde. L'ordinaire s'installe ainsi progressivement dans les pratiques et donne lieu à ce qu'on peut appeler avec F. Ouattara (2001), « une économie des sanctions ». Loin de se résumer seulement à une logique d'anticipation (nul n'est à l'abri des erreurs et des fautes), l'économie des sanctions apparaît comme une stratégie de maintien de la stabilité du service, de « l'autorité » du responsable et de son statut. En effet, la configuration des services de santé est un indicateur qui étaye la difficulté à appliquer les sanctions. Dans les maternités étudiées, un personnel aux profils différents se côtoie pour assurer parfois les mêmes tâches. La multiplicité des catégories professionnelles se combine aux statuts pluriels et aux divers modes d'entrée dans le service. Aux côtés du personnel recruté par l'État, on rencontre aussi celui qui a été recruté par la municipalité, les Comités de gestion (COGES), ou souvent par certains responsables de service, sur la base de critères qui ne sont pas seulement les compétences et les diplômes, mais aussi l'appartenance à des réseaux sociaux. Des agents formés « sur le tas » cohabitent avec ceux qui sont le produit du circuit formel, de la « voie royale » (Dubar, 1991 ; Freidson, 1984), tous posant les mêmes actes.

> *Je me dis que nous avons d'autres objectifs que ceux de satisfaire le malade. Nous voulons satisfaire nos besoins au lieu de satisfaire les besoins du malade. Il ne faut pas qu'on tourne, il faut qu'on soit clair là-dessus. [...] Actuellement, il suffit de connaître un ministre ou un député et votre affectation se fait en un seul jour. Il y en a une qui était en train de dire que lorsqu'elle voulait venir à Ouagadougou*[12]*, elle est partie voir un de ses cousins qui était un ministre et puis... D'abord le directeur régional avait refusé son affectation à Ouaga, et elle est partie le voir, et il a téléphoné au directeur régional pour qu'on l'affecte ici. Elle disait ça*

12. Les accoucheuses sont formées pour servir en milieu rural mais, pour diverses raisons, on les rencontre en milieu urbain et parfois même dans les centres de référence. En outre, les premières années de service pour les soignants se passent le plus souvent en milieu rural. Parvenir donc en milieu urbain et surtout dans la capitale est synonyme d'ascension professionnelle et « sociale » car il n'est pas donné à tout le monde d'obtenir un poste dans la capitale.

pour dire qu'elle a des relations. Et ces gens qui ont par exemple des relations avec beaucoup de gens, il y a certaines qui ont peur de leur dire la vérité. Il y a des accoucheuses à qui on ne peut même pas faire des reproches. Il y a des accoucheuses que la responsable craint, elle ne peut même pas leur dire la vérité, et ça dépend des moyens aussi. Nous sommes là, les moyens ne sont pas les mêmes, il y a d'autres qui viennent en voiture. Les gens sont influencés par ça alors qu'en principe, on ne devrait pas regarder ça.

(Une sage-femme, maternité 1.)

Dans un tel contexte, émettre des reproches devient difficile :

Toute sanction pour faute professionnelle est très difficile à appliquer, le sanctionné pouvant toujours mobiliser des « interventions », parfois haut placées, en sa faveur.

(Olivier de Sardan, 2001 : 70-71)

La négociation, les « règlements à l'amiable » en interne deviennent alors les moyens par lesquels on tente de résoudre les problèmes et d'obtenir l'implication du personnel dans l'exécution des tâches.

Conclusion

L'analyse des discours et du quotidien professionnel des soignants montre que les usagers et les soignants se meuvent dans un univers où, entre la fatalité reconnue aux populations, et la référence permanente à un tiers, le mort-né se trouve dédramatisé, banalisé voire intégré dans le cycle normal des évènements (sociaux et professionnels). Du côté des usagers, l'appropriation des registres religieux et sociaux limite toute tentative de dépassement de l'ordinaire dans les faits, pour devenir un garde-fou des conduites des individus devant la mort. De l'autre côté, on a des soignants qui jouent sur ces registres et profitent de leur pouvoir pour occulter le lien entre leurs pratiques et l'occurrence du mort-né. Il ne s'agit pas de prétendre que les attitudes des utilisateurs devant la mort n'ont pas évolué avec la médicalisation des actes obstétricaux car, bien que le discours fataliste domine, il reste associé à une capacité de jugement, de construction des usagers, sur ce qui relève de l'ordre de la fatalité et ce qui relève de la responsabilité du soignant. La capacité à porter plainte ou à exprimer ses opinions reste enchâssée dans des registres construits à la fois à l'intérieur et à l'extérieur des services de santé, car corrélée au statut social de l'usager ou de l'agent de santé d'une part, et peu soutenue par une société civile qui cherche toujours ses marques d'autre part.

La remise en cause n'est pas une attitude ignorée par le soignant, mais un élément qui correspond à une phase donnée de son parcours professionnel. Elle est appréhendée comme une étape dans le métier, une catégorie morale qui forge son devenir professionnel et ses relations avec les autres mais qui disparaît au fur et à mesure que s'installe la « carrière de soignant ». Aux remords et regrets des premières expériences, fait place un « aguerrissement » justifié par la routine et les difficiles conditions de travail. L'imputation d'un cas de mort-né à la responsabilité d'un soignant, reste problématique dans la mesure où plusieurs corps interviennent dans la prise en charge de l'accouchement, et les identités professionnelles cohabitent avec les identités sociales dans l'accomplissement des actes (Jaffré & Prual, 1993). Il devient difficile à la fin de situer les responsabilités et d'appliquer des sanctions dans un contexte où les problèmes sont rarement débattus hors du cadre interne au service, encore moins avec les usagers. Dans cette culture, entre rejet, déni, stratégies de disculpation et justifications, le groupe professionnel se réserve le droit d'apprécier les faits et de lancer toute discussion au sujet du mort-né.

BIBLIOGRAPHIE DES SOURCES CITÉES

BONNET D., 1988. *Corps biologique, Corps social. Procréation et maladies de l'enfant en pays Mossi, Burkina Faso*, Paris, Éditions de l'ORSTOM.

BONNET D., 1994. « L'éternel retour ou le destin singulier de l'enfant », *L'Homme*, 131, XXXIV, 3, 93-110

BLUNDO G., OLIVIER DE SARDAN J.-P., 2001. « La corruption quotidienne en Afrique de l'Ouest », *Politique Africaine*, 83, 8-37

BUETOW S., 2005. « Why the need to reduce medical errors is not obvious », *Journal of Evaluation in Clinical Practice*, 11, 1, 53-57

CLÉMENT M., GAGNON É., 2004. « La rencontre avec l'usager comme sujet de droit : la mise en scène de sa parole dans le régime d'examen des plaintes ». In : F.-X. SCHWEYER *et al.* (eds), *Normes et valeurs dans le champ de la santé*, Rennes, Éditions de l'ENSP, p.291-300

DUBAR C., 1991. *La socialisation. Construction des identités sociales et professionnelles*, Paris, Armand Colin.

DUPIRE M., 1982. « Nomination, réincarnation et/ou ancêtre tutélaire ? Mode de survie. L'exemple des Serer Ndout (Sénégal) », *L'Homme*, XXII, 1, 5-31

ERNY P., 1988. *Les premiers pas dans la vie de l'enfant d'Afrique noire. Naissance et première enfance*, Paris, L'Harmattan.

FREIDSON E., 1984. *La profession médicale*. Paris, Payot (traduction française).

GOBATTO I., 1999. *Être médecin au Burkina Faso. Dissection sociologique d'une transplantation professionnelle*, Paris, L'Harmattan.

GRUÉNAIS M.-É., 1996. « À quoi sert l'hôpital africain ? L'offre de soins à Maman Bwale (Brazzaville) », *Les annales de la Recherche Urbaine*, 73, 118-128

JAFFRÉ Y., 2002. « Trop proche trop lointain : la construction de la relation entre soignants et soignés dans un service d'hémato-oncologie au Mali », *Santé publique et sciences sociales*, Oran, Éditions Dar El Gharb, 8-9, 119-144

JAFFRÉ Y., 2003. « Configuration de l'espace moral et psychologique des personnels de santé ». In : Y. JAFFRÉ, J.-P. OLIVIER DE SARDAN (eds), *Une médecine inhospitalière, les difficiles relations entre soignants et soignés dans cinq capitales d'Afrique de l'Ouest*, Paris, APAD-Karthala, p.295-337

JAFFRÉ Y., OLIVIER DE SARDAN J.-P. (eds), 2003. *Une médecine inhospitalière, les difficiles relations entre soignants et soignés dans cinq capitales d'Afrique de l'Ouest*, Paris, APAD-Karthala.

JAFFRÉ Y., PRUAL A., 1993. « "Le corps des sages-femmes". Entre identités professionnelle et sociale », *Sciences sociales et santé*, 2, 63-80

JEWKES R. *et al.*, 1998. « Why do nurses abuse patients ? Reflections from south african obstetric services », *Social Science and Medicine*, 47, 11, 1781-1795

JOURNET O., 1990. « La condition des femmes. Les obligations de la procréation dans les sociétés diola du Sénégal et de Guinée-Bissau ». In : D. FASSIN, Y. JAFFRÉ (eds), *Sociétés, Développement et Santé*, Paris, Ellipses/Aupelf, 179-190

LALLEMAND S. *et al.* (eds), 1999. *Grossesse et petite enfance en Afrique noire et à Madagascar*, Paris, L'Harmattan.

LAWN J., SHIBUYA K., STEIN C., 1995. « No cry at birth : global estimates of interpartum and intrapartum-related neonatal deaths », *Bulletin of World Health Organization*, 83, 6, 409-417

MINISTÈRE DE LA FONCTION PUBLIQUE ET DE LA RÉFORME DE L'ÉTAT, 1998. *Loi n°013/98/AN du 28 avril 1998 portant régime juridique applicable aux emplois et aux agents de la Fonction Publique.*

OLIVIER DE SARDAN J.-P., 2001. « La sage-femme et le douanier. Cultures professionnelles locales et culture bureaucratique privatisée en Afrique de l'Ouest », *Autrepart*, 20, 61-73

ORGANISATION MONDIALE DE LA SANTÉ, 1977. *Classification Internationale des maladies. Révision 1975*, Genève, OMS.

ORTOLI H., 1941. « Les rites de la maternité chez les Dogon de Bandiagara », *Bulletin IFAN*, Tome III, 1-4, 53-63

OUATTARA F., 2001. « Conscience professionnelle, clientélisme et corruption : pratiques et justifications des personnels de santé du centre médical d'Orodara (Burkina Faso) », *Bulletin du Réseau Anthropologie de la Santé*, 2, 63-95

PROGRAMME DES NATIONS UNIES POUR LE DÉVELOPPEMENT, 2003. *Rapport sur le développement humain : corruption et développement humain*, Ouagadougou, Burkina Faso.

REASON J., 1992. *Human error*, Cambridge, Cambridge University Press.

REN-LAC, 2001. *État de la corruption au Burkina Faso.*

RICHARD F., FILALI H., DE BROUWERE V., 2005. « Les erreurs en médecine : Pourquoi et comment en parler ? », *Revue d'Épidémiologie et de Santé Publique*, 53, 315-335

VIDAL L., FALL A. S., GADOU D. (eds), 2005. *Les professionnels de santé en Afrique de l'Ouest. Entre savoirs et pratiques*, Paris, L'Harmattan.

VINCENT C., TAYLOR-ADAMS S., STANHOPE N., 1998. « Framework for analysing risk and safety in clinical medicine », *BMJ*, 316, 1154-7

WEINGART S. N. *et al.*, 2000. « Epidemiology of medical error », *BMJ*, 320, 774-777

ZONGO S., 2006. *Faute et responsabilité en santé : personnels de santé et usagers face aux mort-nés à Ouagadougou (Burkina Faso)*, Mémoire de master 2 d'anthropologie, Université de Provence.

DES RENCONTRES ENTRE DES USAGERS ET DES PERSONNELS DE SANTÉ : L'ANTHROPOLOGIE ENTRE MÉDIATION ET PRODUCTION DE DONNÉES

Fatoumata Ouattara*, Hélène Sam Tiendrébéogo**,
Caroline Yaméogo***, Dominique Pobel****

Il faut parvenir à admettre que le malade est plus et autre qu'un terrain singulier où la maladie s'enracine, qu'il est plus et autre qu'un sujet grammatical qualifié par un attribut emprunté à la nosologie du moment. Le malade est un Sujet, capable d'expression, qui se reconnaît comme Sujet dans tout ce qu'il ne sait désigner que par des possessifs : sa douleur et la représentation qu'il s'en fait, son angoisse, ses espoirs et ses rêves. [...] Alors même qu'au regard de la rationalité on décèlerait dans toutes ces possessions autant d'illusions, il reste que le pouvoir d'illusion doit être reconnu dans son authenticité. Il est objectif de reconnaître que le pouvoir d'illusion n'est pas de la capacité d'un objet. [...] En bref, il est impossible d'annuler dans l'objectivité du savoir médical la subjectivité de l'expérience vécue de la maladie.

(Canguilhem, 1978 : 408-409)

INTRODUCTION

Comment participer à une initiative qui fait de l'amélioration de la qualité des soins un objectif, sans considérer la relation entre les personnels de santé et les usagers ? Comment appréhender les perceptions du service à travers les perceptions des relations par les personnels de santé et les usagers ? Certes, la relation soignant-soigné impose une dimension dialectique entre la similarité et la différence. Pour le soignant, le soigné est cet autre différent par la maladie

---

* Anthropologue, chargée de recherche, Aix-Marseille Université, IRD, LPED, Marseille, France.

** Sage-femme, École nationale de santé publique, Ouagadougou, Burkina Faso.

*** Sociologue, Association Songui Manégré/aide au développement endogène (ASMADE), Ouagadougou, Burkina Faso.

**** Intervenante en mobilisation sociale, Équilibres & Populations, Paris, France.

mais cet autre est aussi semblable (Helary, 1987 : 114). Les univers de soins constituent des espaces de rencontres entre des référents culturels auxquels s'en remettent alternativement les professionnels et les usagers (Hoarau, 1999). Pour l'un ou l'autre de ces termes, l'on conviendra que la notion de statut est centrale dans toute entreprise de définition.

> *Le terme d'usager traduit un statut, celui de l'ayant-droit, et une relation potentielle, celle de partenaire dans la mise en œuvre des politiques publiques. L'usager renvoie à un contexte politique qui fait de lui un bénéficiaire de droits-créances et de droits civiques, mais aussi à une conception universaliste de ces droits, qui suppose l'égalité et la neutralité de la prise en charge.*
>
> *(Cresson & Schweyer, 2000 : 52)*

Les personnels de santé sont composés des acteurs impliqués dans l'offre de services en matière de santé et ils diffèrent par des statuts, des rôles, des pratiques effectives. En outre, leurs références diffèrent de celles des usagers (Freidson, 1960).

Le recours aux services de santé implique nécessairement pour les utilisateurs le contact avec des prestataires de soins. La rencontre entre la demande et l'offre en matière de santé est marquée par des relations singulières entre usagers et personnels de santé et se caractérise parfois par des relations de pouvoir à la faveur de ceux-ci (Freidson, 1960 ; Fassin, 1992). Il a été observé et décrit que les espaces publics de soins en Afrique sont parfois le lieu de relations difficiles entre personnels de santé et usagers (Jewkes, Naeemah & Mvo, 1998 ; Jaffré & Olivier de Sardan, 2003 ; Vidal, Fall & Gadou, 2005). La violence ainsi subie par les usagers des services de santé publics semble souvent être la matrice de ces interactions qui s'exacerbent, notamment dans les services de maternité (Jaffré & Prual, 1993 ; Jewkes, Naeemah & Mvo, 1998 ; Richard *et al.*, 2003). Pour résumer, d'une part les personnels de santé se plaignent d'utilisateurs qui ne respectent pas leurs directives (prévention, traitement, attitudes au sein des structures de santé), et d'autre part ces derniers se plaignent de mauvais traitements de la part des personnels de santé (mauvais accueil, absence de dialogue, monétarisation des gestes techniques, dès lors qu'on n'est pas dans un réseau d'interconnaissance). Des relations difficiles qui nuisent à la qualité des soins quel que soit le moment où s'établissent ces relations. On conviendra alors aisément que de telles accusations, de part et d'autre, rendent compte d'une problématique de la qualité des soins dans la mesure où celle-ci ne relève pas que d'une dimension technique : « L'acte thérapeutique est disjoint de sa raison altruiste et morale… » comme le souligne Y. Jaffré (2003).

Au Burkina Faso, fin août 2011, les articles de presse autour du décès d'une parturiente dans une maternité de la ville de Bobo-Dioulasso et les émeutes qui s'ensuivirent ont fort malheureusement rappelé la place du traitement relationnel dans la qualité des soins de santé[1]. Rappelons en substance les faits qui ont été publiés ; citant une habitante du quartier où est située la maternité, on lit :

> *Une femme est venue en salle d'accouchement. Pendant qu'elle était en travail, les sages-femmes l'ont abandonnée pour aller regarder la télévision. Et la femme est restée à crier sur la table jusqu'à succomber.*
>
> *(www.lefaso.net, 9 septembre 2011)*

Selon l'informatrice citée par le quotidien, il s'agirait du quatrième cas observé cette année dans la même maternité. Pour manifester leur colère, les habitants ont mis le feu aux locaux de la maternité[2]. En effet, survenu dans de pareilles conditions, un tel décès vient s'ajouter aux décès maternels qui auraient pu être évités (De Brouwere & Van Lerberghe, 1998).

Les études anthropologiques décrivant les difficiles relations entre les usagers et les personnels de santé dans les contextes africains ont essentiellement privilégié les discours des premiers rendant compte de leurs contacts avec les soignants. Les mauvais traitements subis par de nombreux usagers dans les structures de soins ont été observés (Hahonou, 2000 ; Ouattara, 2002 ; Jaffré & Olivier de Sardan, 2003 ; Gruénais & Ouattara, 2007).

À partir de ce constat, les promoteurs du projet Aquasou ont posé l'amélioration de la qualité des relations entre usagers et prestataires de soins au cœur des objectifs de l'intervention (Programme Aquasou, 2003). Comme le souligne P. Blaise, la qualité des soins renvoie à un concept à plusieurs facettes, non réductible à une dimension quantifiable, et en définitive à une construction sociale et dynamique.

> *D'abord, nous devons accepter que la qualité a des facettes multiples [...]. Deuxièmement, nous devons accepter que la qualité est incommensurable. Elle n'est pas suffisamment réductible à une évaluation quantitative. [...] Troisièmement, nous devons accepter que la qualité des soins est une construction sociale et donc un concept dynamique [...].*
>
> *(Blaise, 2004 : 33)*

Dans cette acception de la qualité, la création d'un espace de dialogue entre les personnels soignants et les usagers devient nécessaire. Une des stratégies

1. www.lefaso.net « Maternité Sylla-Sanon : Si on ne peut même plus accoucher... », 9 septembre 2011.
2. Sidwaya dans www.lefaso.net

adoptées pour favoriser ces relations a été l'organisation de rencontres entre les usagers et les personnels de santé afin d'explorer les points de satisfaction et de désaccord entre des acteurs de la santé maternelle, et les incompréhensions, et ainsi de favoriser de façon consensuelle l'émergence d'idées et d'actions pour dépasser les blocages et améliorer le dialogue. Dans les objectifs du projet, ces réunions devraient à terme favoriser l'émergence d'espaces de discussion, permettant aux acteurs de la santé de débattre autour des questions de la prise en charge de la grossesse et de l'accouchement en dehors des structures de soins, afin qu'usagers et soignants puissent s'exprimer librement, à froid, indépendamment de situations médicales toujours marquées par l'urgence et le stress de la consultation.

D'un point de vue pratique, les rencontres entre usagers et soignants s'insèrent dans la matrice des modifications à terme des conduites du personnel de santé. La production d'une « culture de service » est l'une des attentes à long terme. Dans les contextes européens, les groupes de parole et les groupes Balint ont amplement participé au marquage des aspects relationnels entre soignants et soignés dans les services hospitaliers. S'agissant de l'opérationnalité des groupes Balint, on peut constater :

> *[...] à quel point cette posture inquiète et interrogative [la posture du médecin prêtant une attention aux interrogations des malades] serait utile en des pays où des sémiologies populaires fort éloignées des savoirs médicaux induisent des symptomatologies complexes et où les causalités englobent des univers étrangers au domaine biologique.*
>
> *(Jaffré, 2003: 101)*

Parallèlement, les groupes de parole se singularisent par les espaces et les temps de parole donnés aux soignants pour qu'ils osent dire ce qu'ils n'évoquent pas ordinairement dans le cadre de leurs pratiques professionnelles.

Du point de vue de leurs caractéristiques, les rencontres entre utilisateurs et soignants, telles que nous les avons mises en place au Burkina Faso pendant l'initiative Aquasou, diffèrent des groupes Balint et des groupes de parole classiques. Dans une perspective sociologique, notre intervention s'inspire du principe de réflexivité proposé par A. Giddens, qui souligne que tout acteur social peut « contrôler réflexivement » ses conduites, c'est-à-dire les guider, voire les corriger à partir de sa conscience et de son savoir pratique – ou « conscience pratique » (Giddens, 1994). D'un point de vue méthodologique, l'organisation de ces rencontres s'est faite de manière progressive : entretiens individuels aux domiciles de patientes, rencontres avec des groupes d'usagers, rencontres usagers/prestataires.

UNE MÉTHODE PROGRESSIVE

Des entretiens individuels avec des usagers et des prestataires...

En amont des rencontres de groupe entre usagers et prestataires, des entretiens individuels avaient été conduits avec ces catégories d'acteurs au cours de l'analyse situationnelle réalisée dès le début du programme Aquasou. Ces entretiens individuels avaient permis d'identifier des attentes d'usagers, notamment de femmes ayant accouché ou ayant consulté des services de la maternité. Ces attentes intégraient aussi des critiques à l'égard des personnels de santé, toutefois sans véhémence extrême. La principale critique formulée avait trait au manque de dialogue, et surtout au manque d'explications sur la nature et la finalité des frais engagés pendant l'accouchement. Ces femmes avaient exprimé leur désir d'être consultées, notamment au sujet de l'amélioration des conditions d'hospitalisation, et demandé à s'engager elles-mêmes directement dans ce processus.

Quant aux personnels de santé, ils avaient plutôt une assez mauvaise opinion des femmes reçues dans les salles d'accouchement. Ils se plaignaient par exemple d'usagers qui ne respectaient pas leurs directives en matière de prévention ou de traitement, ou qui avaient des comportements jugés déplacés dans les établissements de soins : « les femmes viennent trop tôt ou trop tard pour accoucher », « les consultations prénatales ne sont pas régulièrement faites ». Quant aux accompagnants des femmes, rares étaient les personnels de santé qui se disaient satisfaits de leur comportement pendant les accouchements de celles-ci. Selon les prestataires de service, ce sont les accompagnants qui entretiennent la mauvaise réputation des personnels de santé, en allant rapporter à l'extérieur, en ville, ce qui se passe à la maternité (la non-disponibilité du personnel, le fait que les femmes accouchent par terre, etc.). Les accompagnants, reconnus comme auxiliaires indispensables des personnels de santé pour encourager la femme à pousser davantage pendant l'accouchement, pour laver les vêtements souillés par le sang, pour vider les déchets liquides, etc., étaient accusés de ne pas prendre les mesures de protection élémentaires. Il leur a aussi été reproché par de nombreux soignants de donner de mauvais conseils aux accouchées et surtout de prendre à partie les personnels pour qu'ils accélèrent l'accouchement. Mais la critique adressée le plus régulièrement aux accompagnants était le fait qu'ils étaient trop nombreux et indisciplinés : ils veulent tous assister à l'accouchement, et les personnels se retrouvent en salle avec cinq ou six personnes, de plus, ils ne respectent aucunement les heures de visite : « ce n'est pas un marché ! »

Une restitution des résultats du volet socio-anthropologique de l'enquête fut organisée à l'issue de l'analyse situationnelle ayant surtout permis d'identifier les rôles de tous les types de personnels pratiquant les accouchements, ainsi que l'identification des contraintes auxquelles sont soumis les usagers et les personnels de santé. Même si les résultats de cette enquête mettaient indéniablement l'accent sur des actions contribuant à l'amélioration des relations entre usagers et personnels de santé, les anthropologues firent le choix de n'inviter que les personnels de santé à cette restitution afin d'éviter d'exposer les critiques relatives à leurs pratiques professionnelles devant des « profanes », notamment les usagers. L'objectif principal de la réunion de restitution des résultats d'enquête fut rappelé : inciter à la réflexion sur les pratiques des personnels de santé du district et les difficultés qu'ils rencontraient. La discussion consécutive à la présentation des résultats de l'analyse situationnelle se focalisa sur certains points :

- l'importance et les causes des accouchements à domicile ;
- les évacuations et la pertinence de la contre-référence ;
- les relations entre les personnels de santé ;
- les conditions de travail des personnels de santé.

Dans un programme tel que Aquasou où la recherche devrait permettre de fonder l'action, il fallait donc passer de ces axes de connaissance à des pistes d'action, pour participer à l'amélioration de la qualité des soins en maternité par le biais des relations entre les personnels de santé et les utilisateurs des services de soins. À cet effet, la restitution des résultats de l'analyse situationnelle était justifiée dans la mesure où l'on s'attendait à un consensus entre anthropologues et soignants sur les pistes d'action. C'est à cette occasion que l'idée fut vraiment acquise de tenter des rencontres entre les usagers et les prestataires de soins.

... à l'organisation des rencontres de groupes

En février 2004, les anthropologues associés au programme Aquasou entreprirent d'organiser plusieurs réunions avec des groupes de femmes constitués dans le cadre de la mobilisation sociale, et sur le principe de l'approche participative promue dans le programme. Ces groupes étaient constitués selon le critère du lieu de recours des soins liés à la maternité. Les rencontres ont été réalisées avec des femmes qui consultent dans quatre maternités de la ville de Ouagadougou et celles d'une maternité située en milieu rural. Les groupes comprenaient environ une quinzaine de femmes, un nombre de personnes qui, selon nous, pouvait permettre des échanges approfondis. La spécificité de ces rencontres reposait sur le choix du lieu de la rencontre, en dehors de l'espace de soins.

Au début de chaque rencontre, l'animatrice rappelait les objectifs du programme Aquasou et insistait alors sur la nécessité de l'amélioration du volet « qualité » dont une dimension importante repose sur les relations entre usagers et prestataires de soins. Elle soulignait de ce fait à quel titre l'une des attentes de la rencontre consistait à identifier les différents points de vue des utilisateurs des services de santé, pour permettre ainsi à terme d'initier le dialogue avec les personnels sur certains points. Les thèmes abordés s'attardaient sur leurs perceptions relatives à la grossesse, à l'accouchement, à la prise en charge sociale et financière de la grossesse. En ce qui concerne les services reçus, il leur était demandé ce qui leur convenait dans les soins reçus et ce qu'elles auraient souhaité que l'on change dans l'accès à la structure à laquelle elles avaient recours, et dans son organisation.

Les demandes pour des soins à moindre coût furent émises à plusieurs reprises par les participantes. Sur les modalités des soins, les demandes étaient diverses : elles soulignaient aussi bien la disponibilité des médicaments et des consommables dans les salles d'accouchement, que celle attendue des soignants pour permettre une meilleure prise en charge des nouveau-nés. Cependant, les femmes évoquaient la nécessité de davantage de communication avec les personnels de santé mais aussi avec leurs conjoints. Ce souhait est apparu de façon récurrente au fil des rencontres. Échanger sur les sujets de convergence avec les soignants aurait permis à terme d'aboutir à une meilleure définition des droits et devoirs attendus de chacune des parties. Quant aux désirs d'échanges avec leurs conjoints, les femmes, bien que conscientes de la nécessité d'une communication ouverte sur les questions de la maternité, affirmaient être convaincues du peu d'intérêt qu'auraient éprouvé les hommes pour de telles réunions. Bien plus que les perceptions des soins et des relations entretenues avec les soignants, les réunions avec les groupes de femmes ont permis de mettre en évidence la cristallisation des rapports de genre dans le cadre de la gestion sociale et financière de la grossesse et de l'accouchement. En outre, plusieurs femmes souhaitaient un changement de conduite chez les soignants :

> *Il faudra conseiller les agents de santé d'avoir pitié des femmes pour bien les consulter. [...] qu'elles (les soignantes) arrêtent de tricoter (quand les femmes vont à la maternité pour accoucher).*
>
> *(Une femme lors d'une rencontre organisée avec des anciennes patientes d'une maternité urbaine.)*

Compte tenu de la récurrence des aspirations des femmes à échanger avec les soignants, l'organisation des rencontres de discussion entre les femmes et les soignants fut initiée.

Les rencontres de groupe avec des usagers et des soignants : une méthodologie synergique et discutée

Ces réunions ont été organisées de septembre 2004 à octobre 2005 conjointement par les anthropologues et les spécialistes de la mobilisation sociale[3]. Chaque rencontre s'est faite avec une trentaine de personnes (usagers et prestataires). L'objectif attendu de ces réunions était de permettre aux usagers et aux prestataires d'avoir des échanges sur les problèmes rencontrés dans les maternités, pour pouvoir à terme parvenir à la définition des droits et devoirs de chacune des parties. Ensemble, les partenaires ont élaboré les modalités d'organisation des rencontres.

Dans un premier temps, les femmes ont été privilégiées, puis la participation des hommes a été requise à la demande de celles-ci et des soignants. L'identification des usagers s'est faite par le biais des associations, des groupements villageois et des Comités de gestion (COGES). Une attention a été accordée au respect de l'équilibre entre les sexes. De même, une vigilance a été établie pour un équilibre entre les différentes classes d'âge de femmes et d'hommes. Le nombre de participants ne devait pas excéder une vingtaine à chaque rencontre pour permettre des échanges approfondis.

En ce qui concerne les prestataires de soins, une semaine avant la tenue de la rencontre, une prise de contact avait lieu avec les responsables des structures de santé de la zone concernée. Nous expliquions les principes, les objectifs et les attentes escomptées de la réunion. Si le choix était laissé au responsable de la structure de soin d'identifier les participants, il devait tenir compte de la diversité de leurs statuts professionnels (sages-femmes, accoucheuses auxiliaires, etc.). Le nombre maximum de prestataires de soins requis et recommandé auprès des responsables des services de santé a été fixé à une dizaine.

Un lieu neutre, facilement accessible, a été choisi pour chaque entrevue afin de favoriser les échanges. Ces séances de discussion ont eu lieu dans des espaces susceptibles de réduire les travers d'un dialogue inégal. Pour ce faire, les espaces de structures de soins et les cadres administratifs (préfecture, mairie) étaient évités.

La progressivité de la méthode d'organisation de ces rencontres de groupe tient également à l'évolution des types de questions posées aux participants. Ainsi, à l'issue de la seconde séance, nous nous sommes rendu compte de la nécessité d'atténuer les tensions entre les catégories de participants, en évoquant des aspects qui leurs paraissaient positifs. À la troisième rencontre, le choix fut adopté de commencer par l'évocation d'aspects positifs à partir d'expériences dans les services de maternités. Tour à tour donc, femmes et prestataires de soins évoquaient les points positifs de leurs interactions. Dans la même ligne,

3. Les anthropologues de l'UMR 912 et des spécialistes de la mobilisation sociale de l'ONG française Équilibres & Populations et de l'ONG burkinabè Association Songui Manégré /aide au développement endogène (ASMADE).

consécutivement aux souhaits des femmes, les hommes ont finalement été associés à ces discussions à partir de la sixième rencontre.

DES RENCONTRES EXPLIQUÉES AUX USAGERS ET AUX SOIGNANTS : NÉCESSITÉ DE LA CONFIANCE ET DE LA CRITIQUE

De septembre 2004 à octobre 2005, neuf réunions ont été organisées. Dès le début de la séance, les objectifs des échanges étaient rappelés.

> *Sensibiliser les agents de santé et les femmes pour une meilleure qualité des soins, pour que les femmes soient contentes, et que le personnel soignant soit satisfait.*

L'animatrice marquait la nécessité de la remise en question par l'évocation d'un adage : « le chien ne sent pas l'odeur de sa tête ». Ce dicton bien connu par les locuteurs de la langue mooré, signifiait combien il peut être difficile de percevoir ses propres imperfections et de tendre vers une autocritique. Mieux, par l'emploi de ce proverbe, c'est la généralisation de l'imperfection à l'espèce humaine qui était rappelée pour pouvoir engager des échanges apaisés entre les soignants et les usagers. De même, pour introduire les échanges entre les deux parties, cet autre adage pouvait être utilisé : « l'être humain est 9 et n'atteint pas 10 ».

Le rappel des attentes techniques des exécutants du programme ne pouvait suffire. L'argumentaire introductif devait également s'appuyer sur des éléments basés sur la mise en confiance des participants : mise en confiance d'autant plus nécessaire que les points de tension dans les interactions entre les soignants et les usagers sont largement connus de tous et que des rencontres entre les deux parties ne sont pas courantes ; et nécessaire également dans la mesure où l'acceptation de l'enregistrement des échanges était requise pour un meilleur maniement des discours. Toutes les rencontres ont pu être enregistrées[4].

La défiance était manifeste lors des deux premières. Les crispations des soignants qui avaient été invités étaient perceptibles. Une responsable de maternité avait explicitement critiqué la tenue de la discussion entre des personnels de santé et des utilisateurs. Puis, pour marquer son désaccord, elle avait décidé de ne pas répondre aux questions et aux interpellations des femmes.

Notons que le fait que l'animatrice soit initialement sage-femme et qu'elle travaillait au moment des enquêtes à l'École nationale de santé publique a été un élément favorable dans l'organisation des rencontres. En effet, du côté des

---

4. Les enregistrements ont ensuite été transcrits intégralement par Bérénice Ouattara et Sylvie Zongo.

soignants, les critères liés à son âge jugé respectable et à son parcours professionnel (sage-femme devenue responsable à l'école de formation en santé) jouaient en sa faveur et pour sa crédibilité. Contrairement aux femmes de l'équipe des anthropologues et de celle de la mobilisation sociale qui leur paraissaient trop jeunes et qui étaient soupçonnées de soutenir les points de vue des femmes contre ceux des personnels de santé, l'animatrice bénéficiait d'une meilleure crédibilité. Elle était sans doute crainte par les soignants – notamment les sages-femmes – du fait de la fonction qu'elle occupait à l'école de formation. C'est ainsi qu'une sage-femme qui s'était réfugiée dans un silence désapprobateur à l'égard de la tenue d'une telle rencontre fut traitée de « toxique » devant ses collègues, par l'animatrice. La pique produisit l'effet attendu car elle participa pour le reste du temps aux échanges.

DES RAPPORTS SOIGNANTS-SOIGNÉS QUI OSCILLENT ENTRE SOUTIEN ET VIOLENCE

L'attente de considération a été fortement exprimée lors d'une réunion de groupe avec des participants d'une zone rurale dépendant du district sanitaire de mise en œuvre du projet. La parole était donnée aux femmes en premier lieu.

> *[...] Avec l'aide de Dieu, ils nous permettent d'avoir nos enfants.*
>
> *(Une femme à la rencontre tenue à Saaba.)*

Les discours des femmes tendaient d'abord à mettre en évidence une nécessaire distinction entre les soignants à partir du critère du bon traitement à l'égard des patientes :

> *[...] Tu peux rencontrer une personne qui va bien s'occuper de toi, elle va te flatter, elle va te dire de tenir bon, que tout va bien se passer rapidement. Cette manière te rend heureuse.*
>
> *(Une femme à la rencontre organisée à Saaba.)*

Puis suivaient les récits d'expériences personnelles à l'instar de cette femme, qui racontait que, alors qu'elle se rendait à la maternité pour une consultation, elle accoucha dans de bonnes conditions parce que la sage-femme l'avait bien accueillie :

> *Ils (les soignants) m'ont beaucoup considérée, ils m'ont aidée...*
>
> *(Une femme à la rencontre tenue à Saaba.)*

Selon certaines, les aspects positifs relevant des conduites des soignants se caractérisent par la considération ou par l'aide dont ils peuvent être porteurs notamment à la maternité. L'appréciation positive peut se fonder sur une expérience au cours de laquelle le professionnel de santé rencontré se serait singularisé par les marques de considération au cours des soins qui ont été finalement gratuits.

Pour l'accouchement, je ne savais pas que je devais accoucher ; je suis allée à vélo pour voir la sage-femme, quand je suis arrivée, la sage-femme m'a dit que je ne pouvais plus repartir à la maison ; je n'avais rien, je suis sortie sans argent, sans médicament, mais, elle s'est occupée de moi, elle m'a aidée à accoucher. Quand je lui ai demandé après combien je devais, elle a dit de laisser, elle n'a rien pris. Je suis vraiment très contente.

(Une femme dans un groupe de discussion en milieu rural, Saaba, le 28 octobre 2004.)

Un bon accueil de la part des personnels de santé est une attente des patients. L'expression de ce souhait est moins explicite qu'implicite lors des interactions. Dimension implicite des attentes des usagers, l'accueil est « un soin en soi », et la négligence qui s'associe à un défaut de celui-ci est largement critiquée par les clients des univers hospitaliers (Romiguiere, 2002).

En revanche, d'autres femmes précisaient que si les relations ne se passaient pas toujours dans de bonnes conditions, elles en étaient elles-mêmes aussi responsables :

Moi je donne souvent raison aux soignants. Nous les femmes, nous ne sommes pas toujours faciles.

(Une femme à la rencontre organisée à Saaba.)

Le changement positif noté par certains renvoyait à la meilleure accessibilité géographique de la structure de santé. Une meilleure accessibilité au centre de soins comparée aux conditions vécues antérieurement a été évoquée comme un changement positif à l'accès aux soins. Cependant l'idée de cette évolution repose surtout sur la construction de bâtiments supplémentaires dans leurs centres de santé. Ici, il n'a pas été fait état d'amélioration de voies de circulation ou de disponibilité de matériel technique. En outre, pour d'autres participants, notamment du milieu rural, l'amélioration de l'accès aux soins s'observe par le fait qu'ils peuvent plus facilement avoir accès à une ambulance pour les évacuations. Une perception sur une meilleure disponibilité des agents de santé a été soulignée comme un élément positif de l'accès aux soins, et des relations entre soignants et soignés.

Avant [le projet], les agents de santé n'étaient pas nombreux... maintenant, ils sont là, si tu les appelles, ils sont là...

(Une femme à la rencontre organisée dans le village de Komsilga.)

Les femmes ont souligné combien, par exemple, la proposition régulière de ce qui relève de la planification familiale a été bénéfique pour les femmes.

Quand la planification familiale est arrivée, ça a fait que les femmes peuvent lever un peu leur tête[5].

(Une femme à la rencontre tenue à Koubri.)

Les activités qui relèvent de la contraception auraient soulagé les femmes car ces méthodes rendaient possible l'espacement des naissances et par voie de conséquence le contrôle – de la part des femmes – de la survenue d'une grossesse. En outre, c'est l'importance de certains discours de soignants pour sensibiliser les populations qui est rappelée ici.

Ils nous disent l'importance qu'il y a à faire les pesées (consultations prénatales).

(Une femme lors de la rencontre organisée à Ponsomtenga.)

Cependant, à travers le contenu des discussions, il semble que les femmes perçoivent des contraintes inhérentes à l'accès et à l'offre de soins. Il s'agit des difficultés pour obtenir des médicaments auxquelles doivent faire face les soignants, les patients et leurs familles. Les femmes ont souligné qu'en dépit de ce problème de médicaments, elles jugent positivement la gentillesse de certains soignants à qui elles ont eu à faire. Dans de telles situations, les mots de l'agent de santé viennent rassurer :

[...] Sa parole m'a touchée alors qu'elle ne m'avait pas soignée.

(Une femme à la rencontre organisée à Nioko 1.)

Un professionnel, malgré l'incapacité économique d'un patient, a pu trouver une solution pour prodiguer des soins. La patience et la pitié sont les qualités évoquées pour la bonne conduite d'un soignant à l'égard d'un patient en souffrance, et faisant face à des difficultés économiques. Des points de vue positifs sur les conduites des agents de santé ont été exprimés dans les termes suivants :

L'accueil est bon. Ils ne nous ont jamais crié dessus...

Ils ne refusent pas de venir quand on les appelle.

Depuis que nous sommes ici à P. nous n'avons jamais eu de problème avec les soignants.

(Une femme à la rencontre organisée dans le village de Ponsomtenga.)

Les soignants disent apprécier les marques de respect des patientes à leur contact.

5. L'expression « lever la tête » souligne l'idée d'être soulagé d'une charge, d'un ennui.

Ce que les femmes font et qui nous plait, c'est le fait que lorsque certaines arrivent, elles se disent que la soignante est leur grande sœur, leur petite sœur ou leur fille ; quand elles arrivent, il y a du respect, elles saluent la soignante.

(Une accoucheuse auxiliaire à la rencontre organisée à Saaba.)

Recevoir des cadeaux de la part des femmes comme marque de reconnaissance, est perçu positivement et apprécié des soignants. Ils observent aussi une évolution positive des rapports des populations à l'égard des services offerts dans les structures de santé : le recours à la maternité pour les consultations prénatales, les accouchements, la vaccination, la contraception ainsi qu'une meilleure acceptabilité des décisions d'évacuation ont été cités par les différents personnels de santé. De l'avis de certains soignants, les conduites des populations se seraient améliorées car les femmes arrivent moins tardivement à la maternité pour y accoucher. D'autres soignants faisaient le constat d'une plus grande capacité des familles à honorer les dépenses de santé. Certaines femmes osaient désormais poser des questions, par exemple sur la contraception. Néanmoins, ces opinions n'ont pas fait l'unanimité au cours des débats. Pour nombre de soignants, les femmes ne viendraient pas aux consultations prénatales, ne suivraient pas leurs conseils, refuseraient de répondre aux questions pendant les consultations, n'honoreraient pas les ordonnances ; les hommes refuseraient les hospitalisations ou les décisions d'évacuation, etc. Certaines patientes ont raconté cependant combien elles avaient été maltraitées à la maternité par « des agents de santé qui ne respectent pas les femmes dans la salle d'accouchement ». Les femmes et les hommes nuançaient néanmoins leurs propos d'insatisfaction vis-à-vis des soignants : « Ils ne sont pas tous mauvais… » ; « Certains ne sont pas bien, mais d'autres sont bien. » Mauvais accueil, injures, impatience, caractériseraient les conduites de soignants.

L'évocation par les femmes d'actes de violence dont elles ont été victimes a suscité des réponses chez des agents de santé, du type : « Nous crions pour sauver la femme et le bébé ». Des sages-femmes ont expliqué qu'il est souvent nécessaire de crier sur la parturiente ou de lui donner une gifle lorsque celle-ci « ne collabore pas » dans la salle d'accouchement. La gestion d'une situation d'urgence telle que celle de la venue du bébé justifierait une certaine violence verbale et physique : « Ce n'est pas la bagarre, c'est pour arranger », déclare une accoucheuse auxiliaire à la rencontre tenue dans le village de Komsilga.

LES RAPPORTS HOMMES/FEMMES ET LEURS IMPLICATIONS DANS L'ACCÈS AUX SOINS

Ces rencontres ont aussi soulevé les questions des rapports au sein des couples et ce qu'ils induisent en termes d'accès aux soins : absences de pesées, accouchements à domicile, recours tardifs aux formations sanitaires, acceptabilité des décisions d'évacuation, etc. Les contraintes relationnelles entre les femmes et leurs maris semblent se cristalliser sur les attentes des unes et les devoirs sociaux des autres par rapport aux dépenses occasionnées par le recours aux soins. Un homme a raconté que, alors qu'un de ses enfants était malade, la mère n'a pas voulu utiliser son argent pour payer les soins de l'enfant et qu'il a fallu qu'il se débrouille pour pouvoir acheter les médicaments. Le lendemain, sa femme a perdu 20 000 FCFA[6] au cours d'une cérémonie de baptême. Un autre homme a clamé qu'il était temps que les femmes aident financièrement leurs époux dans l'engagement financier des frais des soins. À l'intention des femmes, il a alors conclu :

> *Un homme peut souffrir jusqu'à finir et vous êtes là, vous le regardez, vous le voyez avec sa souffrance et vous ne dites rien. Si vous aussi vous voulez, changez, et agissez comme les hommes le veulent pour qu'on puisse s'entendre, sinon, c'est difficile, ce n'est pas parce qu'on ne veut pas, ce n'est pas parce qu'on ne vous aime pas, on vous aime beaucoup ; est-ce que si tu n'aimes pas une personne, elle va rester avec toi ? Mais c'est difficile, donc ce que je vais vous demander, c'est... de dénouer les bouts de vos pagnes[7], ne les nouez plus, ne les nouez pas trop ; si vous les nouez trop, on ne pourra pas s'entendre. C'est tout ce que j'avais à dire.*
>
> *(Un homme au cours de l'entretien de groupe à Ponsomtenga.)*

L'évocation du manque d'argent, certes, mais aussi des désaccords et des négociations entre conjoints, vient justifier le non-recours des femmes aux services de soins publics.

> *Les empêchements qu'il y a à la maison, c'est au niveau des hommes, c'est l'argent seulement ; les hommes ne veulent pas sortir l'argent. Quand la femme dit qu'elle veut aller à la pesée, il dit : si tu as de l'argent, vas-y ! Même pour acheter les médicaments, c'est pareil, c'est pourquoi les femmes ne veulent pas souvent aller à l'hôpital. Donc à la maison, il y a des problèmes avec les maris.*
>
> *(Une femme au cours de l'entretien de groupe au secteur 15 de Ouagadougou.)*

Ces échanges rendent compte de la teneur des relations en jeu et des négociations qui en découlent dans les rapports de couples sur les questions de prise en charge des problèmes de santé (Gruénais & Ouattara, 2010). Les épouses peuvent avoir des stratégies pour faire payer aux maris les dépenses de santé et notamment les frais relevant des soins de la grossesse et de l'accouchement (Ouattara, Bationo & Gruénais, 2009). C'est au cours de

6. Environ 30 euros.
7. L'expression « dénouer le bout du pagne » fait allusion à la partie du pagne dans laquelle les femmes attachent leurs économies. Cet homme demande donc aux femmes de contribuer davantage aux dépenses relevant de la santé au sein des familles.

certains échanges que quelques hommes ont remarqué, non sans étonnement, qu'ils ignoraient que des actes médicaux pouvaient être gratuits. Face à ces situations, des soignants optent pour des avertissements.

> *Des femmes qui disent qu'elles ont payé alors que les médicaments leur ont été donnés gratuitement. Si nous les surprenons, elles vont avoir la honte.*
>
> *(Une accoucheuse auxiliaire lors de la rencontre tenue à Ponsomtenga.)*

LE RÔLE DES ACCOMPAGNANTS À LA MATERNITÉ DISCUTÉ

La question des accompagnants a été largement abordée en premier lieu par les soignants. Le nombre des accompagnants serait trop élevé.

> *Souvent pour une femme qui vient, il y a plus de 10 vieilles (femmes) [...]. Quand tu vois cela, tu as l'impression que c'est tout le quartier. Les vieilles sont assises [...]. Elles lui disent de ne pas se coucher.*
>
> *(Une sage-femme à la rencontre organisée à Saaba.)*

Si le nombre des accompagnants est critique, leur rôle inapproprié à conseiller la femme enceinte l'est aussi. Les femmes elles-mêmes ont souligné le fait qu'elles subissaient souvent la présence d'accompagnantes envahissantes qui, par leurs conseils, pensaient tout savoir sur l'accouchement. En fait, elles ne décident pas du choix des accompagnants pour l'accouchement.

> *Il y a ensuite le problème de la lessive après l'accouchement. C'est un problème pour nous. Ta belle-fille accouche et tu refuses de laver ses affaires alors que c'est quelqu'un qui a lavé les tiennes, c'est difficile. En plus si une femme est en travail et qu'on dit aux autres femmes de l'accompagner à l'hôpital, si tu ne pars pas, on va te traiter de sorcière parce que c'est question de vie ou de mort. Si tout se passe bien, ça va, mais si ça se passe mal, on va dire que c'est toi qui a voulu profiter de l'accouchement pour lui faire du mal. C'est difficile, c'est un problème pour nous. Si tu refuses de laver les affaires d'une femme qui est à la maternité, non seulement on va te traiter de sorcière, mais aussi, tu ne sais pas ce que cette personne fera pour toi demain.*
>
> *(Une femme à la rencontre tenue à Saaba.)*

Pour les soignants tout comme pour la population concernée, l'utilité des accompagnants n'est pas discutable. En effet, une accompagnante est souvent utile pour aider à faire descendre la parturiente de la table après l'accouchement ; cependant les risques d'indiscrétion de la part de certaines consécutivement à leur présence dans la salle d'accouchement ont été reconnus aussi bien par les soignants que par les femmes.

> *Le nombre élevé d'accompagnants dans la salle. Elles viennent remplir la salle et il n'y a même pas de place, on ne plus respirer, après, c'est pour aller raconter que la femme d'un tel, elle est grosse mais elle ne vaut rien...*
>
> *(Un soignant pendant la rencontre de groupe dans le village de Ponsoumtenga.)*

À l'exception d'une seule maternité, les soignants ont reconnu que l'accès à la salle d'accouchement n'était pas autorisé aux accompagnants en raison du risque d'infection. Dans les perspectives de résolution de la question, des critères de choix de l'accompagnante ont été évoqués : elle doit être une personne de confiance choisie par la femme enceinte. De même son nom devrait être communiqué aux soignants par la femme enceinte quelques semaines avant l'accouchement.

QUAND RUMEURS, SOUPÇONS ET INCOMPRÉHENSIONS S'EN MÊLENT

À plusieurs reprises, les usagers ont pris la parole pour évoquer le fait que des bébés de sexe féminin étaient excisés par des agents de santé. Il fut difficile pour les soignants de dissiper de telles informations. La réunion semblait leur offrir une occasion idéale pour lever le doute sur ces rumeurs.

Le thème de la contraception revenait aussi. Certains hommes désapprouvaient l'adhésion des femmes aux méthodes de contraception qui encourageaient leur infidélité parce qu'ainsi elles ne craignaient plus d'être enceintes. Des maris martelaient que les comprimés reçus par leur épouse étaient destinés à interrompre une grossesse. Tout se passe comme si l'adhésion au planning familial contribuait à atténuer la confiance au sein du couple. Les soupçons des hommes étaient d'autant plus justifiés qu'ils se sentaient exclus des échanges entre leurs femmes et les soignants à propos de la contraception. En guise de recommandations, certains proposèrent sans surprise que les hommes soient associés aux causeries sur le planning familial dans les structures de santé. Les responsables du Ministère de la santé avaient déjà intégré la nécessité d'une meilleure communication pour combattre la rumeur :

> *Tant que nous n'allons pas mettre l'accent sur la communication et contrecarrer la rumeur, nous ne pouvons pas atteindre nos objectifs de sitôt. La preuve, en 2003, l'Enquête démographique et de santé (EDS) donnait 10 % de couverture des méthodes modernes. En 2010, elle nous donnait 15 %. Cela veut dire que nous n'avons même pas progressé d'un point par an.*
>
> *(Dr Sanon Djénéba, Directrice de la santé de la famille, www.lefaso.net, du 22 novembre 2011.)*

L'accouchement et sa prise en charge sont des enjeux capitaux dans la dynamique des relations hommes/femmes, et les difficultés parfois constatées par les personnels de santé et les observateurs extérieurs sur la prise en charge des frais de l'accouchement font ressortir une « confrontation des sexes » autour de la naissance (Ouattara, Bationo & Gruénais, 2009 ; Gruénais & Ouattara, 2010). Dès lors, la nécessité d'associer des hommes est apparue fondamentale. L'existence de relations tendues entre conjoints quant à la prise en charge de la grossesse et de l'accouchement a été évoquée.

Par ailleurs, ces rencontres donnaient lieu à des questions d'information précises adressées aux personnels, que les femmes n'osaient pas poser dans les structures de soins. En effet, celles-ci s'interrogeaient sur la qualité des méthodes de contraception car elles disaient recevoir peu de conseils de la part des « sages-femmes ».

CONCLUSION

La tenue des rencontres de groupe a contribué à produire « la parole à froid » sur des relations ; une forme de « libération de la parole » chez les acteurs en situation de face-à-face. Ce changement dans les discours construits sur des situations de prise en charge précises (accouchement, accompagnement, césarienne, contraception, évacuation) peut permettre d'envisager à terme des relations de « qualité » avec les prestataires de soins. La mise en place des rencontres entre usagers et soignants a amené les personnels de la maternité à discuter de leurs pratiques directement avec les femmes et leur entourage hors du cadre (protecteur) de leur service.

La répétition/régularité de ces réunions, toujours sur les mêmes thèmes, a inscrit la démarche dans une routine, ce qui laisse penser que, pour maintenir la « productivité » de telles rencontres, tant auprès des personnels que des utilisateurs, il convient de modifier en permanence les thèmes de discussion. Par ailleurs, la lourdeur de l'organisation de telles réunions, notamment pour faire coïncider les agendas des professionnels de santé et des usagers, ne doit en aucun cas être négligée. Mais l'élément essentiel pour le contenu de ces rencontres reste la difficulté pour les prestataires de soins d'envisager des discussions avec des profanes sur la qualité des soins. Ici il s'agit en l'occurrence des usagers et des anthropologues jugés illégitimes à remettre en question le travail des personnels de santé.

En considérant que l'amélioration de la qualité est l'objectif *in fine* de cette activité, on peut se demander dans quelle mesure ces réunions de groupe ont permis d'atténuer la crise de l'offre de soins dans sa dimension relationnelle entre usagers et personnels de santé. P. Blaise (2004) a fort justement souligné que la mesure de la qualité dépassait largement l'application d'une simple procédure technique. Il propose plutôt une « évaluation réaliste » orientée sur une perspective compréhensive des modalités, des acteurs, des niveaux et des contextes de production des effets induits par une approche, une technique.

Selon P. Blaise, il est nécessaire de trouver :

> *[...] un équilibre entre trois idéaux-types décrits par Freidson : l'idéal-type bureaucratique, malmené par les stratégies de débrouille locale, l'idéal-type du marché, valorisant l'initiative, et l'idéal-type professionnel, émergent mais encore embryonnaire en Afrique. Finalement, à côté des mécanismes du contrôle et de la compétition, un troisième mécanisme régulateur devrait prendre toute sa place : la confiance.*
>
> *(Blaise, 2004 : 165)*

Cette notion de confiance est au cœur des relations interindividuelles et détermine l'orientation de la production des services publics.

BIBLIOGRAPHIE DES SOURCES CITÉES

BLAISE P., 2004. *Culture qualité et organisation bureaucratique, le défi du changement dans les systèmes publics de santé. Une évaluation réaliste de projets qualité en Afrique*, Thèse de santé publique, École de santé publique de l'Université Libre de Bruxelles.

CANGUILHEM G., 1978. *Études d'histoire et de philosophie des sciences*, Paris, vrin.

CRESSON G., SCHWEYER F.-X., 2000. *Les usagers du système de soins*, Rennes, Éditions de l'École nationale de la santé publique.

DE BROUWERE V., VAN LERBERGHE W., 1998. *Les besoins obstétricaux non couverts*, Paris, L'Harmattan.

FASSIN D., 1992. *Pouvoir et maladie en Afrique. Anthropologie sociale dans la banlieue de Dakar*, Paris, Presses Universitaires de France.

FREIDSON E., 1960. « Client Control and Medical Practice », *American Journal of Sociology*, 65, 4, 374-382

GIDDENS A., 1994. *La Constitution de la société*, Paris, PUF.

GOBATTO I., 1999. *Être médecin au Burkina Faso. Dissection sociologique d'une transplantation professionnelle*, L'Harmattan, Paris.

GOBATTO I., LAFAYE F., 2005. « Petits arrangements avec la contrainte. Les professionnels de santé face à la prévention de la transmission mère-enfant du VIH à Abidjan (Côte d'Ivoire) », *Sciences sociales et santé*, 23, 1, 79-108

GRUÉNAIS M.-É., OUATTARA F., 2007. « Usages de la santé et des structures de soins ». In : Y. JAFFRE, J.-P. OLIVIER DE SARDAN (eds), *Une anthropologie entre rigueur et engagement*, Leiden/Paris, APAD-Karthala, p.379-396

GRUÉNAIS M.-É., OUATTARA F., 2010. « Le "prix de l'accouchement". La prise en charge de la grossesse en Afrique Subsaharienne ». In : G. CRESSON, M. MEBTOUL (eds), *Familles et santé : le regard des sciences sociales*, Rennes, Presses de l'École des hautes études en santé publique, p.215-228

HAHONOU E. K., 2000. *Étude socio-anthropologique des interactions entre usagers et agents de la santé. Le cas du service des urgences de l'hôpital national de Niamey*, Mémoire de DEA, Marseille, EHESS.

HELARY J.-P., 1987. « Éléments pour une anthropologie de l'hôpital », *Cahiers de sociologie économique et culturelle*, 12, 8, 113-117

HOARAU H., 1999. « Espaces de soins, espaces de travail. Représentations et vécus particuliers des soignants et soignés », *Performances humaines & techniques*, 101, 27-31

JAFFRÉ Y., 2003. « Le souci de l'autre : audit, éthique professionnelle et réflexivité des soignants en Guinée », *L'éthique médicale dans les pays en développement*, 28, 95-110

JAFFRÉ Y., OLIVIER DE SARDAN J.-P., 2003. *Une Médecine inhospitalière. Les difficiles relations entre soignants et soignés dans cinq capitales d'Afrique de l'Ouest*, Paris, Karthala.

JAFFRÉ Y., PRUAL A., 1993. « Le corps des "sages-femmes". Entre identités professionnelle et sociale », *Sciences sociales et santé*, 11, 2, 63-80

JEWKES R., NAEEMAH A., MVO Z., 1998. « Why Do Nurses Abuse Patients ? Reflections from South African Obstetric Services », *Social Science & Medicine*, 47, 11, 1781-1795

OLIVIER DE SARDAN J.-P., 2001. « La sage-femme et le douanier. Cultures professionnelles locales et culture bureaucratique privatisée en Afrique de l'Ouest », *Autrepart*, 20, 61-73

OUATTARA F., 2002. « Gouvernances quotidiennes au cœur des structures de santé. Les cas d'Orodara et de Banfora, Burkina Faso », *Bulletin de l'APAD*, « La gouvernance au quotidien en Afrique», 23-24, http://apad.revues.org/145

OUATTARA F., BATIONO F., GRUÉNAIS M.-É., 2009. « Pas de mère sans un "mari". La nécessité du mariage dans les structures de soins à Ouagadougou (Burkina Faso) », *Autrepart*, 52, 79-92

OUÉDRAOGO R., 2006. *Les évacuations sanitaires des femmes enceintes à la maternité du CSPS du secteur 28 de Ouagadougou (district sanitaire du secteur 30, Ouagadougou, Burkina Faso)*, Mémoire de maîtrise de sociologie, Université de Ouagadougou.

PROGRAMME AQUASOU, 2003. *Programme d'amélioration de la qualité et de l'accès aux soins obstétricaux d'urgence dans les pays en développement. Composante 2 Burkina Faso*, Antwerpen, Institute of Tropical Medicine.

RICHARD F., FILALI H., LARDI M., DE BROUWERE V., 2003. « Accouchement à l'hôpital au Maroc ou comment concilier des logiques différentes », 51, 39-54, http://www.em-consulte.com /article/107021

ROMIGUIERE M., 2002. « Stratégie soignante : le discernement dans l'exercice professionnel au quotidien », *Soins*, 670, 34-36

VIDAL L., FALL A. S., GADOU D., 2005. *Les professionnels de santé en Afrique de l'Ouest. Entre savoirs et pratiques*, Paris, L'Harmattan.

ZONGO S., 2005. *Approche anthropologique des accouchements à domicile dans le district sanitaire du secteur 30 de Ouagadougou.* Mémoire de maîtrise de sociologie, Université de Ouagadougou.

ZONGO S., OUATTARA F., 2008. « Quand la prévention de la transmission mère-enfant du VIH "cause problèmes" : une ethnographie des relations interprofessionnelles dans trois sites de Ouagadougou », *Science et technique, Sciences de la Santé*, Revue burkinabè de la recherche, spécial hors série 1, 107-115

AUDIT MÉDICAL EN EXPÉRIENCE :
LA DIFFICULTÉ DE METTRE EN QUESTION SA PRATIQUE CLINIQUE

Fabienne Richard*, Charlemagne Ouédraogo**,
Virginie Zongo***, Fatoumata Ouattara****, Sylvie Zongo*****,
Marc-Éric Gruénais****** & Vincent De Brouwere*******

INTRODUCTION

Offrir des soins hospitaliers de qualité est un objectif commun à tous les systèmes de santé tant dans les pays industrialisés que dans les pays en développement. Parmi les différentes approches pour améliorer la qualité dans un service, l'audit médical est classé comme une des méthodes efficaces (Rowe *et al.*, 2005). Il consiste à passer en revue les différentes étapes du soin pour identifier les problèmes et trouver des solutions (Crombie *et al.*, 1997). Les audits médicaux ont été développés particulièrement au Royaume-Uni où ils ont été introduits dès 1989 par le National Health Service (NHS). S'adressant d'abord aux médecins, ils ont ensuite été étendus aux infirmiers puis à tout clinicien (Johnston *et al.*, 2000 ; Crombie *et al.*, 1997).

Dans les pays en développement, même si l'expérience est plus limitée et plus récente, les expériences d'audits se sont multipliées ces dix dernières années principalement dans le domaine de l'obstétrique. Ils ont été présentés comme une approche pertinente pour améliorer la prise en charge des urgences

---

* Sage-femme, MSc, PhD, Département de santé publique, Institut de médecine tropicale d'Anvers, Belgique.

** Professeur de gynécologie obstétrique, Ministère de la santé, Ouagadougou, Burkina Faso.

*** Sage-femme, Ouagadougou, Burkina Faso.

**** Anthropologue, chargée de recherche, Aix-Marseille Université, IRD, LPED, Marseille, France.

***** Anthropologue, Institut des sciences des sociétés (INSS), Centre national de la recherche scientifique et technologique (CNRST), Ouagadougou, Burkina Faso.

****** Anthropologue, professeur à l'Université de Bordeaux, Faculté d'anthropologie sociale-ethnologie, Bordeaux, France.

******* Médecin, professeur de santé publique à l'Institut de médecine tropicale d'Anvers, Belgique.

obstétricales (Filippi *et al.*, 2004 ; Wagaarachchi *et al.*, 2001 ; Supatriko *et al.*, 2002 ; Dumont *et al.*, 2006 ; Okong *et al.*, 2006), même si leur impact sur la mortalité maternelle n'a pu être clairement démontré (Pattison *et al.*, 2005). L'Organisation mondiale de la santé (OMS) en fait aujourd'hui la promotion à travers sa récente publication *Au-delà des nombres*, dont le lancement a été suivi d'ateliers de formation dans une vingtaine de pays en développement pour familiariser les différents personnels de santé avec diverses méthodes proposées dans le document de référence (OMS, 2004a ; OMS, 2004b). Des ateliers régionaux ont également été organisés par l'OMS en 2005 pour aider les pays à élaborer leur plan d'institutionnalisation des audits (OMS Afro, 2005). Alors qu'on invite les responsables d'hôpitaux à intégrer l'audit dans le paquet d'activités de routine des services obstétricaux, on en dit peu sur comment le faire en pratique. Plusieurs auteurs ont déjà décrit les difficultés d'implantation et de mise en œuvre des audits au Royaume-Uni (Berger, 1998 ; Sutton *et al.*, 1998 ; Healy, 1998 ; Johnston *et al.*, 2000), mais peu d'écrits existent sur leur faisabilité dans les pays en développement (Filippi *et al.*, 2004). Il s'agit ici d'apporter des éléments de réflexion supplémentaires sur leur réalité dans un contexte de ressources limitées, en s'appuyant sur l'étude de cas d'une maternité urbaine de Ouagadougou au Burkina Faso où les audits ont démarré en février 2004. Nous présentons ici la manière dont ils ont été implantés, comment ils ont été perçus par le personnel soignant et à quels changements ils ont abouti.

Nous avons conduit une étude descriptive transversale de l'implantation des audits dans la maternité du CMA du secteur 30, dans le but d'évaluer l'intégration des audits dans le paquet d'activités de la maternité (participation aux audits, perception des audits par le personnel) et les changements auxquels ils ont pu aboutir.

Une analyse documentaire de tous les supports de routine utilisés dans la gestion de l'audit entre février 2004 et juin 2005 a été réalisée : liste de présence aux audits, fiche de synthèse du cas et cahier de suivi des recommandations.

Un questionnaire structuré a été soumis au personnel de la maternité entre le 10 et le 16 juin 2005 par une sage-femme extérieure au service, dans le cadre de son mémoire pour l'obtention du grade d'attaché de santé en soins infirmiers et obstétricaux (Zongo, 2005). Les règles éthiques concernant le consentement des agents et le traitement des données (anonymat) ont été respectées. L'enquête a concerné 35 personnels de la maternité et du bloc opératoire du CMA interrogés individuellement (sur un effectif total de 41 agents) : 2 gynécologues obstétriciens, 15 sages-femmes, 7 accoucheuses auxiliaires, 2 aides opérateurs et 9 aides anesthésistes. La totalité du personnel de la maternité a été interviewée ; six membres du personnel du bloc opératoire n'ont pas répondu à l'enquête, n'ayant jamais participé à une séance d'audit ou étant absents pendant la période de l'enquête. Le pré-test du questionnaire a été réalisé auprès de sages-femmes d'une maternité périphérique où les audits avaient également été introduits. Le questionnaire structuré qui comportait des questions fermées et ouvertes a été proposé lors d'un entretien en face à face par une seule enquêtrice. Les questions abordaient : le but des audits, la participation du personnel au processus, le déroulement des audits, les éventuelles incitations pour y participer, le mode d'invitation aux séances, le feed-back des séances transmis aux équipes, la mise en œuvre et le suivi des recommandations, l'impact sur la qualité des soins, les changements de comportements, les suggestions d'amélioration du processus. Les données récoltées ont été analysées selon une approche quantitative et qualitative. Les résultats des questions fermées ont été résumés sous forme de fréquences, et les réponses aux questions ouvertes ont été codées après une première relecture de tous les questionnaires. Les réponses ont alors été regroupées par thèmes pour construire les tableaux. L'analyse a été réalisée par Virginie Zongo et triangulée par Fabienne Richard.

Les revues de cas (OMS, 2004a) ont été introduites avec l'assistance technique des équipes de l'Institut de médecine tropicale d'Anvers et de l'Institut de recherche pour le développement dans le cadre du projet Aquasou. L'analyse de situation, faite en début d'année 2003, avait relevé des dysfonctionnements au niveau de l'organisation et de la qualité des soins en salle d'accouchement : suivi des parturientes, usage de l'ocytocine, réanimation néonatale. Face à cette situation, différentes approches d'amélioration de la qualité des soins (staff quotidien[1], achat de matériel médical, formation en soins obstétricaux et néonatals d'urgence, audits ou revues de cas) ont été mises en place. Cette approche à multiples volets ne permet pas d'isoler la part de l'enquête dans l'amélioration de la qualité des soins. Nous préférons donc ici décrire le processus d'installation des audits et leur perception par les prestataires. Les effets sur la qualité des soins de l'approche multiple ont fait l'objet d'une autre publication (Richard *et al.*, 2008).

DESCRIPTION DE L'INTERVENTION

Mise en place des audits

Avant de commencer les revues de cas, un certain nombre de préalables ont été remplis. D'abord les normes de prise en charge des urgences obstétricales de l'OMS ont été mises à disposition des sages-femmes, en salle d'accouchement, sous la forme d'un grand classeur où sont consignés tous les protocoles de prise en charge (OMS, 2003), et plusieurs ateliers de formation en soins obstétricaux

1. Le staff consiste à passer en revue tous les matins à 8h les dossiers obstétricaux des dernières 24h en présence de l'équipe de garde et du gynécologue pour mettre en évidence les éventuels problèmes de prise en charge rencontrés par l'équipe.

urgents ont permis de mettre à jour leur pratique. La qualité du dossier médical a été nettement améliorée par l'introduction d'un dossier obstétrical normalisé établi par le Ministère de la santé. Jusqu'en 2004, seule une feuille de température était utilisée. Du matériel médical (tensiomètres, boîtes d'accouchement, ventouse obstétricale, etc.) a été livré pour que la salle d'accouchement réponde aux normes en équipement d'un établissement prodiguant des soins obstétricaux d'urgence complets (UNICEF/OMS/UNFPA, 1997).

Lors de la première séance, une charte de l'audit a été adoptée par les participants dont l'un des points essentiels concernait le respect de la confidentialité (cf. encadré 1).

ENCADRÉ 1. CHARTE DE L'AUDIT À LA MATERNITÉ DU CMA DU SECTEUR 30

L'audit clinique consiste en une analyse systématique et critique de la qualité des soins, par comparaison à des standards définis (normes et protocoles de soins). Il permet aux membres de l'équipe de discuter et remettre en cause ou améliorer certaines pratiques. L'audit ne peut nullement être utilisé pour sanctionner l'un ou l'autre personnel. Son but est de proposer des recommandations et actions afin que les dysfonctionnements ou erreurs observés ne se reproduisent plus.

Nous, personnels de la maternité du CMA du secteur 30, nous engageons à respecter les règles de bonnes conduites suivantes dans le cadre du déroulement des audits cliniques au CMA du secteur 30 :

1. Arriver à l'heure à la séance d'audit.

2. Respecter l'expression et les idées de chacun.

3. Respecter la confidentialité des discussions au sein du groupe. Les informations et problèmes discutés au cours de l'audit ne doivent pas être divulgués à l'extérieur de l'équipe (amis, familles, collègues d'autres structures de santé…).

4. S'engager à participer activement aux discussions.

5. Accepter la discussion et le débat entre les participants sans violence verbale.

6. Ne pas chercher à falsifier ou cacher des informations utiles pour la compréhension du cas audité.

7. Essayer autant que possible (car ce n'est pas facile) d'accepter la remise en cause de ses propres gestes.

(Le 25 février 2004, à Ouagadougou, le personnel de la maternité du CMA du secteur 30)

Deux sages-femmes se sont portées volontaires pour organiser les séances au cours de la première année. Les séances se déroulaient en général une fois par mois ; elles duraient entre une et deux heures. La participation n'était pas obligatoire et ne donnait droit à aucune indemnité financière. La participation aux premières a été restreinte, par choix, aux sages-femmes et aux accoucheuses auxiliaires de la maternité de la structure, à l'exclusion du gynécologue et de tout autre personnel de santé. Le but était que les sages-femmes se réapproprient l'acte de soin et la responsabilité de leur pratique en s'évaluant elles-mêmes, pour les domaines de soins qui les concernaient, et en se familiarisant ainsi à la médecine basée sur les preuves. Une fois habituées à présenter un cas, et à discuter entre elles des dysfonctionnements observés, l'audit a été élargi (à partir de la huitième séance) aux autres personnels du CMA, comme cela avait été initialement prévu lors de l'élaboration du projet : médecins, techniciens de laboratoire, pharmacien, administrateurs.

Les premières séances ne se sont appuyées que sur les faits cliniques. La présentation du cas a ensuite été complétée par la restitution de la perception de la femme et de ses accompagnants sur sa prise en charge dans la maternité, éléments récoltés lors d'entretiens à domicile. Ces derniers ont d'abord été réalisés par l'équipe des anthropologues puis par une sage-femme formée progressivement à cet effet. L'entretien abordait le déroulement des grossesses et des accouchements précédents, le développement et le suivi de la grossesse actuelle, les frais engagés pour le transport et l'hospitalisation, la connaissance de l'hôpital avant le séjour, la perception des agents de santé et des soins reçus, et les propositions d'amélioration.

Critères de sélection des cas à auditer

Les cas à auditer étaient le plus souvent sélectionnés pendant les staffs par les sages-femmes et les médecins. Ils concernaient les cas de femmes évacuées des centres de santé périphériques vers l'hôpital de district, les complications maternelles graves et les cas de mort-nés frais.

Déroulement d'une séance

La séance commençait avec la lecture par une sage-femme du résumé clinique du cas sélectionné en respectant l'anonymat (on ne connaissait ni le nom de la patiente, ni celui des membres de l'équipe ayant pris en charge la femme). Dans le cas où un entretien avec la femme avait été réalisé, l'histoire clinique était complétée par le résumé de l'entretien effectué à domicile avec celle-ci et/ou par le récit de ses accompagnants sur le déroulement de l'accouchement. Ce résumé était présenté par la personne qui avait réalisé l'entretien. Ensuite selon l'approche « porte à porte », toutes les étapes des soins (évacuation, admission, diagnostic, traitement, sortie) étaient passées en revue et comparées aux standards de soins (OMS, 2003). Un modérateur, en l'occurrence une sage-femme, aidait à la conduite des débats. Les dysfonctionnements (soins non appropriés, délais) étaient relevés au fur et à mesure de la discussion et notés sur un tableau à la vue de tous. Une fois cette phase terminée, le groupe essayait d'analyser les causes de ces dysfonctionnements et de les regrouper par catégories de facteurs : personnel, matériel, organisation des soins (Filippi *et al.*, 2004). La dernière étape consistait à choisir, parmi l'ensemble des incidents identifiés lors des débats, les problèmes prioritaires et à proposer des solutions à ces problèmes. Chaque audit débouchait sur trois ou quatre recommandations dont quelques membres du personnel étaient chargés du suivi.

Participation aux séances

De février 2004 à juin 2005, période de référence des observations présentées ici, 16 séances ont été tenues avec une participation moyenne de 17 personnes dont deux à trois personnes impliquées dans la prise en charge du cas. Malgré le nombre important de participants à chaque séance, lié au fait que l'équipe était composée d'acteurs de la santé variés (personnels de la maternité, du bloc opératoire, du service post-opéré, du laboratoire, de l'administration, stagiaires), il faut noter que le turnover était important. L'ensemble du personnel a participé au moins une fois aux audits, mais seule une partie y a assisté régulièrement : 7 sages-femmes, sur les 15 en poste pendant la période étudiée, ont été régulièrement présentes.

Types de problèmes identifiés

Les dysfonctionnements observés ont été attribués à des pratiques des personnels (« négligence », « manque de rigueur », selon les expressions employées), à des problèmes liés à l'équipement (absence ou problème de maintenance), aux médicaments et aux consommables (indisponibilité de produits d'urgence), aux protocoles (absence de protocole puis non-respect), à l'organisation du service (mauvaise transmission des informations entre les équipes, irrégularité des visites des médecins en hospitalisation), à la mauvaise communication (soit au sein de l'équipe, soit avec les patientes), à la femme et à son entourage (attitudes déplacées des accompagnants, pauvreté).

La restitution des entretiens avec la femme et sa famille, dans l'analyse du cas, a permis d'apporter des éléments qui ne pouvaient pas être retrouvés dans le dossier clinique : expérience individuelle de la grossesse, information sur les précédents accouchements, perceptions des soins et des professionnels de santé par la femme et ses accompagnants, coûts réels de l'épisode (transport, ordonnances).

Recommandations proposées et mises en œuvre

Les recommandations issues des séances d'audits (49 au total sur les 15 séances) ont touché à différents aspects : attitudes des personnels (10), équipement (3), médicaments et consommables (5), protocoles (2), soins (5), organisation du service (11), enregistrement des données (6), relations avec la famille (3), communication au sein de l'équipe (5). Les recommandations ont donc concerné en priorité l'organisation du service et le personnel. Il est important de noter que les deux dernières catégories de recommandations « relations avec la famille » et « communication au sein de l'équipe » ont été ajoutées après l'introduction des restitutions des entretiens avec les femmes.

À la fin de la première année, après dix séances d'audit, une synthèse des recommandations, dont l'équipe cadre de district était responsable, a été officiellement remise au médecin chef de district afin qu'il en tienne compte au moment de l'élaboration du plan d'action 2005.

Ainsi, 82 % des recommandations proposées lors des séances ont été mises en œuvre, mais parfois après plusieurs mois de délai.

PERCEPTION DES AUDITS PAR LE PERSONNEL DE LA MATERNITÉ ET DU BLOC OPÉRATOIRE

Les sages-femmes représentaient 43 % des personnes interrogées et 86 % des répondants avaient plus de cinq ans d'expérience. Le personnel interrogé avait une bonne connaissance du but de l'audit : 86 % étaient capables de donner une définition d'un audit et tous les répondants ont pu dire que l'objectif de ce dernier était d'améliorer la qualité des soins pour réduire la mortalité maternelle et néonatale.

La participation partielle de l'équipe soignante aux séances d'audit a été expliquée par différents facteurs qui sont, par ordre d'importance :

- la communication interpersonnelle pendant les séances, principalement entre les responsables de service et les agents (45 % des enquêtés, n=36) ;
- la difficulté des prestataires à se remettre en cause (40 %)[2] ;
- la perception de l'audit qui était vécue comme un contrôle (20 %).

Les plus assidus aux séances pensaient qu'il n'était pas nécessaire de recevoir une compensation financière pour assister aux audits. Ceux qui avaient le moins participé, en revanche, ont souhaité recevoir une indemnité ou au moins un remboursement de leurs frais de transport pour les motiver à venir au CMA en dehors de leurs heures de services.

La moitié des enquêtés se disaient insatisfaits de la conduite des audits :

- le ton des responsables était jugé trop répressif (50 %), « pourquoi ils crient sur nous s'ils veulent améliorer la qualité » ;

---

2. Comme en témoigne cette remarque entendue au cours d'une des séances après un exposé fondé sur les entretiens avec les femmes réalisé par les anthropologues : « Les femmes mentent et les socio-anthropologues les écoutent ».

- l'audit ne relevait que les points négatifs de la prise en charge (35 %) ;
- l'anonymat des personnels impliqués dans la prise en charge du cas audité n'était pas préservé (20 %) ;
- les dossiers impliquant les médecins n'étaient pas vérifiés (15 %), « ce n'est pas juste, ce sont toujours les cas des sages-femmes qui sont audités, ils ne choisissent jamais les cas des chefs. Eux aussi font des erreurs ».

En ce qui concerne le suivi des recommandations, le personnel déplorait certains aspects : un manque de suivi des consignes pour évaluer les acquis de leur mise en œuvre, une absence de feed-back pour les soignants qui n'assistaient pas aux audits, un faible investissement de l'équipe cadre de district dans la mise en œuvre de recommandations qui dépendaient de son niveau de responsabilité.

Malgré ces points faibles relevés, 77 % des personnes interrogées reconnaissaient que l'audit avait eu une influence positive sur leur pratique professionnelle : la notification systématique de toutes les informations sur le dossier de la patiente, la rapidité de la prise en charge des parturientes dès l'admission, l'amélioration de l'accueil, l'acquisition de bonnes pratiques en salle d'accouchement et une meilleure communication avec les patientes.

L'audit a été classé comme premier facteur de changement dans la pratique professionnelle par comparaison aux staffs, aux formations et aux guides cliniques. Le personnel avait-il changé sa pratique avec la conscience que cela allait améliorer la prise en charge de la patiente ou seulement par crainte d'un blâme durant la séance d'audit ? Cela n'a pas toujours été clair :

> *J'écris tout ce que je fais dans le dossier, je n'aimerais pas que le jour où mon dossier est audité, ils m'accusent de ne pas remplir mes dossiers.*

Certaines séances ont marqué le personnel :

> *Je pense toujours à cette phrase de cette femme qui a perdu son bébé. Elle a dit qu'elle a perdu son bébé à cause de la sage-femme. Quand la femme a décrit comment elle avait été traitée, je n'étais pas fière de ma profession. La sage-femme en charge n'a pas reconnu son erreur. Nous sommes tous des humains et nous devons faire des efforts pour nous améliorer. Elle aurait dû reconnaitre son erreur.*

Une autre sage-femme ajoute :

> *Un jour nous avons entendu un enregistrement du mari sur une cassette, je me souviendrai toujours de ses mots : « nous sommes venus avec un bébé vivant dans le ventre de ma femme et nous sommes repartis avec une boite en carton, avec dedans notre bébé mort ». Il y a eu un grand silence dans la salle après...*

À la fin du questionnaire, chaque personne était invitée à formuler des propositions pour une meilleure intégration des audits.

Quand les complications arrivent l'équipe est souvent surchargée, la charge de travail de l'équipe devrait être prise en compte dans l'analyse du cas.

Ou :

Pour éviter les humiliations, ce serait mieux de rendre le cas anonyme ou de prendre des cas anciens.

S'ils veulent que l'activité continue, les médecins devraient plus respecter les sages-femmes, de dire à l'une d'entre nous « une accoucheuse auxiliaire vaut mieux que vous », n'incite pas la personne à revenir.

Toutes les propositions sont résumées dans le tableau 1.

TABLEAU 1. SUGGESTIONS DONNÉES PAR LE PERSONNEL INTERROGÉ POUR FAVORISER L'INTÉGRATION DES AUDITS À L'HÔPITAL

Suggestions	Fréquence N=35
Prendre en compte la charge de travail en salle d'accouchement lors de l'analyse du cas	10
Éviter les humiliations pendant la séance d'audit et promouvoir un respect mutuel	9
Instaurer un cadre de consultation régulier du personnel (réunions d'équipe régulières)	8
Améliorer l'autocritique	7
Mettre en place une équipe de suivi-évaluation pour faire le suivi de la mise en œuvre des recommandations	6
Préserver l'anonymat des personnes impliquées dans la prise en charge du cas	5
Améliorer l'objectivité du chef de service lors des sessions d'audits	2
Étendre les audits aux autres services de l'hôpital de district	2

QUESTIONS SOULEVÉES PAR L'EXPÉRIENCE

Qu'une équipe de soins accepte de se voir une fois par mois pour discuter des problèmes rencontrés dans la prise en charge des patientes d'une maternité, en sachant qu'une partie des problèmes lui seront imputés, est déjà un succès. Cependant, cela ne s'est pas fait sans difficultés.

Anonymat et confidentialité

Si les préalables (adoption d'une charte de l'audit, présentation anonyme des cas) ont été respectés, nous avons été confrontés aux conséquences du manque de respect de l'anonymat qui a été soulevé par d'autres auteurs (Bhatt, 1989 ; Maher, 1996 ; Ronsmans, 2001), et qui est une limite de ce type d'audit « revue de cas ». En effet, même si aucun nom de patiente ou de personnel n'était cité au cours de la présentation du cas, il était assez facile pour l'équipe de reconnaître celui-ci, notamment s'il était assez récent ou s'il s'agissait d'une situation assez singulière. Au cours de la discussion, l'équipe impliquée a parfois été prise à partie pour compléter la présentation clinique ou s'est spontanément identifiée pour corriger certains jugements des autres participants. L'anonymat a été difficile à respecter. Malgré la charte, et bien qu'à chaque séance le modérateur ait rappelé que « l'audit n'est pas un tribunal », le soignant impliqué n'était pas enclin à reconnaître ses erreurs en public (Richard *et al.*, 2005) ; et, pour les responsables, il était difficile de garder un ton neutre lors de négligences avérées ou de fautes graves ayant entraîné des complications physiques et psychologiques importantes chez la femme, voire la mort de l'enfant. Une conséquence possible de la perte d'anonymat est la rupture de la confidentialité concernant les informations discutées durant les séances (Supatriko *et al.*, 2002). Ce type d'accident est survenu au moins une fois sur les 16. Une sage-femme qui s'était reconnue lors d'une présentation d'audit est venue se plaindre auprès des parents d'une patiente. Cette dernière avait en effet confié, lors de son entretien, les mauvais traitements reçus par cette sage-femme. Ceci a eu des répercussions très sérieuses sur la vie sociale de la patiente. Le risque de rupture du secret professionnel rappelle également la nécessaire vigilance concernant la manipulation des propos recueillis au cours des entretiens individuels. Comment garantir et préserver l'anonymat et le secret professionnel dans un milieu fortement marqué par la prégnance des réseaux d'interconnaissance ?

Contexte de ressources limitées

Les équipes hospitalières qui ont déjà mené des audits obstétricaux dans leurs services ont toutes mis en évidence la nécessité d'un minimum de ressources humaines et matérielles avant la mise en place de ceux-ci (Gohou, 2003 ; Pattison & Hall, 2003 ; Fillipi *et al.*, 2004 ; Sahel *et al.*, 2005). L'insuffisance du plateau technique joue sur la qualité, soit directement par le manque de matériel et de médicaments, soit indirectement par son effet sur la motivation du personnel de santé. Une deuxième condition pour garantir la réussite des audits est que le niveau de revenu des agents de santé soit suffisant. Dans un contexte de salaire bas (une sage-femme burkinabè gagne officiellement 130 à 150 euros par mois) et d'inflation, toute activité non rémunérée en dehors des heures de travail constitue à l'évidence un manque à gagner lorsque l'on mène des activités privées rémunératrices pendant les périodes de repos (pratique de soins privée, petit commerce, etc.) (Macq & Van Lerberghe, 2000). L'enquête auprès du personnel de santé révèle que 66 % aimeraient avoir une compensation financière pour leur participation aux audits.

Outils de la qualité versus culture de la qualité

Différentes méthodes peuvent influencer la qualité des soins, et l'audit accompagné de rétro-information semble efficace, à court terme du moins (Siddiqi *et al.*, 2005 ; Rowe *et al.*, 2005). Les approches qui combinent audits, formation et supervision semblent porter davantage leurs fruits, mais il est alors difficile d'évaluer le poids de chaque activité dans l'amélioration de la qualité des soins. Il n'y a pas assez d'études disponibles pour prouver l'efficacité de méthodes comme la formation clinique individuelle in situ (par un pair formé, sur le lieu de travail de l'agent de santé), ou la mise en place d'itinéraires thérapeutiques (*clinical pathway*), mais ces approches semblent prometteuses (Siddiqi *et al.*, 2005 ; Panella *et al.*, 2003). L'approche interactive visant la promotion de la *Reproductive Health Library* de l'OMS au Mexique et en Thaïlande n'a pas été concluante (Gülmezoglu *et al.*, 2007). J. Lomas *et al.* (1991) avaient montré l'importance du leadership dans une équipe pour l'application de nouveaux guides cliniques par rapport aux audits seuls. Le « rôle modèle » a toujours été une part importante dans la formation des professionnels de santé (Richard *et al.*, 2005) : des distributions de guides cliniques, des recommandations décidées en séances d'audit, ne changeront rien si le responsable lui-même ne montre pas l'exemple dans sa pratique clinique.

Plus que la méthode, ce sont la volonté du personnel de santé de changer et le contexte de mise en place de l'audit qui comptent. L'interaction entre la méthode et le contexte détermine les résultats, et non pas la méthode seule. Le cadre (qui est souvent celui des systèmes publics de soin) de « bureaucratie mécaniste » telle que la définit H. Mintzberg (1986), avec ses procédures rigides, des prises de décision et une gestion centralisées des ressources humaines, est un frein à la prise d'initiative des acteurs de terrain, dont la créativité et les propositions de changement sont alors entravées. De ce fait, si des démarches qualité comme les audits sont effectives et tolérées par le système dans le cadre d'un projet, elles ne transforment pas véritablement le système lui-même et ne survivent que rarement à la clôture du projet (Muffler *et al.*, 2007). Il est donc primordial de préparer les professionnels de santé à l'auto-évaluation de leurs pratiques et à l'assurance qualité dès la formation. Cela les engage dans une culture de qualité. Ils peuvent ainsi favoriser le changement en faisant respecter les principes de la déontologie médicale dans un environnement professionnel qui souffre de la même rigidité et de la même bureaucratie que les admi-nistrations publiques (Chamberlain *et al.*, 2003).

CONCLUSION

Ces dernières années, l'audit médical est devenu un outil particulièrement prisé des gestionnaires des services de santé. Des approches pour aider les équipes à l'implanter ont été développées ; cependant, leur mise en place, peu décrite dans la littérature, est délicate. En particulier, les audits de type « revue de cas » soulèvent le problème du manque de respect de la confidentialité, qui peut empêcher le climat de confiance et de liberté de parole au sein de l'équipe, indispensable à l'analyse du cas audité et à la remise en cause de ses propres pratiques et de celles liées au cadre de travail. Dans un contexte de ressources limitées, les conditions préalables (plateau technique, personnels qualifiés, salaires réguliers et suffisants pour couvrir les besoins de base des personnels) ne sont en général pas remplies et entravent l'intégration des audits dans les activités des services. Les revues de cas sont-elles une priorité quand il faut se battre avec le minimum pour prendre en charge une complication (Maher, 1996 ; Gobatto et Lafaye, 2005) ? Celles-ci ne sont qu'une méthode parmi d'autres pour améliorer la qualité des soins et, plus que l'outil, c'est l'adéquation de la méthode avec le contexte qui compte. La démarche d'audit qui incite à la remise en question, à la collégialité, à la documentation des prises de décision, à l'évaluation des résultats, se heurte à la culture organisationnelle bureaucratique du système de santé. Seuls un changement profond de l'organisation du système de soins et la mise en place de réformes renforçant le professionnalisme et la responsabilité des agents de santé face à leurs actes, pourront permettre une appropriation de cette culture de la qualité. Ainsi le mouvement actuel qui pousse à institutionnaliser les audits en obstétrique dans les pays en développement doit être accueilli favorablement, mais en notant bien qu'il présente le risque de retomber dans une logique de commande et de contrôle, aux dépens de la prise d'initiative et de l'innovation, indispensables à la démarche qualité.

BIBLIOGRAPHIE DES SOURCES CITÉES

BHATT R. V., 1989. « Professional responsibility in maternity care : role of medical audit », *International Journal of Gynecology and Obstetrics*, 30, 47-50

BERGER A. 1998, « Why doesn't audit work ? », *British Medical Journal*, 316, 875-876

CHAMBERLAIN J., MCDONAGH R., LALONDE A., ARULKUMARAN S., 2003. « The role of professional associations in reducing maternal mortality worldwide », *International Journal of Gynecology and Obstetrics*, 83, 1, 94-102

CROMBIE I., DAVIES H., ABRAHAM S., FLOREY C. (eds), 1997. *The audit handbook. Improving health care through audit*, New York, John Wiley & Sons.

DUMONT A., GAYE A., DE BERNIS L., CHAILLET N., LANDRY A., DELAGE J., BOUVIER-COLLE M.-H., 2006. *Bulletin of the World Health Organization*, 84, 218-224

FILIPPI V., BRUGHA R., BROWNE E., GOHOU V., BACCI A., DE BROUWERE V., SAHEL A., GOUFODJI S., ALIHONOU E., RONSMANS C., 2004. « Obstetric audit in resource poor settings : lessons from a multi-country project auditing 'near miss' obstetrical emergencies », *Health Policy and Planning*, 19, 1, 57-66

GOBATTO I., LAFAYE F., 2005. « Petits arrangements avec la contrainte. Les professionnels de santé face à la prévention de la transmission mère-enfant du VIH à Abidjan (Côte d'Ivoire) », *Sciences sociales et santé*, 23, 1, 79-108

GOHOU V., 2003. *Les audits cliniques en Côte d'Ivoire : opérationnalisation d'un instrument d'amélioration de la qualité des soins dans les services obstétricaux de référence*, Mémoire de maîtrise en contrôle des maladies, Institut de Médecine Tropicale d'Anvers, Belgique.

GRUÉNAIS M.-É., 2005. « Les formations continues des personnels de santé en Afrique : un marché nécessaire ? ». In : S. MAPPA (ed.), *Le savoir occidental au défi des cultures africaines. Former pour changer ?*, Paris, Karthala, p.325-350

GÜLMEZOGLU A., LANGER A., PIAGGO G., LUMBIGANON P., VILLAR J., GRIMSHAW J., 2007. « Cluster randomised trial on an active, multifaceted educational intervention based on the WHO Reproductive Health Library to improve obstetric practices », *BJOG*, 114, 16-23

HEALY K., 1998. « Success depends on type of audit », *British Medical Journal*, Letter, 316, 1905

JAMTVEDT G., YOUNG M., KRISTOFFERSEN D., THOMSON O'BRIEN M., OXMAN A., 2003. « Audit and feebdack : effects on professional practice and health care outcomes (Cochrane Review) », *The Cochrane Library*, Issue 3, Oxford, United Kindgdom, Update software.

JOHNSTON G., CROMBIE I. K., DAVIES H. T. O., ALDER E. M., MILLARD A., 2000. « Reviewing audit : barriers and facilitating factors for effective clinical audit », *Quality in health care*, 9, 23-36

LOMAS J., ENKIN M., ANDERSON G., HANNAH W., VAYDA E., SINGER J., 1991. « Opinion leaders vs audits and feedback to implement practice guidelines », *JAMA*, 265, 17, 2202-07

MACQ J., VAN LERBERGHE, 2000. « Managing health services in developing countries : moonlighting to serve the public ? ». In : P. FERRINHO, W. VAN LERBERGHE, *Studies in Health Services Organisation & Policy*, 16, 171-180

MAHER D., 1996. « Clinic al audit in a developing country », *Tropical Medicine & International Health*, 1, 4, 409-413

MINISTÈRE DE LA SANTÉ, 2006. *Plan d'action du district sanitaire du secteur 30, Région centre, Direction régionale du centre*, Burkina Faso.

MINTZBERG H., 1986. *Structure et dynamique des organisations*, Paris, Éditions d'Organisation.

MUFFLER N, EL HASSANE TRABELSSI M., DE BROUWERE V., 2007. « Scaling-up clinical audits of obstetric cases in Morocco », *Tropical Medicine and International Health*, 12, 10, 1248-57

ORGANISATION MONDIALE DE LA SANTÉ, 2003. *Prise en charge des complications de la grossesse et de l'accouchement : Guide destiné à la sage-femme et au médecin*, Geneva, Switzerland.

ORGANISATION MONDIALE DE LA SANTÉ, 2004a. *Beyond the numbers : reviewing maternal deaths and complications to make pregnancy safer*, Geneva, Switzerland.

ORGANISATION MONDIALE DE LA SANTÉ, 2004b. « Stopper l'épidémie invisible des décès maternels », Centre des médias, communiqué de presse, http://www.who.int/mediacentre /news/releases/2004/pr65/fr/index.html, site consulté le 31/07/2006.

ORGANISATION MONDIALE DE LA SANTÉ AFRO, 2005. *Rapport de l'atelier régional d'institutionnalisation des audits des décès maternels*, 21-25 février 2005, Ouidah, Bénin.

OKONG P., BYAMUGISHA J., MIREMBE F., BYARUHANGA R., BERGSTRÖM S., 2006. « Audit of severe maternal morbidity in Uganda. Implications for quality of obstetric care », *Acta Obstetricia et Gynecologica Scandinavica*, 85, 797-804

PANELLA M., MARCHISIO S., DI STANISLAO F., 2003. « Reducing clinical variations with clinical pathways : do pathways work ? », *International Journal for Quality in Health Care*, 15, 6, 509-521

PATTINSON R. C., HALL M., 2003. « Near misses : a useful adjunct to maternal death enquiries », *British Medical Bulletin*, 67, 231-243

PATTINSON R. C., SAY L., MAKIN J. D., BASTOS M. H., 2005. « Critical incident audit and feedback to improve perinatal and maternal mortality and morbidity », *Cochrane Database of Systematic Reviews*, 4 : CD002961. DOI: 10.1002/14651858.CD002961.pub2

RICHARD F., FILALI H., DE BROUWERE V., 2005. « Les erreurs en médecine : pourquoi et comment en parler ? », *Revue d'Épidémiologie et de Santé Publique*, 53, 315-335

RICHARD F., OUEDRAOGO C., DE BROUWERE V., 2008. « Quality caesarean delivery in Ouagadougou, Burkina Faso. A comprehensive approach », *International Journal of Gynecology and Obstetrics*, 103, 283-290

RONSMANS C., 2001. « What is the evidence for the role of audits to improve the quality of obstetric care », *Studies in Health Services Organisation & Policy*, 17, 207-227

ROWE A., DE SAVIGNY D., LANATA C. F., VICTORIA C. G., 2005. « How can we achieve and maintain high quality performance of health workers in low-resource settings », *The Lancet*, 366, 1026-35

SAHEL A., LARDI M., DE BROUWERE V., 2005. *Audit Clinique. Guide à l'intention des équipes des services hospitaliers*, Ministère de la Santé, Royaume du Maroc.

SIDDIQI K., NEWELL J., ROBINSON M., 2005. « Getting evidence into practice : what works in developing countries ? », *International Journal for Quality in Health Care*, 17, 5, 447-454

SUPATRIKO G., WIRTH M., ACHADI E., COHEN S., RONSMANS C., 2002. « A district-based audit of the causes and circumstances of maternal deaths in South Kalimantan, Indonesia », *Bulletin of the World Health Organization*, 80, 3, 228-235

SUTTON G. C. *et al.*, 1998. « Clinical audit in nursing homes has proved ineffective », *British Medical Journal*, 316, 1905

UNICEF/OMS/UNFPA, 1997. *Lignes directrices pour la surveillance et la disponibilité et l'utilisation des services obstétricaux*, New York, USA.

WAGAARACHCHI P., GRAHAM W., PENNEY G. MCCAW-BINNS A., YEBOAH K., HALL M., 2001. « Holding up a mirror : changing obstetric practice through criterion-based clinical audit in developing countries », *International Journal of Gynecology and Obstetrics*, 74, 119-130

ZONGO V., 2005. *Intégration de l'audit obstétrical aux activités de la maternité du CMA de l'hôpital de district du secteur 30*, Promotion SESSIO 2003-2005, ENSP, Ouagadougou.

CONCLUSION
QUE RESTE-T-IL QUATRE ANS APRÈS LA FIN DU PROJET AQUASOU ?

Fabienne Richard*, Charlemagne Ouédraogo**, Georges Rouamba***, Bruno Dujardin**** & Vincent De Brouwere*****

INTRODUCTION

Que restait-il quatre ans après l'arrêt du soutien technique et financier d'un projet de développement ? Peu d'ONG et de bailleurs sont capables de le dire, car rares sont ceux qui ont la volonté, le temps et/ou le courage d'évaluer l'apport de leur soutien technique ou financier plusieurs années après la fin du projet. Le projet Aquasou n'a pas échappé à la règle et une évaluation externe a eu lieu juste à la fin du projet alors que toutes les activités étaient en cours et que les indicateurs montraient des améliorations notables en termes d'utilisation des services et de mise en œuvre du partage des coûts. Il s'est arrêté officiellement en mars 2006. Un atelier de restitution officiel a été organisé en février 2006 en présence de nombreux représentants du niveau régional et du niveau central, et tout le monde s'est félicité des résultats et a promis de poursuivre le travail.

Après trois ans de mise en œuvre, le financement a été arrêté ainsi que l'assistance technique permanente. Cependant, le partenaire de santé publique, l'Institut de médecine tropicale, a continué à effectuer des visites annuelles à l'équipe du district de Bogodogo pour la soutenir moralement et pour suivre

* Sage-femme, MSc, PhD, Département de santé publique, Institut de médecine tropicale d'Anvers, Belgique.

** Professeur de gynécologie obstétrique, Ministère de la santé, Ouagadougou, Burkina Faso.

*** Doctorant en anthropologie, Université de Bordeaux, Faculté d'anthropologie sociale-ethnologie, Bordeaux, France.

**** Médecin, professeur de santé publique à l'Université libre de Bruxelles, Belgique.

***** Médecin, professeur de santé publique à l'Institut de médecine tropicale d'Anvers, Belgique.

l'évolution des activités mises en place. En effet, il nous semblait dommageable de tout arrêter du jour au lendemain après tous les efforts entrepris, d'autant plus que certaines activités comme le système de partage des coûts n'avaient qu'un an d'activité au moment de l'arrêt du projet, puisque la phase de négociation avec les différents acteurs avait pris 18 mois. Cet accompagnement consistait en des communications emails ou téléphoniques tout au long de l'année pour échanger sur les données d'activité et l'évolution du système de partage des coûts. Une visite annuelle de dix jours était également organisée avec rencontre de l'équipe cadre du district, des équipes de la maternité et du bloc opératoire de l'hôpital de district, de l'équipe régionale et de la direction de la santé.

Ce suivi a permis de récolter des données sur plusieurs années, de suivre leur évolution dans le temps et d'évaluer la pérennité du projet.

LES DÉFIS MÉTHODOLOGIQUES D'ÉVALUATION DE LA PÉRENNITÉ

Il n'existe pas dans la littérature de définitions largement reconnues des concepts de « pérennité » et « pérennisation ». Les significations peuvent varier selon l'objet de la pérennisation : une structure, un projet, un comportement du personnel de santé, etc.

La pérennité peut se définir comme étant la qualité d'un dispositif, d'un service, d'une structure qui s'inscrit dans la durée. On parlera d'un dispositif, d'un système pérenne (Lefèvre, 2005). La pérennité est synonyme de viabilité, de durabilité et de capacité à générer des effets à long terme.

La pérennisation se définit comme le « processus » dynamique par lequel l'action entreprise ou soutenue est durablement maintenue dans ses effets au bénéfice de la population desservie, après le retrait de l'opérateur qui a initié le projet. La pérennisation peut être spontanée, naturelle ou planifiée et organisée (Lefèvre, 2005).

L'évaluation de la pérennité n'est pas une tâche aisée et rencontre des difficultés méthodologiques à cause de l'absence d'un cadre d'analyse simple, pratique et conceptuellement valide, pour porter un jugement global sur la pérennité des programmes de santé publique (Ridde *et al.*, 2006). P. Lefèvre pense que l'évaluation de la pérennité en soi est impossible pour plusieurs raisons (Lefèvre, 2005) :

- l'évaluation de la pérennité des effets et impacts se heurte aux difficultés classiques de l'impact (nécessité de devis expérimentaux ou quasi-expérimentaux rigoureux qui permettent d'attribuer les effets au programme) ;
- l'absence d'indicateurs standardisés quantitatifs permettant une mesure de la pérennité.

Pour surmonter l'obstacle, il propose d'évaluer le processus de pérennisation en ayant recours aux indicateurs qualitatifs portant sur les effets et/ou sur des indicateurs quantitatifs ou qualitatifs, sur les résultats obtenus ou sur le processus de pérennisation. L'auteur définit alors cinq dimensions à prendre en compte dans le processus d'évaluation de la pérennisation (Lefèvre, 2005) :

- la fonctionnalité du dispositif mis en place ;
- la viabilité financière de la ou des structures appuyées ;
- la viabilité institutionnelle ;
- l'intégration de l'innovation à un système hôte ;
- l'amélioration et le maintien de la qualité des soins et de leur accessibilité.

Pour M. A. Scheirer, on peut mesurer la pérennité sous plusieurs angles en se posant les questions suivantes (Scheirer, 2005) :

- Existe-t-il toujours un bénéfice pour la population ? On comparera alors les effets d'aujourd'hui avec les effets du projet quelques années auparavant quand le financement et l'assistance technique étaient toujours là.
- Les activités commencées dans le cadre du projet sont-elles toujours en place ? On mesurera le degré de routinisation et d'institutionnalisation de ces activités.
- L'organisation dispose-t-elle des capacités suffisantes (humaines, matérielles, management) pour continuer le projet tel qu'il a été conçu ?

La capacité des bénéficiaires à contribuer à la pérennité d'un projet, par leur implication dans la prise de décision, a aussi été soulignée par certains auteurs qui pensent qu'on devrait considérer trois indicateurs de mesure de la pérennité : la maintenance des bénéfices sanitaires à travers la continuation du programme initial ; le maintien du programme d'activités à travers une organisation hôte ; et le maintien de la capacité d'autopromotion de la communauté bénéficiaire (Toledo Romani *et al.*, 2007). P. Pluye *et al.* ont développé des outils méthodologiques pour l'évaluation de la pérennité des programmes de santé (Pluye *et al.*, 2004a ; Pluye *et al.*, 2004b). Ils s'appuient sur la théorie des routines organisationnelles et de la standardisation. Ils ont mis en évidence quatre caractéristiques de la pérennité : la mémoire, l'adaptation, les valeurs et les règles (voir encadré 1).

Notre objectif dans ce chapitre est d'évaluer le degré de pérennité du projet Aquasou en reprenant les différents éléments définis par M. A. Scheirer (2005) :

- Les activités commencées avec le projet sont-elles toujours en place ?
- L'organisation dispose-t-elle des capacités suffisantes (humaines, matérielles, management) pour continuer le projet tel qu'il a été conçu ?
- Existe-t-il toujours un bénéfice pour la population ?

Le contexte pouvant influencer l'évolution des activités, nous présenterons également l'évolution du contexte à différents niveaux : national, régional, du district et du service maternité.

ENCADRÉ 1. LES CARACTÉRISTIQUES DE LA PÉRENNITÉ

La mémoire
La mémoire réfère à des interprétations partagées d'expériences passées qui influencent les activités présentes. La mémoire nécessite des ressources stables et comprend trois principaux éléments : des réseaux sociaux, des ressources sur papier et des ressources électroniques. Les réseaux sociaux sont particulièrement vulnérables au turnover des principaux acteurs. La connaissance organisationnelle est stockée dans ce réseau social qui peut être mobilisé pour une prise de décision. Ainsi on peut dans une structure, après quelques coups de fil, retrouver les personnes qui ont l'expérience et qui pourront répondre au problème posé.

L'adaptation
La notion d'adaptation réfère à une modification ou un ajustement visant à obtenir la cohérence et l'harmonie. Les activités routinisées sont adaptées au contexte ou à l'environnement des programmes/projets et des organisations. Le processus de l'adaptation relève analytiquement à la fois de deux dimensions : (1) la dimension cognitive du *problem-solving*, c'est-à-dire de l'ensemble des problèmes techniques – ou cognitifs pratiques – qu'affrontent les membres de l'organisation ; (2) la dimension sociale, ou du lien social existant derrière le lien organisationnel. Cette dernière dimension apporte un éclairage sur les motivations, le jeu des intérêts et des volontés individuelles, et toutes les causes d'une éventuelle divergence entre les actions des différents membres.

Les valeurs
Les activités routinisées sont le reflet de valeurs et codes partagés par le groupe. Les valeurs et croyances collectives se manifestent par des artefacts culturels comme des codes, des symboles, des rituels ou des jargons. La formulation des objectifs repose également sur des valeurs et croyances collectives. Ces valeurs définissent ce qui est bon, beau ou vrai.

Les règles
Les activités routinisées se conforment à des règles qui régissent la prise de décision et l'action. Dans chaque organisation, il y a des règles qui permettent de dire « ici, c'est comme cela que ça se fait ». Ces règles peuvent passer via un superviseur des activités, via les descriptions de postes, des procédures écrites.

(Sources : Pluye et al., 2004a, 2004b ; Ridde et al., 2006)

Nos visites annuelles en 2008, 2009 et 2010 ont permis d'observer les activités toujours en place ou non et les raisons pour lesquelles elles n'ont pas été poursuivies. Chaque visite a été l'occasion de récolter les données d'activité de la maternité et du bloc opératoire, de discuter avec les personnes clés (gestionnaires, prestataires, représentants des comités de gestion des centres de santé), de participer aux activités telles que staff matinal, réunions de services, audit, ou encore d'observer les soins prodigués en maternité et au bloc. Ces observations et analyses ont été chaque année notifiées dans les rapports de mission. L'étude des rapports de mission[1] depuis la fin du projet en 2006 a permis de dresser l'évolution du contexte de travail, de l'offre de soins, des activités initiées dans le cadre du projet Aquasou, et de suivre les tendances des différents indicateurs d'utilisation, de qualité des soins ou de mortalité maternelle et périnatale.

Les bases de données suivantes ont été utilisées pour suivre les tendances :

- fichier excel activités de la maternité et du bloc opératoire ;
- ficher excel références-évacuations ;
- fichier excel suivi des indicateurs de qualité ;
- base de données EpiInfo besoins obstétricaux non couverts.

La base de données EpiInfo a été transférée sur le logiciel SPSS pour l'analyse des besoins obstétricaux non couverts.

ÉVOLUTION DU CONTEXTE DE 2006 À 2009

Au niveau national

Depuis le 1er octobre 2006, l'État burkinabè s'est engagé, dans le cadre du plan d'accélération de la lutte contre la mortalité maternelle, à subventionner à hauteur de 80 % les coûts directs des accouchements et les Soins obstétricaux et néonatals d'urgence (SONU) (Ministère de la santé du Burkina Faso, 2006). La contribution de l'aide se fait sous forme de subventions et non pas de kits. Les districts sont remboursés sur la base des actes fournis. Avec la subvention, les accouchements sont facturés 900 FCFA à la patiente, les accouchements dystociques 3 600 FCFA et les césariennes 11 000 FCFA. C'est un tarif national appliqué dans les structures publiques et les structures privées non lucratives. Les districts ont été invités à continuer l'effort fait par l'État pour diminuer encore la part des patientes, en intégrant d'autres initiatives à la subvention (mutuelles, système de partage des coûts, etc.).

Au niveau de la région sanitaire du Centre

Lors du deuxième trimestre 2007, un redécoupage sanitaire de la région du Centre a eu lieu : le district sanitaire du secteur 30 a été rebaptisé district sanitaire de Bogodogo. Il perd le département de Komsilga, qui a été rattaché au district sanitaire de Boulmiougou (anciennement district sanitaire de Pissy). Ce redécoupage est entré en vigueur en janvier 2008.

1. Rapports de mission de janvier 2008, janvier 2009, décembre 2009 et juillet 2010.

Au niveau du district sanitaire

Deux médecins chefs de districts se sont succédé depuis le début du projet Aquasou. Le dernier en date a pris ses fonctions en février 2007. Deux gestionnaires au niveau du district se sont aussi succédé, ce qui ne favorise pas la mémoire institutionnelle. Des locaux pour l'équipe cadre ont été construits à l'extérieur de l'enceinte de l'hôpital de district, les services administratifs de l'hôpital et du district sont désormais bien séparés.

Les différentes organisations internationales ou coopérations qui soutenaient le district se sont toutes retirées entre 2006 et 2007 (avec la fin de projets non renouvelés). Certains partenaires comme la Coopération italienne avaient introduit de nombreux personnels contractuels (plus de 30) et avaient instauré des primes de vacations. Ceci a constitué un problème majeur au départ de la Coopération italienne, car le district n'avait pas les moyens financiers de soutenir tout ce personnel non payé par l'État, et nul ne voulait prendre la responsabilité, lourde au niveau social, de licencier ce personnel. Le district a connu un gros déficit financier à cause de cette main d'œuvre contractuelle.

L'appui financier de la Coopération française dans le cadre du projet Aquasou s'est arrêté en mars 2006. Les partenaires du projet Aquasou ont décidé de prolonger leur action en introduisant un projet Europaid « Passage » (Projet d'approche solidaire en santé génésique). Ce dernier, financé par l'Union européenne visait principalement les jeunes, mais certaines activités liées au système de partage des coûts ont permis de continuer à soutenir quelques activités du projet Aquasou (réunions du comité de suivi, études sur les besoins obstétricaux non couverts, mobilisation sociale).

Au niveau de la maternité de l'hôpital de district

Si les médecins chefs et les gestionnaires se sont succédé au niveau du district, le médecin chef de la maternité est, lui, toujours en place depuis 2003, ce qui est un record dans le contexte burkinabè de rotation importante du personnel. En 2008, cinq gynécologues étaient affectés au CMA mais tous ne prenaient pas la garde (maladie, grossesse). Un médecin anesthésiste, le premier dans le district, a également été affecté en août 2008 au bloc opératoire du CMA. Actuellement, six gynécologues sont affectés au district de Bogodogo, une des gynécologues travaille à la maternité confessionnelle St-Camille et les cinq autres au CMA. Depuis septembre 2009, sur décision du Ministère de la santé, il n'y a plus de gynécologues externes qui viennent prendre la garde, donc c'est l'équipe de gynécologues titulaires qui se partage le service de garde.

L'année 2009 a été particulièrement dure pour l'équipe de la maternité. Le premier évènement qui l'a profondément affectée est la maladie et le décès en juin 2009 de la sage-femme maîtresse, qui travaillait au CMA depuis l'ouverture de la maternité en 2002. Elle était l'un des piliers de la maternité. Elle avait un œil sur tout et n'hésitait pas à aider les équipes de garde en difficulté avec des accouchements dystociques. Sa période de maladie et son décès expliquent que certaines activités comme les audits ne se sont pas tenus selon le planning prévu en 2009. Le deuxième évènement, d'un tout autre ordre, est la catastrophe naturelle qui s'est abattue sur le Burkina : les inondations du 1er septembre 2009 ont fait beaucoup de dégâts au niveau du CHU Yalgado. Des services entiers ont été transférés au CMA du secteur 30, ce qui a désorganisé les activités. Des tentes de Médecins sans frontières et de l'UNICEF ont été installées dans la cour autour de la maternité. Notons que chaque fois que la maternité Yalgado ferme ses portes ou ne peut plus opérer, tous les cas sont évacués directement vers le CMA du secteur 30 alors que sa structure et ses ressources humaines ne sont pas comparables.

LES ACTIVITÉS COMMENCÉES DANS LE CADRE DU PROJET SONT-ELLES TOUJOURS EN PLACE EN 2009 ?

Toutes les activités mises en place dans le cadre du projet Aquasou n'avaient pas pour but de subsister à la fin du projet. Certaines, comme les activités anthropologiques, visaient à comprendre les relations usagers-prestataires, à recueillir les perceptions des soins par les femmes, ainsi que les logiques et les attitudes des soignants, dans le but de mettre en place des activités dans le cadre du projet, pour lever les barrières culturelles ou organisationnelles à l'accès aux soins. Cette approche socio-anthropologique très riche est rarement pérenne car elle nécessite la participation de chercheurs socio-anthropologues, des déplacements aux domiciles des femmes ; elle demande du temps et des ressources financières que les districts ne peuvent que rarement s'offrir en routine. Ces activités ont donc été arrêtées à la fin du projet.

Les deux activités qui avaient été mises en place dans le but de perdurer après le projet étaient l'amélioration de la qualité des soins via les audits obstétricaux (Richard *et al.*, 2009), et le système de partage des coûts (Richard *et al.*, 2007). Nous allons analyser en détail l'évolution de ces deux actions phares du projet Aquasou.

Les audits et l'amélioration de la qualité dans le service de maternité

Les audits ont été instaurés en février 2004 dans le cadre du projet Aquasou. À l'époque du projet, plusieurs équipes extérieures sont venues assister et se former à la technique au secteur 30. Le chef de service ainsi qu'une des sages-femmes animatrices des audits ont été invités à l'atelier de Ouidah au Bénin, organisé par l'Organisation mondiale de la santé, sur l'institutionnalisation des audits suite à la sortie du guide *Au-delà des nombres* (OMS, 2004). Cette période a été très gratifiante pour l'équipe car leur excellence était reconnue à l'extérieur du district. À la fin du projet en 2006, la réalisation des séances d'audits a été introduite dans le plan d'action du district afin d'assurer leur pérennité. Cette activité a pu être financée par l'UNICEF en 2007 et 2008 à raison d'une séance par mois. L'entretien avec la femme a été abandonné (plus difficile à organiser), et seule la discussion sur le dossier clinique a été maintenue. Les sages-femmes sont chargées de préparer les cas à tour de rôle et d'afficher les recommandations en salle d'accouchement. Il faut cependant noter le découragement du personnel au cours des dernières années par rapport aux audits car, selon les sages-femmes, les recommandations n'ont pas été suivies. L'audit semble avoir été routinisé mais a perdu sa capacité à induire du changement dans les pratiques. L'équipe du CMA du secteur 30 a présenté la technique des audits à l'une des rencontres de la santé de la reproduction, à la Direction régionale de la santé du Centre, en 2009, alors que l'activité était elle-même quasi arrêtée dans le district. Il existe ainsi un paradoxe entre le discours (l'équipe du CMA qui apprend aux autres à conduire un audit) et la réalité (l'activité au ralenti dans son propre district). Il faut sans doute trouver une autre approche pour stimuler l'équipe, après cinq ans de mise en œuvre des audits et une certaine usure de l'équipe par rapport à ceux-ci. Ainsi, une excellente initiative de renforcement de la qualité a été lancée en 2009 par la responsable aux activités cliniques de l'Équipe cadre de district (ECD). C'est une ancienne responsable des soins infirmiers et obstétricaux du CHR d'une ville du sud-est du Burkina Faso (Tenkodogo), qui a beaucoup travaillé dans le domaine de l'assurance qualité. Elle a organisé des formations au CMA : 35 chefs de services et Surveillantes d'unité de soins (SUS) ont été formés à l'assurance qualité. Elle a invité chaque service à faire une analyse de ses problèmes et à présenter un plan d'action.

Le système de partage des coûts

Les systèmes de partage des coûts ont été introduits au Burkina d'abord dans les districts de l'Est avec le soutien de l'UNICEF au début des années 2000. La Direction de la santé de la famille (DSF) du Ministère de la santé a ensuite appuyé cette politique ; et un guide a été rédigé en 2004 pour expliquer aux districts qui auraient souhaité mettre en place un système de partage des coûts, l'approche et les modes de calculs (Ministère de la santé du Burkina Faso & UNICEF, 2004). C'est dans ce contexte national que le partage des coûts du district du secteur 30 a vu le jour (planifié dans le document de projet d'Aquasou en 2002 et négocié avec les acteurs à partir de 2003). La différence relevée était que, pour la première fois, ce concept allait être appliqué en milieu urbain, et avec de nouveaux acteurs tels que le maire de Ouagadougou. Jusque-là les initiatives de partage des coûts s'appuyaient principalement sur les Comités de gestion des centres de santé (COGES). Au niveau du district du secteur 30, le contexte était très favorable puisque celui-ci était soutenu par de nombreux bailleurs : la Coopération italienne (bloc opératoire, ambulance), la Coopération française (Aquasou), Médecins du monde (formation sur la prévention de la transmission mère-enfant du VIH), UNICEF, etc. Le système de partage des coûts a été mis en place avec l'appui technique de l'Institut de médecine tropicale d'Anvers (IMT), partenaire du projet Aquasou. Il a consisté en la création d'un fonds commun pour la prise en charge des urgences obstétricales alimenté par le district, la mairie de Ouagadougou, les communes rurales, les COGES, les structures confessionnelles, les patientes et leurs familles (Richard *et al.*, 2007).

Au district du secteur 30, il existait donc déjà un système local pour diminuer les coûts directs des familles pour les soins obstétricaux d'urgence depuis janvier 2005, quand la subvention nationale pour les accouchements et les Soins obstétricaux et néonatals d'urgence (SONU) a été mise en place au niveau national, à partir d'octobre 2006.

Fin 2006, quand la subvention nationale a été effective, le comité de suivi s'est réuni pour savoir comment intégrer le partage des coûts à la subvention. Plusieurs solutions existaient : soit arrêter le système de partage des coûts et s'aligner sur les tarifs nationaux, soit garder le système de répartition des frais pour diminuer encore plus la part des ménages. C'est ce qui a été fait et les femmes du district payent 5 000 FCFA pour une césarienne. Le reste est couvert par le système de partage des coûts et la subvention nationale. Au démarrage de celle-ci, il y a eu beaucoup de cafouillages, car l'État n'avait pas réussi à financer le volet communication, si bien que ni les patientes, ni les prestataires, n'ont été vraiment informés de la marche à suivre (Ridde *et al.*, 2011). En janvier 2008, les personnes directement concernées par ce financement (agent de recouvrement, gestionnaire...) n'avaient toujours pas eu en main les directives nationales, et certains cas de figure restaient flous (en particulier pour les accouchements dystociques). La compréhension du système par les cadres est devenue un peu meilleure en 2011, mais au niveau des prestataires il existe toujours des différences de pratiques. Plusieurs familles payent en réalité plus que le forfait, quand une perfusion d'ocytocine au cours de l'accouchement est nécessaire. Certaines sages-femmes continuent à faire des prescriptions. Les femmes payent 900 FCFA à la sortie (forfait pour un accouchement normal), mais elles ont payé entre temps la plupart des consommables qui ne se trouvaient pas dans le kit d'accouchement standard pour un enfantement eutocique.

Le système de partage des coûts a su s'adapter à l'arrivée de la subvention SONU. Les acteurs auraient pu décider d'arrêter le système avec la nouvelle politique, mais tous (comité de gestion, collectivités locales, représentants du district) ont souhaité continuer pour soulager les familles. Au-delà de la diminution des frais directs, les détenteurs d'enjeux ont également souligné l'importance d'avoir un cadre de concertation avec tous les acteurs pour discuter de la mortalité maternelle. C'est une occasion unique d'échanges entre les collectivités locales, les professionnels et la société civile pour la santé des femmes. Si les différents acteurs se sont montrés intéressés par la poursuite de répartition des dépenses, les gestionnaires du CMA et du district le sont moins. Même si le système de partage des coûts était une politique nationale, soutenue par la Direction de la santé de la famille (DSF), le fait qu'il ait été mis en place dans le cadre d'un projet avec « des Blancs » a donné une image exogène de ce système. Encore aujourd'hui, même si ce dernier est intégré dans le plan national d'action du district, il semble qu'il soit considéré comme une source de travail supplémentaire. Ainsi en 2007 et 2008, les gestionnaires du district ont « oublié » d'aller chercher le chèque de la contribution du maire de Ouagadougou, et c'est le directeur régional de la santé du Centre qui, en 2009, a dû faire un plaidoyer auprès de la mairie de Ouagadougou pour récupérer le budget.

Deux organes de gestion de distribution des frais avaient été créés en 2005 pour suivre la mise en place de celui-ci :

- le comité restreint composé de membres du personnel de la maternité, du bloc et du dépôt pharmaceutique, de l'assistant social, de l'agent de recouvrement et des représentants des COGES, se réunissant tous les 15 jours au départ pour régler les problèmes. Ces rencontres ont continué un peu après la fin du projet, mais elles sont aujourd'hui complètement arrêtées, les problèmes se réglant directement entre l'agent de recouvrement et le chef de service ;
- le comité de pilotage composé de tous les acteurs (COGES, structures confessionnelles, collectivités locales, équipe de district, membre du CMA).

La première année, ce dernier s'est réuni tous les trois mois puis il a été décidé d'espacer les rencontres à deux par an. Celles-ci sont les seules qui permettent de rassembler tous les acteurs pour parler de la santé des femmes.

Suivi Évaluation

Avec l'aide du projet Aquasou, une cellule de recherche a été créée (avec ordinateur et aménagement d'un container en bureau). Le container abrite également l'agent de recouvrement du système de partage des coûts, qui s'occupe aussi des fiches de la subvention nationale depuis qu'elle a été mise en place. Sont rangés dans le container, tous les registres d'accouchement depuis l'ouverture de la maternité, les dossiers des décès maternels ainsi que les dossiers des césariennes. Ce bureau est bien connu du responsable du système d'information sanitaire du district, de la Direction de la santé de la famille, des étudiants d'études supérieures en soins infirmiers et obstétricaux, comme lieu d'archivage des données. Il était prévu au départ qu'une attachée de santé, formée par l'assistante technique de l'IMT, prenne la relève, mais celle-ci est partie quelques semaines avant la fin du projet et elle n'a donc pas pu assurer la transition. Une autre attachée de santé a été affectée par la Direction régionale, mais elle n'était pas intéressée et est partie très vite, elle aussi. La décision a donc été prise d'instaurer une rotation parmi les sages-femmes pour s'occuper des données. Ceci n'a pas bien fonctionné, et maintenant c'est une sage-femme seule, qui ne travaille plus en salle d'accouchement, qui est responsable de la saisie des données de l'activité de la maternité. Tous les fichiers mis en place lors du projet Aquasou continuent à être alimentés et ont permis d'avoir les données qui vont suivre.

En conclusion, on peut donc noter que le système de partage des coûts et la cellule de recherche ont su résister au temps et au changement de contexte. Les audits ont été maintenus mais pas forcément avec la même rigueur de suivi des recommandations, ce qui à la longue décourage l'équipe. Cependant d'autres approches d'assurance qualité ont été introduites au CMA pour pallier l'essoufflement de l'équipe vis-à-vis de la conduite des audits.

LES MOYENS POUR CONTINUER LE PROJET

Équipement et environnement

Le CMA fait face à un vieillissement des locaux et à une usure très rapide du matériel de par l'activité élevée (800 interventions obstétricales majeures par an).

Un financement de plusieurs milliards de FCFA aurait été débloqué par l'État burkinabé pour transformer le CMA en hôpital mais le futur statut de ce nouveau CMA n'a pas encore été clairement défini.

La dernière mission de 2010 a permis de constater de gros problèmes d'équipement et de maintenance du matériel (voir encadré 2).

ENCADRÉ 2. PROBLÈMES D'ÉQUIPEMENT AU NIVEAU DU BLOC OPÉRATOIRE DU CMA DE BOGODOGO (JUILLET 2010)

Problèmes signalés par le major du bloc opératoire et confirmés par la visite de terrain de juillet 2010 :

- panne de séchoir en 2008 (réparé en juillet 2010 soit deux ans plus tard) ;
- panne de laveuse (une seule marche ce qui oblige à mélanger champs souillés de sang et casaques propres des chirurgiens) ;
- panne d'un autoclave dans le Service de soins maternels et infantiles depuis 2008 ;
- pas de produit pour stériliser les bistouris électriques à froid ;
- boites de césariennes usées et incomplètes, sur les six seulement trois sont encore utilisables et le matériel est très usé ;
- pas de tuyau d'aspiration (pour aspirer le liquide amniotique lors de la césarienne).

(Source : Fabienne Richard, rapport de mission de juillet 2010)

Actuellement, toute la stérilisation des petites boites de chirurgie et d'accouchement se fait avec un Poupinel sans témoin (scotch qui se colore quand la stérilisation est faite). L'autoclave qui reste ne marche qu'à moitié : la vidange ne se fait pas automatiquement et il faut toujours intervenir manuellement pour que l'eau s'écoule. Là encore il n'y a pas de témoin pour l'autoclave.

Le responsable du bloc opératoire a fait plusieurs demandes de matériel à la direction du CMA et on lui a répondu que ce ne sont pas des interventions à gains rapides (IGR)[2], et que ce n'est donc pas prioritaire (Ministère de la santé du Burkina Faso, 2009 ; Richard *et al.*, 2011).

Les appuis du projet Aquasou et de la Coopération italienne avaient tous les deux un volet « matériel et équipement » pour la salle d'accouchement et le bloc opératoire. Les stocks de matériel (boites de césariennes neuves, équipement d'anesthésie) sont épuisés, et l'hôpital fait maintenant face à un gros problème de renouvellement du matériel depuis qu'il ne doit compter que sur le budget de l'État, et sur la capacité de gestion de l'équipe cadre de district. Il existe en effet deux causes à ces dysfonctionnements : la ligne budgétaire « équipement médical » du district qui n'est pas suffisante pour couvrir tous les besoins en matériel de ce dernier, et un problème de gestion de l'hôpital et du district (gestion des stocks, commande, maintenance du matériel).

Ressources humaines

Effectifs

Un décret ministériel paru en juin 2008 a interdit que les accoucheuses auxiliaires travaillent dans les CMA, le roulement en salle d'accouchement ne se fait donc plus qu'avec des sages-femmes. Les accoucheuses auxiliaires ont été affectées dans les maternités des centres de santé périphériques. Les sages-femmes tournent selon un nouveau système instauré à leur demande fin 2007 pour concilier leur vie familiale avec leur travail : 8h-12h, 12h-18h, 18h-8h.

La maternité du CMA avec ses 24 lits, ses 25 445 accouchements, et plus de 800 interventions obstétricales majeures en 2008, est un service qui travaille beaucoup. Le système de partage des coûts puis la subvention nationale des accouchements et des SONU, rendent de plus en plus difficiles les stratégies de compensation du personnel par des primes qui permettaient d'accroître les revenus en sus du salaire versé par l'État. Les patientes sont bénéficiaires de ce système de réduction des coûts mais le personnel se sent lésé : plus de travail,

2. Dans le cadre du plan d'accélération de la lutte contre la mortalité maternelle et des efforts pour atteindre les OMD, le Burkina a défini une liste d'interventions à gains rapides, activités qui doivent être réalisées en priorité dans les districts sanitaires.

moins de revenus. Beaucoup de sages-femmes ont demandé leur mutation pour d'autres services où il y a moins de contrôle. Actuellement 21 sages-femmes travaillent au CMA. Quatorze prennent la garde, et seulement deux font partie des « anciennes » (sept ans et neuf ans d'ancienneté dans le service) et ont bénéficié des formations en SONU, réalisées en partenariat avec Médecins du monde et Aquasou. Parmi les 12 autres, une seule a trois ans d'ancienneté dans le service et les 11 autres ont moins de six mois d'ancienneté au CMA du secteur 30. Il y a eu une rotation importante du personnel et toutes les nouvelles sages-femmes n'ont pas été bien informées des systèmes tels que le partage des coûts et la subvention nationale, les protocoles en place, etc.

Financement du personnel

Certains personnels sont payés par l'État, d'autres sont contractuels et rémunérés par le CMA ou par le district.

Avant l'intervention de la Coopération italienne, il y avait au CMA quelques « bénévoles » qui bénéficiaient d'une indemnité financière modique sur fonds propres (cela ne correspondait pas à un salaire). En 2004, avec l'appui de la Coopération italienne, une soixantaine de contractuels salariés (dont une cinquantaine au bénéfice du CMA) ont été recrutés (gardien, brancardier, chauffeurs). Après le mois de mars 2006, avec la réorientation du soutien de la Coopération italienne (arrêt du financement des salaires contractuels), le CMA a dû se défaire d'une bonne partie de son personnel contractuel. En janvier 2009, 28 contractuels étaient encore à la charge du CMA. Cela représentait une somme de 19 240 332 FCFA par an.

Pour assurer la permanence 24h/24, le CMA fait appel à des opérateurs externes qui sont payés 15 000 FCFA la garde (à la maison). Selon le calendrier des gardes, les gynécologues du CMA en prennent deux ou trois par mois, de nuit, contre quatre ou cinq pour les opérateurs externes. Cela revient à environ 3 millions de FCFA par an au CMA. Les gestionnaires du district aimeraient que les vacations s'arrêtent pour économiser de l'argent, mais les gynécologues du CMA demandent, eux, à être payés la même somme que leurs collègues et estiment qu'il n'est pas stimulant de prendre la garde sans être payés en plus, c'est pourquoi ils n'en prennent plus. Certains agents du bloc se sont également plaints de la différence de salaire entre le personnel du CMA et le personnel hospitalier. Ainsi un attaché de santé gagnerait 25 000 à 30 000 FCFA de plus dans un hôpital régional ou national et bénéficierait d'indemnités de garde alors que le CMA a une activité plus importante que les hôpitaux régionaux.

Management

Gestion du personnel au niveau de la maternité

La sage-femme maitresse est responsable d'organiser le roulement des sages-femmes, de gérer les vacances et les absences, de veiller à ce que le personnel soit présent à son poste. En cas d'absence injustifiée de la garde ou d'un problème dans la prise en charge, elle est convoquée chez le médecin chef de service.

En discutant avec le personnel, on ressent une certaine fatigue générale face à la charge de travail, au matériel en panne, aux salaires bas. Les partenaires ont quitté le district, il y a donc moins d'occasions de formation, moins d'occasions d'indemnités. Certains se plaignent de ne pas avoir leur mot à dire, que les responsables ont toujours raison. Il est important pour le moral et la cohésion de l'équipe d'organiser des évènements, des occasions pour se retrouver, comme les anniversaires qui étaient fêtés systématiquement auparavant. Des réunions d'équipe régulières, où des décisions sont prises en commun, peuvent également éviter que les responsables décrètent, sans concertation avec le personnel de première ligne. Une plus grande proximité du chef de service (passages réguliers en salle d'accouchement, en post-opéré) est également importante pour la reconnaissance du travail des sages-femmes et des infirmières qui se sentent parfois abandonnées. Le médecin chef de la maternité a maintenant installé son bureau dans l'ancien bureau de dépistage de Médecins du monde, qui est isolé dans la cour à l'arrière de la maternité. Si cela lui donne plus de place pour travailler, il y perd cependant en proximité avec la salle d'accouchement et le reste de la maternité.

Gestion du système de partage des coûts

Différents gestionnaires se sont succédé au CMA et au district depuis 2006, il y a donc eu un déficit d'information et de suivi du budget entre la fin de l'assistance technique de l'IMT d'Anvers et la reprise du suivi financier du système par le CMA et le district.

Il semble exister une contradiction entre la volonté des acteurs, annoncée lors des réunions du comité de suivi, de continuer le partage des coûts, et le suivi quasi inexistant de l'Équipe cadre du district (ECD) entre chaque rencontre du comité. L'ECD aurait dû réellement nommer un responsable du suivi de la répartition des frais, et de la contribution des acteurs. Il semble que la distribution des dépenses ne soit pas vue par les gestionnaires comme une activité intégrée, mais comme un vestige d'un projet qui a pris fin et qu'ils considèrent comme un travail supplémentaire.

En ce qui concerne le compte de résultat du système de partage des coûts, la manière de calculer les dépenses et les recettes donne un déficit cumulé depuis l'année 2005 de 20 millions de FCFA. Cependant il faut noter que, chaque année, la ligne des dépenses en « consommables spécifiques » (oxygène, anesthésiques) du compte de résultat ne représente pas les coûts réels, mais est une estimation (soit en 2009 en multipliant 15 000 FCFA par 735 césariennes). Ceci n'est pas correct car tous les autres postes sont basés sur les dépenses réelles et non sur des estimations faites en début d'année et susceptibles de changer. De même, du côté de la contribution de l'ECD, l'achat de l'oxygène et des anesthésiques via les crédits délégués, constitue une contribution annuelle au partage des coûts, mais il semble que l'achat de l'oxygène ne soit pas compté dans les apports de l'ECD. Seules les acquisitions de médicaments sont comptabilisées. Le déficit est donc surestimé. Une partie de celui-ci est également due au manque de suivi des administrateurs de l'ECD pour obtenir les fonds de la mairie qui ont été votés annuellement, mais qui n'ont pas pu être débloqués en faveur du district pendant deux années consécutives.

EXISTE-T-IL TOUJOURS UN BÉNÉFICE POUR LA POPULATION ?

Les activités de la maternité du CMA du secteur 30

La maternité du CMA du secteur 30 a ouvert ses portes en 2002 en ne réalisant d'abord que des accouchements par voie basse, dits « normaux », car le bloc opératoire n'était pas fonctionnel à cette époque. Le bloc opératoire a été ouvert le 1er août 2003 (42 césariennes en 2003) avec un fonctionnement partiel : du lundi au vendredi de 8h à 17h. Ce n'est qu'à partir du 1er octobre 2004, que le système de garde 24h/24 a pu être institué. L'année 2005 représente donc la première année complète de SONU 24h/24.

Le nombre d'accouchements enregistrés à la maternité du CMA était en augmentation constante (+ 82,3 % en quatre ans soit 1 584 accouchements supplémentaires) jusqu'en 2005. Devant cette augmentation de l'activité qui n'était plus gérable au niveau des ressources humaines (neuf sages-femmes en salle d'accouchement) et des locaux (pièce unique avec trois tables d'accouchement), il a été décidé en 2006 de ne plus faire de consultations prénatales (CPN) de premier niveau au CMA, et de favoriser les accouchements normaux dans les centres de santé du district, afin de conserver les cas référés pour le CMA. Ceci a bien fonctionné et le nombre d'accouchements au CMA en 2006 a diminué. En 2009, les césariennes représentaient 28,8 % des accouchements au CMA contre 14,5 % en 2005.

La couverture des services

Couverture d'accouchements assistés

La couverture des accouchements assistés dans le district du secteur 30, qui était de 66,2 % en 2003, n'a cessé d'augmenter. En 2007, elle était de 86,5 % ; en 2009, de 81,9 %. Suite au redécoupage sanitaire de la région sanitaire du Centre, et à la prise en compte des données du recensement de 2006, les dénominateurs du district ont changé en 2009 (ce qui explique cette baisse de la couverture).

Couverture des besoins maternels en interventions majeures

Par rapport à la population du district du secteur 30, les taux d'interventions obstétricales majeures (pour 100 naissances attendues) ont augmenté rapidement les trois premières années, pour revenir à un niveau moyen par la suite de 2,8 %. Entre 2003 et 2008, le taux d'interventions obstétricales majeures a été multiplié par trois en milieu rural (de 0,34 % à 1,01 %) et 1,5 en milieu urbain (2,69 % à 4,02 %). Le ratio taux urbain/rural était de huit en 2003 (2,69/0,34), et il est passé à quatre en 2008 (4,02/1,01). Si l'écart entre milieu urbain et milieu rural n'a pas été complètement réduit, il a quand même diminué de moitié.

Le taux d'interventions obstétricales majeures pour indications maternelles absolues est, lui, passé de 0,19 à 0,49 % en milieu rural et de 1,03 à 1,67 % en milieu urbain, soit un ratio taux urbain/rural qui est passé de 5,4 à 3,4.

Ce faible taux en milieu rural a été l'objet de nombreuses discussions au sein du comité de suivi du partage des coûts et plusieurs explications ont été avancées, dont :

- La surestimation de la population en milieu rural (selon les préfets des trois départements qui composent le district du secteur 30). Les données de population sont en effet des projections du recensement de 1996, or il y a eu beaucoup de mouvements de population depuis ; les flux migratoires « rural-urbain » sont difficilement quantifiables et ont une variabilité saisonnière.
- Le déplacement des femmes au cours de la grossesse pour se rapprocher de l'hôpital en fin de grossesse, ou la coutume chez les Mossi qui prescrit à la jeune fille enceinte non mariée d'aller chez sa belle-famille ; ces femmes se sont déclarées résidentes de l'arrondissement urbain de Bogodogo et non de leur département rural d'origine.
- La peur de la césarienne chez les femmes de milieu rural qui préfèrent éviter d'aller au CMA par crainte d'être opérées.

LA PLACE DU CMA DU SECTEUR 30 AU SEIN DE LA PYRAMIDE SANITAIRE

Avant 2005, la majorité des cas compliqués étaient référés directement vers le centre hospitalier universitaire. Depuis 2005 le CMA du secteur 30 remplit son rôle d'hôpital de référence, comme en témoigne l'augmentation des évacuations des centres de santé vers le CMA et non plus vers le CHU. Environ 5 % de toutes les admissions sont évacuées vers le CHU, le CMA ne disposant pas d'unité de soins intensifs. Le bloc opératoire n'a pas été opérationnel à 100 % en 2008. L'autoclave a connu trois pannes successives : problèmes pour trouver les pièces défectueuses et les techniciens compétents, pour réparer l'autoclave, sur-utilisation de celui-ci qui tourne quatre fois au lieu de deux par jour (pas toujours pour le CMA, d'ailleurs, le bloc stérilise également du matériel pour des cliniques extérieures moyennant paiement), problème de formation du personnel qui utilise l'autoclave. Le climatiseur d'une des salles est également tombé en panne, et les médecins ne voulaient plus opérer sans climatisation, donc une seule salle sur deux était fonctionnelle. Toutes ces défaillances techniques ont entrainé une augmentation des évacuations vers le CHU, surtout au cours du dernier trimestre 2008. L'étude des causes d'évacuation en 2008 a aussi révélé des défaillances de l'équipe de garde : médecin qui ne répond pas au téléphone alors qu'il est de garde, ambulancier qui ne trouve pas l'adresse du médecin de garde pour aller le chercher la nuit, médecin refusant de se déplacer à cause de la fatigue. Ceci met en lumière la nécessité d'avoir une garde résidentielle au CMA du secteur 30. On a aussi retrouvé en 2008, des cas de référence pour « manque de moyens financiers » ou « solitude » (c'est-à-dire pas d'accompagnant pour payer les soins), ce qui démontre une méconnaissance ou une incompréhension du système de subvention nationale qui permet de prendre intégralement en charge les femmes indigentes.

Depuis 2006, le CMA réalise la majorité des interventions obstétricales majeures pour les femmes du district : 80 % en 2006 (idem en 2007 et 2008) contre au 8 % en 2003.

EFFETS SUR LA QUALITÉ DES SOINS DE L'OPÉRATION CÉSARIENNE

Effets sur la rationalisation de l'acte césarienne et des soins opératoires

La mise en place du système de partage des coûts a eu un effet sur la rationalisation des soins. Tous les gynécologues intervenant au CMA ont dû se mettre d'accord sur le contenu d'un kit opératoire avec essentiellement des produits génériques délivrés par la centrale d'achat de l'État. La technique opératoire de la césarienne a été homogénéisée (technique de Misgav Ladach ; Holmgren *et al.*, 1999) au sein des opérateurs ainsi que les protocoles de soins postopératoires (ablation de la sonde urinaire à J1, lever et alimentation précoces, sortie à J4 en l'absence de complications). La mise en place de fiches individuelles de prescription a permis de suivre, au plus près, les coûts réels de la prise en charge d'une césarienne. Ces acquis avaient été préservés en 2009.

Effet sur la mortalité per ou post-césarienne

De 2003 à 2009, 3 638 césariennes ont été réalisées au CMA du secteur 30. Il y a eu au total 26 décès au cours des sept ans en per ou postopératoire. L'hémorragie reste la cause principale de décès per ou post-césarienne (68 %). Sur les 26 décès, une césarienne était programmée (accident anesthésique) et les autres étaient toutes des césariennes en urgence. La létalité moyenne de 0,71 %, même si encore trop élevée, reste relativement basse comparée aux résultats retrouvés dans les hôpitaux africains, et ceci malgré la diminution des évacuations vers le CHU et l'augmentation rapide du nombre de césariennes.

Effet sur la mortalité périnatale précoce

La mortalité périnatale précoce (mort-nés frais et décès néonatals < 24h) per ou post-césarienne des femmes opérées au CMA est passée de 3,6 % en 2004 à 1,8 % en 2008, tous types de césariennes confondus, et de 4,6 % à 2,1 % pour les césariennes en urgence.

La mortalité périnatale précoce a diminué significativement ($p < 0,05$), montrant qu'on sauve plus de nouveau-nés.

Mortalité maternelle intra-hospitalière

La mortalité maternelle intra-hospitalière (pour toutes les femmes admises au CMA quel que soit leur district d'origine) a augmenté jusqu'en 2007, pour redescendre ensuite. La hausse de départ peut s'expliquer par le fait que le CMA est devenu un véritable hôpital de district, et a attiré de plus en plus d'urgences obstétricales et de plus en plus de références des centres de santé. La baisse de 2008 pourrait s'expliquer par le transfert des cas les plus graves vers le CHU (en particulier les éclampsies), mais 2009 n'a pas été une année avec plus d'évacuations vers le CHU, et la mortalité maternelle intra-hospitalière reste inférieure à 1 %.

Si on observe les causes de décès depuis que le bloc opératoire a été ouvert au CMA (en 2003), on remarquera qu'il n'y a presque plus de décès pour travail bloqué, ce qui témoigne du meilleur accès à la césarienne. Les femmes sont décédées de pathologies nécessitant une prise en charge médicale et non chirurgicale : anémie décompensée à six ou sept mois de grossesse (admission avec taux d'hémoglobine à 1,8-2 g et décès rapide avant la transfusion), suites d'avortement provoqué… Cependant sans les données sur la mortalité extra-hospitalière il est difficile de porter des conclusions définitives.

CONCLUSION

Que restait-il quatre ans après la fin du projet Aquasou ?

Un hôpital de district qui continue à jouer son rôle d'hôpital de référence pour les femmes du district, et à sauver des vies grâce à l'accès facilité à la césarienne. Les césariennes au CMA du secteur 30 sont facturées 5 000 FCFA, soit 6 000 FCFA de moins que le tarif national. Le système de partage des coûts qui a démarré en 2005 a survécu à l'introduction de la subvention nationale pour les accouchements et les SONU. Avec 5 000 FCFA par femme et un taux de recouvrement à 97 % par les usagers en 2009, il est possible de dire que les barrières financières ont beaucoup été réduites pour les femmes du district. Pourtant l'équipe de gestionnaires du district n'a pas montré un grand engagement dans le suivi du système qui, pour eux, est resté le vestige d'un projet, un travail supplémentaire pour lequel ils n'avaient rien à gagner. Malgré ces difficultés, les différents acteurs (collectivités locales, COGES…) ont décidé chaque année de maintenir le système, pour conserver cet espace de dialogue et d'information représenté par le comité de suivi, permettant d'échanger avec l'équipe de la maternité et d'agir ensemble contre la mortalité maternelle.

Les audits instaurés dans le cadre du projet Aquasou étaient toujours en place, même s'il y eut des années creuses, mais l'approche qualité ne se limite pas à un seul outil et d'autres initiatives ont été implantées au CMA de Bogodogo, comme par exemple les projets de service.

En ce qui concerne les capacités du CMA et du district à mener les activités, on a pu noter une augmentation en nombre et en compétence (médecin anesthésiste) des ressources humaines au CMA depuis la fin du projet, et un maintien des ressources financières. Le point faible demeurait le volet équipement tant au niveau de l'approvisionnement que de la maintenance, facteur de démotivation pour les équipes.

Cependant, les chiffres ont montré une diminution de la mortalité périnatale précoce pour les accouchements par césarienne, témoignant de la qualité des soins de l'acte de césarienne malgré les conditions difficiles. Si la mortalité maternelle par dystocie est devenue rare, l'hémorragie du post-partum et l'anémie sévère pendant la grossesse tuaient encore trop de femmes. La césarienne n'apparaissait donc pas la solution pour ces femmes, il fallait alors être attentifs à ne pas focaliser tous les efforts et toutes les ressources sur une seule intervention. Bien que la nouvelle politique de subvention nationale pour les accouchements et SONU ait intégré la prise en charge des complications obstétricales, il persistait un énorme travail de prévention pour améliorer l'état de santé général des femmes au début d'une grossesse (malnutrition, anémie, co-infections) et éviter la mortalité indirecte.

Le CMA de Bogodogo est la troisième structure du pays, après les CHU de Ouagadougou et Bobo-Dioulasso, en termes d'activité chirurgicale obstétricale. Mais il ne bénéficie pas de tous les services d'un hôpital universitaire, tels que la banque de sang ou le service de soins intensifs, ni d'un budget conséquent pour renouveler son matériel et son équipement. Des efforts auraient dû être faits pour redynamiser le personnel, épuisé par la charge de travail et le peu de reconnaissance dont il bénéficiait. Des projets d'équipe, une proximité des responsables avec le personnel de première ligne, auraient pu redonner envie au personnel d'assurer son travail avec professionnalisme.

BIBLIOGRAPHIE DES SOURCES CITÉES

HOLMGREN G., SJOHOLM L., STARK M., 1999. « The Misgav Ladach method for cesarean section : method description », *Acta Obstetricia et Gynecologica Scandinavica*, 78, 7, 615-621

LEFÈVRE P., 2005. *Capitalisation des méthodologies d'appui aux systèmes et structures de santé en vue de leur pérennité*, Fonds pour la promotion des Études préalables, des Études transversales et des Évaluations (F3E), Paris.

MINISTÈRE DE LA SANTÉ DU BURKINA FASO, 2006. *Stratégie nationale de subvention des accouchements et des soins obstétricaux et néonatals d'urgence au Burkina Faso*, Ouagadougou.

MINISTÈRE DE LA SANTÉ DU BURKINA FASO, 2009. *Guide national de mise en oeuvre intégrée des interventions à gain rapide*, Ouagadougou.

MINISTÈRE DE LA SANTÉ DU BURKINA FASO, UNICEF, 2004. *Cadre conceptuel pour la mise en place d'un système de référence et d'évacuation avec partage de coûts dans les districts sanitaires*, Ouagadougou.

ORGANISATION MONDIALE DE LA SANTÉ, 2004. *Au-delà des nombres : Examiner les morts maternelles et les complications pour réduire les risques liés à la grossesse*, Genève, Organisation mondiale de la santé.

PLUYE P., POTVIN L., DENIS J. L., 2004a. « Making public health programs last : conceptualizing sustainability », *Evaluation and Program Planning*, 27, 2, 121-133

PLUYE P., POTVIN L., DENIS J. L., PELLETIER J., 2004b. « Program sustainability : focus on organizational routines », *Health Promotion International*, 19, 4, 489-500

RICHARD F., HERCOT D., OUEDRAOGO C., DELVAUX T., SAMAKE S., VAN OLMEN J., CONOMBO G., HAMMONDS R., VANDEMOORTELE J., 2011. « Sub-Saharan Africa and the health MDGs : the need to move beyond the "quick impact" model », *Reproductive Health Matters*, 19, 38, 42-55

RICHARD F., OUEDRAOGO C., ZONGO V., OUATTARA F., ZONGO S., GRUÉNAIS M.-É., DE BROUWERE V., 2009. « The difficulty of questioning clinical practice : experience of facility-based case reviews in Ouagadougou, Burkina Faso », *BJOG*, 116, 1, 38-44

RICHARD F., OUEDRAOGO C., COMPAORE J., DUBOURG D., DE BROUWERE V., 2007. « Reducing financial barriers to emergency obstetric care : experience of cost-sharing mechanism in a district hospital in Burkina Faso », *Tropical Medicine & International Health*, 12, 8, 972-981

RIDDE V., PLUYE P., QUEUILLE L., 2006. « Assessing program sustainability in public health organizations : a tool-kit application in Haiti », *Revue d'Epidémiologie et de Santé Publique*, 54, 5, 421-431

RIDDE V., RICHARD F., BICABA A., QUEUILLE L., CONOMBO G., 2011. « The national subsidy for deliveries and emergency obstetric care in Burkina Faso », *Health Policy and Planning*, Supplement 2, 26, ii30-ii40

SCHEIRER M. A., 2005. « Is sustainability possible ? A review and commentary on empirical studiesof program sustainability », *American Journal of Evaluation*, 26, 3, 320-347

TOLEDO ROMANI M. E., VANLERBERGHE V., PEREZ D., LEFEVRE P., CEBALLOS E., BANDERA D., BALY G.A., VAN DER STUYFT P., 2007. « Achieving sustainability of community-based dengue control in Santiago de Cuba », *Social Science & Medicine*, 64, 4, 976-988

POSTFACE
LA DÉMARCHE ANTHROPOLOGIQUE VUE PAR LA SANTÉ PUBLIQUE

Vincent De Brouwere* & Fabienne Richard**

Investiguer, comprendre et améliorer l'accès aux soins obstétricaux d'urgence nécessitait une approche de recherche multidisciplinaire. Dans le projet Aquasou, cette multidisciplinarité comprenait, pour sa partie recherche, essentiellement la clinique, la santé publique et l'anthropologie.

Le rôle de l'anthropologue est multiple et l'anthropologie de la santé s'est largement développée à la fois sur le plan théorique et sur le plan empirique (Desclaux & Levy, 2003), au cours des trente dernières années. Aujourd'hui, au-delà de l'inventaire des nombreux courants tels l'ethnomédecine, l'anthropologie politique de la santé, l'anthropologie médicale appliquée et autre ethnopharmacologie (Desclaux & Levy, 2003), on peut distinguer trois rôles différents, selon le point de vue d'un chercheur en santé publique.

> *Un premier rôle, traditionnel, est de se centrer sur la santé comme objet et l'analyse de réalités singulières dans un univers théorique plus général, [l'anthropologue] peut apporter la distance permettant de révéler, parmi les faits observés, des cohérences ou des contradictions qui demeurent celées à quiconque demeure trop étroitement collé au problème qu'il cherche à résoudre – d'autant plus si ce dernier lui est soumis par une autre discipline ou par certains des acteurs sociaux.*
>
> *(Raynaut, 2001 :16)*

Ces anthropologues de la santé vont étudier tout autant les pratiques d'acteurs de la santé que les modes de construction du sens et du discours.

---

* Médecin, professeur de santé publique à l'Institut de médecine tropicale d'Anvers, Belgique.

** Sage-femme, MSc, PhD, Département de santé publique, Institut de médecine tropicale d'Anvers, Belgique.

Le deuxième rôle des anthropologues de ce secteur est de collaborer au développement des systèmes de santé ou à la recherche dans le domaine. Ils contribuent, par leur description des symboliques des maladies ou de l'offre de soins, par leur analyse des pratiques des communautés cibles ou des professionnels, à améliorer l'offre de soins ou son évaluation. Au mieux, cette socio-anthropologie de la santé décrit et analyse le contexte social, relationnel, institutionnel de la santé et envisage « des échanges fructueux avec la santé publique » (Olivier de Sardan, 2006a). C'est ce type de travaux qu'on trouve le plus souvent dans la littérature. Ces travaux peuvent être un outil pour les professionnels du secteur public en apportant des connaissances nécessaires pour prendre une (meilleure) décision.

Enfin, le troisième rôle de l'anthropologie est de s'engager, de participer à la recherche et au développement, à tout le moins en atténuant le « chaînon manquant » entre recherche et actions transformatrices (Hahn & Inborn, 2008 ; Olivier de Sardan, 2006b).

Du point de vue de la santé publique, l'anthropologue est perçu de manière ambivalente. Il est aujourd'hui incontournable par l'acuité de son regard sur l'environnement socioculturel dans lequel le professionnel de santé publique essaie de développer ses interventions. Il est aussi parfois embarrassant – désenchanteur dirait T. Berche (1998) – lorsqu'il est perçu comme un critique, certes pertinent, mais qui n'a pas d'alternative à proposer, laissant le professionnel de santé publique assumer alors seul les solutions qu'il juge les moins mauvaises.

L'objectif de ce chapitre est de montrer combien une approche intégrée en anthropologie et santé publique a été utile dans le projet Aquasou pour comprendre la situation, et comment des anthropologues ont contribué par leur pratique à tenter de l'améliorer.

L'ANTHROPOLOGIE AU SERVICE DE LA SANTÉ PUBLIQUE

Ce rôle de l'anthropologie se voit de plus en plus souvent, et il est devenu rare de trouver un projet de recherche ou de développement en santé publique qui ne comporte pas un volet ou un programme de travail labélisé « anthropologique ». Les médecins s'attendent à ce que l'anthropologue recueille les représentations de la population quant aux maladies connues dans la com-munauté ou les savoirs des guérisseurs, traduise les entités nosologiques, ou recueille la perception de la communauté quant à la solution qu'ils se proposent d'implanter (Berche, 1998). Déjà, au début des années 1980, avant d'implanter un projet de soins de santé primaires, il était courant de demander une étude de base, comprenant habituellement quelques observations et entretiens, et l'application d'un questionnaire à un grand échantillon de population afin de recueillir les caractéristiques démographiques, le statut sanitaire et socioéconomique, en plus des indicateurs que le projet suivra pour montrer son succès (Buzzard, 1984).

P. Hancart-Petitet (2005), par exemple, dans un rapport sur la mortalité maternelle au Zanskar (une région voisine du Ladakh, en Inde), explique le point de vue des bénéficiaires des interventions destinées à améliorer l'accès aux soins obstétricaux modernes. En se référant à leur représentation de la vie et de l'accouchement, elle clarifie le permis et l'interdit de manière à ce que les responsables prennent une meilleure décision en matière d'intervention. Sa position n'est pas neutre et elle questionne les solutions proposées : quel est le sens de former quelqu'un à l'accouchement correct quand le problème est de réduire les délais de transfert alors qu'il n'y a pas de moyen de transport ? Et si la femme arrive et qu'il n'y a pas de sang à l'hôpital, est-ce bien utile de l'y envoyer ?

L'anthropologie dite politique ou stratégique de la santé (Hours, 1999 ; Fassin, 1996) contribue à analyser les enjeux de pouvoir autour de la santé, des interventions et de la maladie, et ce faisant aide le responsable et le chercheur en santé publique à améliorer leur compréhension des conséquences de décisions (Berche, 1998).

La collaboration entre cliniciens, santé publique et anthropologues est essentielle si on veut éviter des erreurs grossières d'interprétation, tant de la part des cliniciens ou des experts de santé publique, qui peuvent ignorer complètement la signification symbolique des maladies, des lieux de soins ou d'autres déterminants de la motivation des patients à recourir aux soins, que de la part des anthropologues qui peuvent mésinterpréter la signification de symptômes ou de médications.

Un autre danger pour l'anthropologue est de voir le monde essentiellement à partir de ses observations et des entretiens avec son public cible. L'interprétation des politiques de santé ou du rationnel de la technique de soins peut être tout simplement erronée par ignorance. Par exemple, l'observation de la piètre qualité de la relation prestataire-usager au cours d'une consultation prénatale amène l'anthropologie à recommander une consultation centrée sur la patiente. Il y a vingt ans, cela aurait pu être novateur, aujourd'hui cela ne l'est plus car cette consultation prénatale centrée sur la patiente est la stratégie recommandée par l'OMS et la plupart des pays. Une connaissance spécialisée du domaine aurait évité cette redécouverte de la roue : le problème, en effet, ne réside pas tant dans le concept de soins centrés sur le patient que dans son implantation.

On pourrait tout aussi bien se demander si l'anthropologue peut indéfiniment mener son volet d'étude en dissociant sa recherche de l'action. Pourquoi, en effet, ne peut-il pas contribuer à l'avancée des connaissances en devenant acteur de la recherche ? Ce rôle est cependant encore très peu fréquent, comme le soulignait T. Berche (1998).

> *Rares sont les recherches socio-anthropologiques menées en lien durable avec une problématique d'action ; du côté des anthropologues, il y a une forte réticence à rentrer dans l'application, sans doute en raison des conséquences possibles de manipulation des groupes sociaux.*
>
> *(Berche, 1998 : 34)*

On peut imaginer plusieurs formes d'implication de l'anthropologue dans l'action. Une première approche, relativement timide, considère que le fait d'écouter activement les personnes interviewées influence la perception de l'un et de l'autre vis-à-vis du problème exploré.

> *Loin d'un simple rapport d'interviewer à interviewé, la méthodologie anthropologique implique l'Autre autant que soi, le patient autant que le professionnel de santé, décrypte l'enjeu de la relation, éclaire les dialectiques de chacun, explore les différents contextes.*
>
> *(Wandsheer, 2009 : 1)*

G. Dubruc va un peu plus loin :

> *La contribution des sciences sociales à une démarche de promotion de la santé réside bien souvent dans l'utilisation d'un outil majeur pour l'anthropologue : les entretiens qualitatifs, qui permettent, avec l'observation, d'élaborer des diagnostics qualitatifs. Mais au-delà, il s'agit d'un exercice d'analyse, qui permet au chercheur, à travers un autre angle d'approche, d'appréhender un système dans son ensemble.*
>
> *(Dubruc, 2009 : 2-3)*

Dans le projet Aquasou, les anthropologues ont joué plusieurs rôles : un rôle traditionnel de déconstruction des discours et pratiques sans lien avec le développement des interventions d'amélioration de l'accès aux soins (cinquième et sixième chapitre), un rôle d'appui à l'intervention (septième et dixième chapitre) et un rôle d'acteur dans la recherche-action (neuvième chapitre). Une de ces attributions a été en effet de tester des hypothèses dans le cadre d'une recherche action. Le problème fondamental relevait de l'attitude des personnels de santé. Les entretiens avec les femmes et les observations, montraient qu'il y avait un réel problème d'attitude vis-à-vis des parturientes. La réflexion commune (cliniciens, santé publique, anthropologues) sur les interventions à mettre en place pour améliorer les attitudes a conduit à suggérer deux types d'intervention dans lesquels l'anthropologue allait jouer un rôle central.

La première intervention, qui visait à changer l'attitude des personnels de santé vis-à-vis des patientes et de leurs familles, a consisté à organiser et gérer des rencontres entre usagers et prestataires. L'hypothèse *dynamique* était qu'en facilitant un dialogue usagers-prestataires en dehors de l'hôpital et en dehors de conflits liés à un incident critique, il serait possible de redonner aux personnels de santé des repères de respect vis-à-vis de la communauté. Cette intervention fait l'objet d'un chapitre particulier de cet ouvrage (Ouattara *et al.*, 2009).

La deuxième a consisté à organiser la conduite d'entretiens auprès de femmes récemment césarisées par le personnel de la maternité. L'hypothèse *dynamique* était cette fois que, en faisant écouter le parcours des femmes aux sages-femmes, celles-ci prendraient conscience de leur souffrance, accrue par l'accueil qu'elles recevaient du personnel de la maternité, ce qui permettrait aux sages-femmes de modifier leur attitude vers plus d'empathie. Ces interviews ont eu lieu au domicile des patientes, un lieu où la relation entre sages-femmes et parturientes était plus équilibré : les premières se retrouvant sans la protection de l'hôpital et les secondes non seulement chez elles mais dans une position où elles n'étaient plus sous la dépendance de soins vitaux à recevoir.

Les entretiens aux domiciles des femmes césarisées au CMA du secteur 30 ont débuté en septembre 2003 et se sont poursuivis jusqu'en septembre 2004. En outre, initiés au départ avec les soignants de la maternité, le personnel du bloc opératoire a par la suite également pris part aux interviews à domicile. Trente-cinq visites ont ainsi été effectuées. Après la sortie, un rapport de visite était rédigé par le soignant. Les justificatifs qui prévalaient à ces sorties consistaient à inciter les personnels de santé d'une part à une réflexion critique sur leurs pratiques professionnelles, notamment avec les patientes, et d'autre part à permettre l'accès des prestataires aux discours des usagers ainsi qu'à leur cadre de vie. Les équipes étaient composées d'au moins un anthropologue et d'un soignant. L'association de l'agent de santé à l'équipe de sortie était d'abord basée sur le volontariat, la règle du jeu étant que le personnel effectuant la visite ne fut pas membre de l'équipe qui avait reçu la femme lors de son admission à la maternité du CMA. Sous la supervision d'une des sages-femmes de l'équipe, ces sorties devaient donner lieu à des rapports succincts. La quasi-totalité des personnels de la maternité ont effectué au moins une visite, et presque toutes les visites ont donné lieu à la rédaction effective d'un rapport. La réunion de restitution, trop dense, n'a pas permis de procéder à une évaluation précise de cette initiative par les personnels de santé. Cependant, les quelques avis recueillis ont semblé démontrer l'intérêt que certains prestataires ont porté à cette démarche, qui a notamment fait prendre conscience que les messages entre les personnels de santé et les femmes passaient mal. Il faut aussi noter que les soignants ont été souvent confrontés à la surprise et à la crainte des usagers face aux visites à domicile.

Du point de vue des chercheurs en santé publique, l'apport des anthropologues dans le projet Aquasou a été amplifié par leur engagement dans la mise en place de solutions. Cette prise de position dans la recherche action ne semble pas avoir altéré leur contribution *objective* à l'analyse de la situation et a permis, par contre, de tester des hypothèses contribuant au développement de la qualité de l'offre des soins de santé.

BIBLIOGRAPHIE DES SOURCES CITÉES

BERCHE T., 1998. *Anthropologie et santé publique en pays dogon*, Paris, Karthala.

BUZZARD S., 1984. « Appropriate research for primary health care: an anthropologist's view », *Social Science & Medicine*, 19, 273-277

DESCLAUX A., LEVY J. J., 2003. « Cultures et médicaments. Ancien objet ou nouveau courant en anthropologie médicale ? », *Anthropologie et Sociétés*, 27, 5-21

DULUC G., 2009. « Sciences sociales et promotion de la santé – les diagnostics qualitatifs », *Mestiza*, 6, 2-3, Lettre semestrielle d'information d'Epi-Ethno Santé, Institut de Recherche-Action pour la santé des populations défavorisées, Lyon.

FASSIN D., 1996. *L'espace politique de la santé*, Paris, PUF.

HAHN R. A., INBORN M., 2008. *Anthropology and Public Health. Bridging Differences in Culture and Society*, London, Oxford University Press (Second Edition).

HANCART-PETITET P. 2005. « Mortalité maternelle au Ladakh : De la santé publique à l'anthropologie. Panser le monde, penser les médecines ». In : PORDIÉ L. (ed.), *Traditions médicales et développement sanitaire*, Paris, Karthala, 123-143

HOURS B., 1999. « Vingt ans de développement de l'anthropologie médicale en France », *Socio-anthropologie*, http://socio-anthropologie.revues.org/index50.html, mis en ligne le 15 janvier 2003, consulté le 30 juin 2010

OLIVIER DE SARDAN J.-P., 2006a. « Décentralisation et développement local », *Bulletin de l'APAD*, 17, http://apad.revues.org/document506.html, consulté le 10 mai 2010

OLIVIER DE SARDAN J.-P., 2006b. « Anthropologie de la santé ». In : Mesure S., Savidan P. (eds), *Le dictionnaire des sciences humaines*, Paris, PUF, 1039-1041

OUATTARA F., BATIONO B. F., GRUÉNAIS M.-É., 2009. « Pas de mère sans un "mari". La nécessité du mariage dans les structures de soins à Ouagadougou (Burkina Faso) », *Autrepart*, 52, 79-92

RAYNAUT C., 2001. « L'anthropologie de la santé, carrefour de questionnements : l'humain et le naturel, l'individuel et le social », *Santé et maladies : questions contemporaines*, 3, 1-18, http://alor.univ-montp3.fr/cerce/r3/c.r.htm.

WANDSHEER M., 2009. « L'anthropologie de la santé aide-t-elle à guérir ? », *Mestiza*, 6, Lettre semestrielle d'information d'Epi-Ethno Santé, Lyon, Institut de Recherche-Action pour la santé des populations défavorisées, 1

LISTE DES SIGLES ET ACRONYMES

AQUASOU	Programme d'amélioration de la qualité et de l'accessibilité aux soins obstétricaux d'urgence dans les pays en développement
ASC	Agent de santé communautaire
ASV	Agent de santé villageois
AV	Accoucheuse villageoise
CHR	Centre hospitalier régional
CHU	Centre hospitalier universitaire
CMA	Centre médical avec antenne chirurgicale
COGES	Comité de gestion
CPN	Consultation prénatale
CSPS	Centre de santé et de promotion sociale
DSF	Direction de la santé de la famille
E&P	Équilibres et populations
ECD	Équipe cadre de district
ICP	Infirmier chef de poste
IMA	Indications maternelles absolues
IMT	Institut de médecine tropicale - Anvers
IOM	Interventions obstétricales majeures
IRD	Institut de recherche pour le développement
MAE	Ministère [français] des affaires étrangères
MCD	Médecin chef de district
MOMA	[étude sur la] Mortalité maternelle
OMS	Organisation mondiale de la santé
PDC	Partage des coûts
PS	Poste de santé
SAGO	Société africaine de gynécologie obstétrique
SCAC	Service de coopération et d'action culturelle
SMI	Santé maternelle et infantile
SONU	Soins obstétricaux et néonatals d'urgence
SSP	Soins de santé primaires

LISTE DES AUTEURS

Fernand BATIONO : Anthropologue, enseignant au département de sociologie de l'Université de Ouagadougou, Burkina Faso.

Vincent DE BROUWERE : Médecin, professeur de santé publique à l'Institut de médecine tropicale d'Anvers, Belgique.

Bruno DUJARDIN : Médecin, professeur de santé publique à l'Université libre de Bruxelles, Belgique.

Marc-Éric GRUÉNAIS : Anthropologue, professeur à l'Université de Bordeaux, Faculté d'anthropologie sociale-ethnologie, Bordeaux, France.

Bérénice OUATTARA : Agent de communication à la représentation de l'IRD, Ouagadougou, Burkina Faso.

Fatoumata OUATTARA : Anthropologue, chargée de recherche, Aix-Marseille Université, IRD, LPED, Marseille, France.

Charlemagne OUÉDRAOGO : Professeur de gynécologie obstétrique, Ministère de la santé, Ouagadougou, Burkina Faso.

Ramatou OUÉDRAOGO : Doctorante en anthropologie, Université de Bordeaux, Faculté d'anthropologie sociale-ethnologie, Bordeaux, France.

Dominique POBEL : Intervenante en mobilisation sociale, Équilibres & Populations, Paris, France.

Fabienne RICHARD : Sage-femme, MSc, PhD, Département de santé publique, Institut de médecine tropicale d'Anvers, Belgique.

Georges ROUAMBA : Doctorant en anthropologie, Université de Bordeaux, Faculté d'anthropologie sociale-ethnologie, Bordeaux, France.

Hélène SAM TIENDRÉBÉOGO : Sage-femme, École nationale de santé publique, Ouagadougou, Burkina Faso.

Caroline YAMÉOGO : Sociologue, Association Songui Manégré/aide au développement endogène (ASMADE), Ouagadougou, Burkina Faso.

Sylvie ZONGO : Anthropologue, Institut des sciences des sociétés (INSS), Centre national de la recherche scientifique et technologique (CNRST), Ouagadougou, Burkina Faso.

Virginie ZONGO : Sage-femme, Ouagadougou, Burkina Faso.

TABLE DES MATIÈRES

Santé et Médecine aux éditions L'Harmattan

Dernières parutions

MALADIES AUTO-IMMUNES
Quand notre système de défense nous trahit
Tron François
Le système immunitaire nous protège contre les virus, les bactéries et les parasites. Il peut parfois tourner ses armes contre l'organisme qu'il est censé défendre et y induire des lésions. Les maladies qui en résultent sont dites auto-immunes. Elles sont fréquentes et ensemble constituent la troisième cause de morbidité derrière les maladies cardiovasculaires et cancéreuses. Ce livre parcourt aussi les voies que la recherche emprunte pour corriger les désordres cellulaires et moléculaires observés au cours de chaque maladie auto-immune.
(Coll. Acteurs de la Science, 22.50 euros, 212 p.)
ISBN : 978-2-343-07769-7, ISBN EBOOK : 978-2-336-39806-8

LE DROIT DE LA GÉNÉTIQUE
À la recherche d'une branche du droit
Bricker Guillaume - Préface de Gérald Teboul
En matière de génie génétique, les questions éthiques et polémiques se multiplient à mesure que la technique évolue et embrasse de nombreux sujets : reproduction, OGM, tests génétiques, clonage... Le droit est-il suffisamment en avance pour y répondre ? Cet ouvrage permet de mieux connaître les règles et en assure la promotion, tout en mettant en garde contre les glissements éthiques. Il offre un panorama complet du cadre juridique applicable à la génétique. L'ensemble des textes permet de mieux comprendre les enjeux et quelquefois les limites de la législation.
(Coll. Le Droit aujourd'hui, 65.00 euros, 852 p.)
ISBN : 978-2-343-06705-6, ISBN EBOOK : 978-2-336-39860-0

BIOÉTHIQUE ET TRANSDISCIPLINARITÉ
Brelet Claudine, Patrick Curmi, Fatima Zhora Elkebir, Salwa Hamrouni, Mourad Merdaci - Préface de Christian Byk
Réflexion transdisciplinaire sur les rapports entre les sciences de l'homme et son environnement, cet ouvrage défend une bioéthique ouverte à la société civile. Il reflète les défis moraux auxquels sont maintenant confrontées les biotechnologies, depuis les OGM jusqu'à la PMA. Les chercheurs rappellent que la révolution biotechnologique peut et doit contribuer à améliorer la qualité de la vie, présente et future. La bioéthique questionne finalement la nature même de l'être humain et offre la perspective d'un nouvel avenir.
(Coll. Cultures et Médecines, 17.00 euros, 154 p.)
ISBN : 978-2-343-07225-8, ISBN EBOOK : 978-2-336-39901-0

TRANSGRESSIONS DES FRONTIÈRES DU CORPS
La chirurgie esthétique
Mitz Vladimir
Les frontières de la chirurgie esthétique délimitent, avec difficulté, une spécialité chirurgicale qui est expansive. Cette chirurgie transgressive dérange les concepts philosophiques du «accepte-toi

tel que tu es», elle bénéficie d'innovations tumultueuses telles les homogreffes du visage ou des membres, elle est constamment soumise à l'œil éveillé des médias. Cet ouvrage se propose d'en exposer les facettes en explorant ses mythes, ses bases conscientes et inconscientes et ses limites.
(Coll. Eidos série Retina, 16.50 euros, 156 p.)
ISBN : 978-2-343-07729-1, ISBN EBOOK : 978-2-336-39759-7

VERS LA CÉCITÉ
Un étrange parcours – Récit
Abbadie-Douce Paulette
Dans son précédent ouvrage « Voyage vers la cécité », l'auteur se penchait sur le choc éprouvé à l'annonce du verdict de cette maladie des yeux qui l'affecte : la « DMLA ». Dans ce nouvel ouvrage, elle nous dévoile d'étranges phénomènes qui l'assaillent et la troublent. À la suite de recherches, elle découvre avec stupéfaction que ces phénomènes sont une conséquence prévisible de la maladie des yeux qui l'affecte. Alors pourquoi ce silence autour de ces phénomènes reconnus par les spécialistes ?
(8.00 euros, 50 p.)
ISBN : 978-2-343-07608-9, ISBN EBOOK : 978-2-336-39792-4

MÉDECINE À TRAVERS LES SIÈCLES
Entre rencontres et découverte
Sous la direction de Xavier Riaud
Si la médecine et ses acteurs ont contribué incontestablement au bien-être de l'humanité, les dérives de quelques-uns ou les zones d'ombre amènent inévitablement à une discussion à propos de l'éthique qui doit la régir. Forts de ce postulat, les auteurs de cette collection ont souhaité décrire les avancées et les évolutions des sciences médicales.
(Coll. Médecine à travers les siècles, 19.00 euros, 182 p., Illustré en couleur)
ISBN : 978-2-343-07425-2, ISBN EBOOK : 978-2-336-39465-7

LA DÉPRESSION
Une pathologie à visage multiple
Lamessi Alain - Préfaces du docteur Thierry Malassiné et du professeur Michel Dieudonné Vohito
Le présent ouvrage tente de présenter les multiples visages de la dépression. Pour cela, Alain Lamessi retrace la longue histoire de cette maladie qui n'a cessé de se métamorphoser au fil des ans, avant de questionner la problématique de la classification. Passant ensuite en revue les facteurs, corrélats et autres théories, il lève un bout de voile sur la complexité de ce trouble de l'humeur, tout en faisant un détour dans ses spécificités africaines.
(26.50 euros, 270 p.)
ISBN : 978-2-343-06235-8, ISBN EBOOK : 978-2-336-39178-6

SCIENCE ET HUILES ESSENTIELLES
Baumann Alexandre
Les huiles essentielles sont fortes là où les médicaments sont faibles : maux de dos, maladies cardiovasculaires, infections chroniques, anxiété « ordinaire »... Cela est étayé par de nombreuses études scientifiques. Pourtant elles continuent à être vues comme de simples substances agréablement odorantes. Ce livre combat cette injustice en détaillant une centaine d'études scientifiques démontrant de réels effets thérapeutiques.
(17.50 euros, 172 p.)
ISBN : 978-2-343-07469-6, ISBN EBOOK : 978-2-336-39322-3

LA MALTRAITANCE DES PERSONNES ÂGÉES
L'envers du décor
Sauveur Yannick - Postface de Pascal Lardellier
Ce livre interroge les causes de la maltraitance des personnes âgées. L'auteur cible les responsabilités de l'État et la faiblesse des moyens mis au service des personnes âgées. Il offre ainsi une réflexion sur le jeunisme, l'âgisme et la société marchande. Fort de son expérience du milieu médicosocial,

l'auteur apporte un éclairage original sur l'envers du décor, les personnels maltraités. De nombreux témoignages illustrent son propos.
(Coll. Des Hauts et Débats, 19.00 euros, 186 p.)
ISBN : 978-2-343-07283-8, ISBN EBOOK : 978-2-336-39357-5

ACCOMPAGNER LA VIE JUSQUE-LÀ
Feroumont Bernadette - Préface de Gabriel Ringlet
Ouvrir ce livre, c'est plonger dans l'univers de l'accompagnement de la fin de vie et comprendre combien des attitudes simples et spontanées peuvent compter pour le patient, l'entourage ou l'équipe soignante. Les récits parlent de tendresse et de moments heureux, mais aussi de tristesses, de colères, d'injustices. Ouvrir ce livre, c'est aussi découvrir que le temps nous rappelle l'urgence de savourer la vie : il nous invite à porter sur nos rencontres et nos gestes un regard intérieur qui leur donnera du sens.
(Coll. Encres de vie, 16.50 euros, 162 p.)
ISBN : 978-2-336-30839-5, ISBN EBOOK : 978-2-336-39254-7

LES ÎLES DÉSERTES
Avela Guilloux, Rébecca Stella
Léa a 9 ans. Un jour, elle découvre qu'elle est diabétique. À partir de ce moment-là, sa vie change, devient compliquée. Elle doit faire face à sa colère, ses propres peurs, à un traitement difficile, à des contraintes auxquelles elle ne s'attendait pas, aux réflexions pas toujours délicates de son entourage. Léa va devoir apprendre à vivre avec ce diabète, cette « sale bête » qui l'accompagne désormais. Dans son imaginaire d'enfant, Léa devient Super Léa, une super-héroïne du quotidien, une dompteuse... La « sale bête » n'a qu'à bien se tenir ! «Écrite par deux mères d'enfants qui souffrent de ce mal, la pièce a des accents de vérité d'autant plus convaincants que le rôle de la fillette est endossé par Rébecca Stella, l'une des mamans qui est de surcroît une comédienne d'une subtile envergure.» (Pariscope). «Un joli spectacle.» (www.froggydelight.com)
(15.00 euros) ISBN : 978-2-336-2-97408

SE LIBÉRER D'UNE ADDICTION SANS DROGUE
Baclofène et boulimie : une expérience
Goffart Claude
Ce livre retrace l'itinéraire d'une «toxico de la bouffe», aidée dans son combat par l'usage du baclofène, molécule ancienne redécouverte par un professeur alcoolique. Elle s'avère efficace pour supprimer l'envie irrésistible qui mène à la bouteille mais semble aussi apte à aider les boulimiques. Décrit dans ces pages, ce traitement demande surtout de la ténacité et un travail sur soi attentif mené avec un thérapeute et en lien avec une association dédiée aux utilisateurs de ce traitement.
(20.50 euros, 198 p.)
ISBN : 978-2-343-06233-4, ISBN EBOOK : 978-2-336-38817-5

AUTISME
Le sacrifice invisible
Trajectoires des familles et regards croisés des professionnels
Jean-Bart Christiane
Malgré des évolutions positives dans l'accompagnement des enfants autistes, l'auteure sort de l'institution et va à la rencontre des familles. Retracer leurs trajectoires lui semble indispensable à la compréhension de l'environnement de l'enfant autiste. Il s'agit d'avoir une vision globale de l'enfant autiste, de prendre en compte tout ce qui influe sur lui dans des cadres comme l'institution qui le prend en charge, sa famille, l'école, son voisinage...
(Coll. Réseau Tessitures, 25.00 euros, 256 p.)
ISBN : 978-2-343-06565-6, ISBN EBOOK : 978-2-336-38662-1

FRAGMENTS POUR UNE HISTOIRE DE LA GÉRONTOLOGIE (Volume 1)
OAREIL
Ce livre raconte avec force anecdotes la naissance de l'action gérontologique : les errements, les oppositions et les luttes des acteurs qui ont ouvert cette voie nouvelle. Ce tome rassemble les

entretiens individuels de ces femmes et hommes, pionniers chacun dans leur domaine. Ils narrent leurs parcours, leurs rencontres, la manière dont ils s'y sont pris pour construire pas à pas des actions, des services, des organisations sur des terrains en friche.
(Coll. La gérontologie en actes, 23.50 euros, 220 p.)
ISBN : 978-2-343-06908-1, ISBN EBOOK : 978-2-336-38920-2

FRAGMENTS POUR UNE HISTOIRE DE LA GÉRONTOLOGIE (Volume 2)
OAREIL
Ce livre raconte avec force d'anecdotes la naissance de l'action gérontologique : les errements, les oppositions, et les luttes des acteurs qui ont ouvert cette voie nouvelle. Ce tome rend compte des journées régionales qui ont réuni sur des territoires différents les acteurs de la première heure. Les entretiens croisés proposent un vrai tissage d'expériences et mettent en évidence les réseaux naissants constitués autour d'affinités, de compétences, où se sont retrouvés professionnels, élus, bénévoles qui avaient à cœur d'inventer et de bâtir.
(Coll. La gérontologie en actes, 17.50 euros, 152 p.) ISBN : 978-2-336-30382-6, ISBN EBOOK : 978-2-336-38921-9

HISTOIRE ET ÉPISTÉMOLOGIE DE L'ANATOMIE ET DE LA PHYSIOLOGIE EN ART DENTAIRE
De l'Antiquité à la fin du XX e siècle
Gros Gilles - Préface de Roger Teyssou
Dans cet ouvrage, Gilles Gros retrace l'histoire des principales étapes du développement épistémologique de l'anatomie et de la physiologie, deux des déterminants fondamentaux de l'évolution épistémologique de l'art dentaire. Tout au long de cet interminable et laborieux parcours épistémologique, l'auteur se plaît à nous dévoiler la manière dont l'art dentaire a évolué dans ses rapports à l'anatomie et à la physiologie, en passant d'une attitude essentiellement morphologiste et descriptive à une vision plus physiologique et expérimentale.
(Coll. Acteurs de la Science, 40.00 euros, 426 p.) ISBN : 978-2-343-06750-6, ISBN EBOOK : 978-2-336-38774-1

DE CÉLINE – Histoire d'une thèse à Semmelweis
Histoire d'une œuvre
Deveaux Michel
Cet ouvrage rassemble l'histoire de deux médecins. *L'Histoire d'une thèse* est celle de Louis Destouches, de sa jeunesse jusqu'au début de sa carrière médicale, on y découvre les évènements et personnages qui inspirèrent Céline. *L'Histoire d'une œuvre* est celle d'Ignace Semmelweis, consacrée à sa carrière médicale et surtout à la résolution qu'il apporta au problème de la fièvre puerpérale. C'est aussi son combat mené face à la communauté médicale, longtemps résistante à ses idées.
(19.00 euros, 182 p.) ISBN : 978-2-343-06807-7, ISBN EBOOK : 978-2-336-38894-6

LES AVENTURES ET MÉSAVENTURE D'HERMÈS, MÉDECIN
Cohen Albert J.
L'exercice de la médecine générale conduit à diverses aventures, quelquefois tendres, parfois cocasses, certaines dramatiques. En cinquante années d'exercice, l'auteur a traversé tant et tant de psychodrames, et, hélas, tant de drames tout court, qu'il en a retenu ces quelques anecdotes vraies, toutes vécues... ou presque. Elles méritaient d'être racontées. C'est toute une vie de praticien, étendue sur plus de cinquante années, qui se raconte dans ce livre.
(17.50 euros, 160 p.) ISBN : 978-2-343-06284-6, ISBN EBOOK : 978-2-336-38599-0

L'HARMATTAN ITALIA
Via Degli Artisti 15; 10124 Torino
harmattan.italia@gmail.com

L'HARMATTAN HONGRIE
Könyvesbolt ; Kossuth L. u. 14-16
1053 Budapest

L'HARMATTAN KINSHASA
185, avenue Nyangwe
Commune de Lingwala
Kinshasa, R.D. Congo
(00243) 998697603 ou (00243) 999229662

L'HARMATTAN CONGO
67, av. E. P. Lumumba
Bât. – Congo Pharmacie (Bib. Nat.)
BP2874 Brazzaville
harmattan.congo@yahoo.fr

L'HARMATTAN GUINÉE
Almamya Rue KA 028, en face
du restaurant Le Cèdre
OKB agency BP 3470 Conakry
(00224) 657 20 85 08 / 664 28 91 96
harmattanguinee@yahoo.fr

L'HARMATTAN MALI
Rue 73, Porte 536, Niamakoro,
Cité Unicef, Bamako
Tél. 00 (223) 20205724 / +(223) 76378082
poudiougopaul@yahoo.fr
pp.harmattan@gmail.com

L'HARMATTAN CAMEROUN
BP 11486
Face à la SNI, immeuble Don Bosco
Yaoundé
(00237) 99 76 61 66
harmattancam@yahoo.fr

L'HARMATTAN CÔTE D'IVOIRE
Résidence Karl / cité des arts
Abidjan-Cocody 03 BP 1588 Abidjan 03
(00225) 05 77 87 31
etien_nda@yahoo.fr

L'HARMATTAN BURKINA
Penou Achille Some
Ouagadougou
(+226) 70 26 88 27

L'HARMATTAN SÉNÉGAL
10 VDN en face Mermoz, après le pont de Fann
BP 45034 Dakar Fann
33 825 98 58 / 33 860 9858
senharmattan@gmail.com / senlibraire@gmail.com
www.harmattansenegal.com

L'HARMATTAN BÉNIN
ISOR-BENIN
01 BP 359 COTONOU-RP
Quartier Gbèdjromèdé,
Rue Agbélenco, Lot 1247 I
Tél : 00 229 21 32 53 79
christian_dablaka123@yahoo.fr

Achevé d'imprimer par Corlet Numérique - 14110 Condé-sur-Noireau
N° d'Imprimeur : 134006 - Dépôt légal : novembre 2016 - *Imprimé en France*

www.ingramcontent.com/pod-product-compliance
Lightning Source LLC
LaVergne TN
LVHW011012061026
849535LV00006B/1840